北京协和医院

风湿免疫科疑难病诊断

——协和医生临床思维例释

（第5集）

王　立　刘金晶　吴　迪　吴婵媛　**主编**

中国协和医科大学出版社

图书在版编目（CIP）数据

风湿免疫科疑难病诊断. 第 5 集／王立等主编. —北京：中国协和医科大学出版社，2020.9
（协和医生临床思维例释）
ISBN 978-7-5679-1509-1

Ⅰ．①风…　Ⅱ．①王…　Ⅲ．①风湿性疾病-疑难病-诊断②自身免疫病-疑难病-诊断　Ⅳ．①R593.210.4

中国版本图书馆 CIP 数据核字（2020）第 033252 号

风湿免疫科疑难病诊断（第 5 集）
———协和医生临床思维例释

主　　编：王　立　刘金晶　吴　迪　吴婵媛
责任编辑：顾良军

出版发行：**中国协和医科大学出版社**
（北京市东城区东单三条 9 号　邮编 100730　电话 010-65260431）
网　　址：www.pumcp.com
经　　销：新华书店总店北京发行所
印　　刷：北京玺诚印务有限公司

开　　本：850×1168　　1/32
印　　张：10
字　　数：230 千字
版　　次：2020 年 9 月第 1 版
印　　次：2020 年 9 月第 1 次印刷
定　　价：58.00 元

ISBN 978-7-5679-1509-1

北京协和医院

风湿免疫科疑难病诊断
——协和医生临床思维例释

（第5集）

顾问	董 怡	蒋 明	唐福林	于孟学	
主编	王 立	刘金晶	吴 迪	吴婵媛	
编者					
	张奉春	曾小峰	赵 岩	张 烜	李梦涛
	张 文	曾学军	田新平	侯 勇	冷晓梅
	史 群	郑文洁	尤 欣	吴庆军	徐 东
	沈 敏	王 迁	陈 华	苏金梅	费允云
	蒋 颖	李 菁	赵丽丹	周佳鑫	张上珠
	杨华夏	杨云娇	彭琳一	赵久良	姜 楠
	白 炜	张 莉	周 爽	甘晓丹	李永哲
	白伊娜	宋 宁	张蜀澜	李丽君	李 萍
	邓垂文	吴子燕			

鸣谢 中国医学科学院北京协和医学院教学改革项目"基于团队的学习（TBL）在内科见习中的应用（2017zlgc0117）"和"风湿免疫性疾病资料库建立和完善（2015zlgc0110）"支持资助

感谢北京协和医院风湿免疫科全体同仁的大力支持
感谢各兄弟学科会诊医生在患者诊治过程中的全力协助

谨以此书献给北京协和医院风湿免疫科

建科四十周年

谨以此书献给中国风湿病之父

张乃峥先生　百年诞辰

序　言

　　北京协和医院《风湿免疫科疑难病诊断》系列丛书已经陆续出版了 4 集，这本是第 5 集了。自从该系列丛书问世至今已10 余年，得到了全国各地广大风湿科医生及内科其他专科同道的欢迎和好评，甚至有国外的同道在会面的场合多次问询下一册疑难病例何时出版。这些都是对我们临床工作及搜集总结这些病例的肯定和支持，也鼓励我们继续把我们科这个优良传统继续坚持下去，打造专属于北京协和医院风湿免疫科的品牌出版物。

　　全书的每一个病例，我都认真读了一遍。很多是我们曾经专业组查房一起热烈讨论过、然后一起床旁仔细查看过的，这些病例或跌宕起伏，或纷繁复杂，或疑难罕见，因此记忆犹新，可以说这里每一个病例都是一鲜活的诊断治疗教程。北京协和医院是全国疑难病诊疗中心，其最无价的精髓就是这一个又一个珍贵的病例，而老百姓的信任也正是由这一个又一个病例的口碑砌成。这里的每一个病例，都凝结了北京协和医院风湿免疫科集体的智慧，更凝结了每一位参与救治的医者的责任心和仁爱心。虽然近期身边出现的"伤医事件"令医护人员寒心，但是在面对病人的时候，我们依然"不忘初心，悉心救治"。再难再重的病人，我们都不轻言放弃。我们认真分析每一个异常的化验指标，细心追查每一个可能的病因，不放过任何一个细节和疑点，不错过任何一个病情的变化。一次次的陷入困境，一次次的山重水复，一次次的抽丝剥茧，一次次的重整旗鼓，才换来一次次的拨云见日，一次次的峰回路转。每一个风湿免疫科医生的成长，都离不开这一例一例的病人，从某种意义上讲，每一位病人，都是我们最尊敬的老师。

北京协和医院风湿免疫科去年第十次蝉联复旦大学排行榜风湿免疫专科榜首，这凝聚了几代人前赴后继的不懈努力，也与我们一直以来对临床工作的重视密切相关。去年，我们获批成为我国唯一风湿免疫科领域的"国家皮肤与免疫疾病临床研究中心"，这充分展示了国家对风湿免疫专科的重视。近期，在我们风湿病同道极力倡导推动下，国家卫健委办公厅发布了意义更为深远的指南《综合医院风湿免疫科建设与管理指南（试行）》。指南要求，"具备条件的三级综合医院原则上应当设立独立科室，科室名称统一为风湿免疫科。鼓励有条件的二级综合医院和其他类别的医疗机构设立独立的风湿免疫科。"我们即将迎来我国风湿免疫科蓬勃发展的春天。

2020 年 1 月，一场突如其来的新冠疫情风暴席卷全球，在此危难之际，医护人员挺身而出迎难而上，成为最美的逆行者。这是医者初心使然，是救死扶伤的职责所在，再次体现了医护人员为国家为人民无私奉献的大爱之心。在党中央的正确决策和领导下，全国人民拧成一股绳，定会取得最后的胜利。

时值北京协和医院风湿免疫科建科 40 周年之际，谨以此书献给我们风湿免疫科的缔造者"中国风湿病学之父"张乃峥教授，也献给为我们科的发展做出巨大贡献的老前辈董怡教授、蒋明教授、唐福林教授、于孟学教授、宋琴芳教授。未来我们一定会不忘初心牢记使命、只争朝夕不负韶华，为我国风湿免疫科做出我们应有的贡献。

北京协和医院风湿免疫科主任

曾小峰

2020 年 7 月于北京

目 录

第 一 章

临床病例分析

第1例　口腔、外阴溃疡-虹膜炎-气短-发热、膝肿胀

病例摘要

患者女性，25 岁。因"口腔、外阴溃疡 15 年，憋气 1 年，左膝肿胀 3 个月"入院。患者 15 年前起反复出现口腔、外阴溃疡。7 年前出现虹膜炎，糖皮质激素滴眼效果不佳，视力下降。4 年前，口腔及外阴溃疡加重，伴发热、双下肢痛性红色结节，外院诊为"贝赫切特综合征"。予泼尼松 30mg qd＋沙利度胺 50mg bid 治疗。因出现手足麻木，3 个月后停沙利度胺换用甲氨蝶呤 10~12.5mg/w。溃疡、下肢皮疹仍反复出现，视力进行性下降。曾使用环孢素 A（CsA）75mg bid，效果不佳。之后因虹膜炎病情活动，联合使用环磷酰胺 1 个月，因白细胞减少而停药。改英夫利昔单抗（类克）200mg（4mg/kg）×3 次，CsA 减量为 75mg qd。类克治疗期间患者溃疡、下肢皮疹消失，虹膜炎好转。2 年前，泼尼松减量至 17.5mg qd 时再次出现发热、口腔溃疡，外院查 WBC（2.9~6.3）×10^9/L，PLT（79~90）×10^9/L；ALT 284U/L，AST 167U/L；血涂片见异形淋巴细胞 18%，EB-DNA 8000copies/ml。予泼尼松龙 60mg qd 并逐渐减量，复用 CsA 75mg bid，联合更昔洛韦及间断血浆输注，患者溃疡好转、体温降至正常，复查 EBV 500copies/ml。1 年前，泼尼松龙减量至 30mg 时出现进行性加重的干咳、呼吸困难，伴有耳鸣、听力下降，EBV 700copies/ml；眼科检查可见双结膜混合充血，双眼

尘状角膜后沉着物（keratic precipitate，KP），双眼前房闪辉（+），细胞（++），双晶体后囊混浊；喉镜见声门下狭窄；气道三维重建：咽喉及气管上段可见软组织密度影，管腔闭塞（狭窄），其以下气管壁增厚直至隆突；骨显像：右侧第4、6前肋与肋软骨交界处可见点状放射性增高区。诊为复发性多软骨炎，停用CsA，予甲泼尼龙500mg qd×3天后激素逐渐减量，同时予环磷酰胺0.8g iv st，呼吸困难稍好转。1周后患者因呼吸道分泌物过多出现窒息，行气管切开术。气管组织活检病理：（气管）假覆层纤毛柱状上皮黏膜显慢性炎，黏膜下有淋巴细胞及浆细胞浸润。加用环磷酰胺0.4g iv qw+甲氨蝶呤12.5mg po qw。1个月后复查喉镜，声门下狭窄较前明显好转，气管软骨环软化。糖皮质激素规律减量，3月前泼尼松减至15mg qd时再次出现发热，T 40℃，伴畏寒及左膝关节内侧肿痛。EBV-DNA 3299copies/ml。膝关节CT：膝关节周围肌肉及软组织肿胀，未见骨质破坏。停用免疫抑制剂，抗感染治疗无效，仍发热，左膝关节周围肿痛进行性加重，逐渐累及膝关节外侧。近1个月内体重下降15kg。既往"癫痫"史，末次发作2005年，目前未服用抗癫痫药。入院查体：气管切开，浅表淋巴结未及。双眼对光反射弱，视力粗测仅为光感。口腔及外阴未见溃疡。左膝关节内侧肿胀，触痛（+），皮温升高，活动受限，四肢肌容量减少，双手鱼际萎缩，双足下垂。诊治经过：入院后查血EBV-DNA 100000copies/ml。影像学：左膝关节MRI（平扫+增强）：左侧膝关节上方软组织异常强化灶（图1）。喉镜：声门以下以及正气管形态正常。眼科检查：未见活动性虹膜炎。先后在B超及CT引导下行左膝关节周围软组织穿刺，穿刺组织查细菌、真菌、分枝杆菌、放线菌、奴卡菌等均阴性；2次病理均为凝固性坏死，其中可见小圆细胞轮廓。后在全麻下行左大腿远端软组织病灶切开活检术，活检组织送病原学仍阴性，病理回报：纤维血管脂肪组织见异型细胞浸润，伴大片坏死，免疫组化结果显示：AE1/AE3（-），CD20（-），CD3（-），CD30（Ki-1）（+），Desmin（-），Myo-D1（-），Myoglobin（-），Vimentin（+），Ki-67（index 60%），ALK-SP8（淋巴瘤）（-），CD15（+），CD43（+），CD5（-），PAX-5（-）；结合免疫组化考虑为 ALK 阴性大细胞间变型淋巴瘤。

诊断：ALK 阴性大细胞间变型淋巴瘤，MAGIC 综合征，慢性 EB 病毒感染

转血液科行两个疗程 ECHOP 方案化疗，左膝关节肿胀疼痛一过性好转，1 年后因感染在当地死亡。

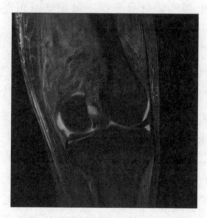

图1　左膝 MRI 示左膝关节上方软组织病灶

患者为青年女性，慢性病程，可大致分 3 个阶段：

第一阶段突出表现为反复出现的口腔、外阴溃疡以及结节红斑，伴虹膜炎、白内障等眼受累。根据国际贝赫切特综合征（BD）研究组于 1990 年制定的标准，结合患者典型的临床表

现，BD 诊断并不困难。患者在治疗过程中尝试多种免疫抑制剂，效果均不理想或出现副作用，治疗困难。研究表明，TNF-α 抑制剂可用于治疗严重的、难治性 BD，对于 BD 的眼部表现及眼外表现均有效。另外，使用 TNF-α 抑制剂治疗后，激素可维持较低剂量。英夫利昔单抗和阿达木单抗在治疗的有效性及安全性方面作用相当。

第二阶段贝赫切特综合征黏膜炎相对稳定，表现为气道梗阻、耳鸣、眩晕、结膜充血及虹膜炎。累及气道软骨的贝赫切特综合征罕见，故不能用原发病解释。需考虑以下几种疾病：①结核分枝杆菌等不典型病原体感染：患者为青年女性，长期服用激素+免疫抑制剂治疗，为不典型病原体感染的高危人群，局部感染后可出现气管软骨受累；虽患者有低热、咳嗽，但均不特异，然而完善评估后未发现感染病灶及病原学证据，激素而非抗感染治疗有效，感染性疾病证据不足。②肉芽肿性多血管炎（GPA）：GPA 为抗中性粒细胞胞质抗体（ANCA）相关血管炎的一种，可累及耳、鼻、喉、气管等部位软骨，肺、肾等脏器损伤多见，常伴血中 ANCA 阳性，组织病理表现为坏死性肉芽肿性血管炎，该例除有喉软骨受累外，余上述表现及辅助检查均不存在，故不能诊断。③结节病：90%的结节病患者受累部位在胸内（包括纵隔、肺门淋巴结和肺组织），病理上表现为非干酪样坏死性上皮细胞肉芽肿，可出现葡萄膜炎、结膜炎等眼部受累的表现，部分患者有气管部位结节导致窒息，但软骨受累罕见，结节病亦不考虑。④血液系统或实体肿瘤局部浸润：患者局部活检病理无肿瘤证据，激素治疗有效，不支持。⑤复发性多软骨炎 RPC：患者有软骨（气管软骨、肋软骨）、内耳（耳鸣、眩晕）及眼（结膜充血及虹膜炎）的受累，激素+免疫抑制剂治疗后症状好转，根据 1979 年 Damiani 在 McAdam 等（1976 年）提出的复发性多软骨炎基础上进行修订而产生的扩大标准，患者 RPC 诊断成立。

　　RPC 是以反复发作的软骨炎症和进行性破坏为特征的系统性疾病。McAdam 等报道 RPC 耳软骨、关节软骨、鼻软骨、眼和呼吸道软骨（喉、气管或支气管）受累的概率分别为 89%、81%、72%、65% 和 55.9%，亦有仅累及呼吸道软骨的病例。RP 呼吸道受累常表现为声嘶、干咳、气短、喘息严重时窒息，部分患者查体时可发现甲状腺和气管上段的肿胀；CT 表现主要分为以下 4 种：气管或支气管壁增厚/钙化（56%）、声门下狭窄（26%）、局灶或弥漫性气管软化（63%）及支气管树不同部位的局限性狭窄/梗阻（13%），部分患者有多种形式受累。其中声门下狭窄在年轻患者中更多见，尤其是女性。该例患者表现为气道管壁增厚、狭窄，软化及声门下狭窄，与文献报道一致。RP 气道受累需积极治疗，早期大量应用糖皮质激素可有效缓解气道内炎性水肿并阻止疾病进一步进展。然而，如果气管软骨环已经广泛破坏、纤维瘢痕形成，药物治疗常无效。另外，部分患者即使积极治疗，症状仍有可能进行性加重，紧急情况下需气管切开，相对稳定后再进一步外科手术干预。手术的方式包括狭窄扩张、气管切开后 Montgomery T 形管置入或其他类型气管内支架置入等。支架置入虽可迅速缓解症状，但因移位相关的并发症使其广泛应用受到限制。

　　早在 1985 年 Firestein 等就报道了 5 例 BD 和 RPC 合并的病例，发现二者除有各自相对特异的表现如口腔、外阴溃疡及软骨炎外，尚有一些在二者中均可出现、特异性较低的表现，如血管炎、皮肤损害、眼炎等，认为这是一个独立的综合征，即MAGIC（mouth and genital ulcer with inflamed cartilage）综合征。其发病机制不详，由于 BD 征和 RPC 炎在临床表现上有相似性，认为二者的共同发病机制在 MAGIC 综合征的发病中有重要作用，针对蛋白多糖（proteoglycan）及弹性纤维（elastic tissue）

而非Ⅱ型胶原的自身免疫反应可能是其发病的基础。MAGIC 综合征罕见，通过 PubMed 检索，自 1985 年首次报道以来，目前全世界共 26 例报道。由于系罕见疾病，尚无诊断标准，报道诊断 MAGIC 综合征的病例同时符合上述 BD 及 RPC 的诊断标准。

已报道的 26 例 MAGIC 综合征患者中，女性 14 例，平均年龄 35.78 岁（10~59 岁）。口腔溃疡和双侧耳软骨炎的出现频率为 100%，外阴溃疡、关节炎、鼻软骨炎、眼受累等出现频率分别为 84%、80%、53%、69%。除上述表现外，少数 MAGIC 综合征患者亦可有动脉瘤、消化道受累等相对少见的表现。仅 1 例可能累及呼吸道（喉部受累），甲状软骨活检见"坏死物质"。26 例患者绝大多数以 BD 起病，有在诊断 BD 14 年后出现双侧耳软骨炎等 RP 的表现而诊断为 MAGIC 综合征的病例。治疗方面，对于大多数 MAGIC 综合征患者，使用糖皮质激素、环磷酰胺、环孢素 A、甲氨蝶呤、氨苯砜及秋水仙碱等治疗均可获得良好效果。但对于合并动脉瘤的患者，即使大剂量糖皮质激素冲击联合环磷酰胺治疗效果仍可能不理想，需进一步外科手术干预；有报道英夫利昔单抗而非妥珠单抗对 MAGIC 综合征合并的动脉瘤治疗有效。

第三阶段为进行性加重的左下肢膝关节周围软组织肿胀，主要考虑以下几种可能：①原发病活动：患者除发热及软组织肿胀外，未再出现 MAGIC 综合征活动的表现，如口腔、外阴溃疡，软骨炎及虹膜炎表现，难以用原发病活动解释；②感染：患者发热、局部软组织病变，患处局部红、肿、热、痛明显，需考虑软组织感染可能，但完善局部软组织培养、血培养均无阳性发现，抗生素治疗无效，感染性疾病证据不足；③肿瘤：患者局部病变，疼痛明显，进行性加重，消耗突出，结合慢性 EBV 感染史，需考虑肿瘤可能，病理检查结果对诊断有重要意义，该患者最终通过病理诊断为 ALK 阴性间变大细胞性淋巴瘤。

　　包括 BD、RPC 在内的许多自身免疫性疾病可合并实体肿瘤或血液系统肿瘤性疾病，然而目前尚无 MAGIC 综合征合并肿瘤的病例报道。遗传易感性、免疫功能紊乱、免疫抑制剂的使用及某些环境诱发因素（如 EBV 感染）可能是自身免疫性疾病合并肿瘤的原因。文献报道 MDS、白血病和淋巴瘤依次是 BD 合并血液系统肿瘤的最常见类型，BD 合并淋巴瘤占 BD 总数的 0.15%～1.07%，BD 合并淋巴瘤的标化发病比是正常人群的 1.7～8.3。RPC 可与多种疾病同时出现，约 25% 的患者合并 MDS，然而合并淋巴瘤的病例罕见，目前仅有数例报道。RP 可先于淋巴瘤出现，可与其同时出现，亦可出现于淋巴瘤之后，对于淋巴瘤后出现的 RPC 认为是相关副肿瘤综合征的一部分。

　　间变大细胞淋巴瘤（anaplastic large cell lymphoma，ALCL）是一类少见的非霍奇金淋巴瘤（NK/T 细胞来源），以多形性大细胞增殖为特征，这些淋巴瘤均表达 CD30/Ki-1 抗原，又根据是否表达间变大细胞淋巴瘤激酶（ALK）分为 ALK$^+$ 的 ALCL 和 ALK$^-$ 的 ALCL 两类，二者在免疫表型、遗传学、治疗及预后方面存在差异。ALK$^+$ 者预后较好，积极治疗 5 年生存率可达 80%，而 ALK$^-$ 者 5 年生存率仅为 30%～40%。

　　该患者在疾病第一阶段诊断为 BD 明确；第二阶段在出现气管软骨受累、符合 RPC 表现，通过查阅文献诊断为 MAGIC 综合征；第三阶段通过组织病理学诊断为淋巴瘤。总之，这是一例罕见疾病，在治疗过程中出现罕见并发症，通过早期积极治疗症状稍好转，但患者淋巴瘤的类型决定整体预后相对较差。临床医师可从中总结经验，尤其是提高对自身免疫性疾病合并血液系统恶性肿瘤的认识，以做到早期发现、早期诊断、早期治疗的目的。

（陈　哲　刘金晶）

专家点评

该病例是非常罕见的一例 MAGIC 综合征（口腔、外阴溃疡并软骨炎），是一种兼具 BD 和 RPC 表现的综合征。该病例治疗过程非常艰辛，先后用过多种免疫抑制剂和生物制剂，激素仍然无法减量到比较小的剂量。在漫长而艰难的疾病治疗过程中，患者出现 EB 病毒感染。目前尚缺乏针对 EB 病毒的有效抗病毒药物，而 EBV 又与淋巴瘤的发生存在密切相关性，因此患者最终通过左膝软组织病理确诊淋巴瘤也就不足为奇了。值得一提的是，MAGIC 综合征本身也可以引起关节肿痛，当患者出现左膝肿痛时容易让人联想到又是原发病复发。但是该病例的主管医师能够通过仔细查体和审阅影像学资料，发现患者左膝肿痛的原因不是关节炎而是软组织占位病灶，因此果断进行活检，并且在第一次穿刺活检没能获得阳性结果的情况下，决定第二次进行全麻手术下开放进行大块组织活检，最终获得确诊，充分体现了主管医师优秀的临床决策能力，值得同行思考和借鉴。

（沈　敏）

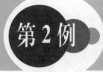

第2例　右耳流脓-皮肤破溃-面瘫

病例摘要

　　患者女性，39岁。因"右耳流脓2个月，发热、脓痰、皮下脓肿1个月"入北京协和医院。2个月前右耳流脓、耳后胀痛、听力下降。1个月前发热，体温最高40℃，伴咳嗽，咳黄脓痰，偶痰中带血；出现皮下多发脓肿，累及双侧乳房、右颌下、右腋下、右上臂、左腹壁等部位，破溃后流出红黄色脓液、恶臭。就诊于当地医院，检查血常规示：WBC 15.8×10^9/L，NEUT 80.9%，Hb 109g/L，PCT 537×10^9/L；ESR 75mm/1h；CRP 341mg/L；胸部CT示双肺多发脓肿；头颅CT：双侧上颌窦、筛窦炎；结核抗体、脓液及痰培养阴性；右乳脓肿活检：乳腺脓肿伴肉芽肿形成；予哌拉西林/他唑巴坦等抗感染疗效不佳，为进一步诊治入北京协和医院。病来患者精神、饮食、睡眠差，体重下降10kg。既往体健，曾饲养家禽。月经婚育、家族史无特殊。体格检查：T 40℃，HR 128次/分，BP 130/80mmHg，SpO_2 92%，多发皮下脓肿破溃（图1），脓液流出，鼻梁背侧压痛明显，双肺呼吸音粗，心、腹部无特殊，双下肢无凹陷性水肿。实验室检查：血常规：WBC 11.73×10^9/L，Hb 96g/L，PCT 453×10^9/L；肝肾功能：ALT 462U/L，ALB 21g/L，LDH 275U/L；尿沉渣：红细胞47/μl，90%异型；24小时尿蛋白1.0g；PCT 1.60pg/L；G试验0.1561pg/L；皮损处脓

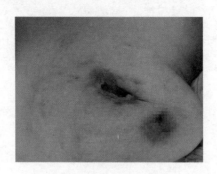

图 1　治疗前左乳脓肿

液、鼻窦组织、痰、耳、鼻拭子培养，痰涂片及染色可见肺炎克雷伯杆菌、鲍曼不动杆菌、凝固酶阴性葡萄球菌、溶血孪生球菌及白色念珠菌等多种细菌、真菌；结核抗体、血隐球菌抗原、GM 试验、病毒血清学检查及血培养阴性。ESR 115mm/1h，hs CRP 266.08mg/L；ANCA：胞质型 1∶20；PR3-ANCA >200RU/ml；ANA、抗 ENA 阴性。胸部高分辨率 CT（图 2）：右肺上叶结节、双肺多发团块软组织密度影，双肺门及纵隔多发淋巴结；鼻窦 CT：鼻窦内广泛软组织影伴骨质破坏；颞骨薄层 CT：双侧鼓室内弥漫密度增高影，右侧乳突骨质破坏，后颅窝面骨板不连续；内听道增强 MRI：坏死性炎性病变可能。PET-CT：头面部多处代谢不均匀增高，双肺多发代谢异常增高的空洞及结节，皮下多发代谢增高灶，炎性病变可能性大，符合韦格纳肉芽肿。乳腺、皮肤及鼻中隔肿物活检均提示炎性肉芽肿，局部伴坏死脓肿形成及淋巴细胞浸润，可见局灶血管壁纤维增生。

　　诊断肉芽肿性多血管炎（GPA），继发皮肤感染。予甲泼尼龙 48mg/d 口服及复方环磷酰胺（CTX）100mg/d 口服，后

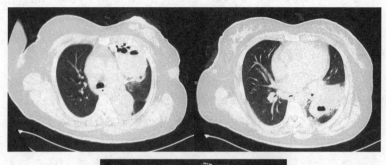

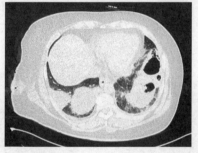

图2 治疗前肺部 CT 影像：双肺多发实变影，伴空洞形成

改为 CTX 隔日 0.2g 静脉输液治疗原发病，予哌拉西林/他唑巴坦+复方甲氧苄啶抗感染，皮下脓肿破溃处定期以抗生素软膏、外用重组牛碱性成纤维细胞生长因子及红汞纱条换药。经上述治疗，患者仍有发热，将抗生素调整为万古霉素、头孢他啶、氟康唑、磺胺，加用静脉用人丙种球蛋白 10g/d 静脉输液共 5 天，体温仍无好转，最高体温 39.4℃，伴头痛，并逐渐加重，出现右侧额纹消失，鼻唇沟变浅，口角左偏，伸舌左偏，悬雍垂左偏，头颅 MRI 提示双侧硬脑膜增厚并明显强化（图3），多发脑神经受累（Ⅶ、Ⅷ、Ⅸ、Ⅹ），行腰穿及脑脊

液检查未见异常，诊断 GPA、肥厚性硬脑膜炎（HCP）、脑神经受累，予甲泼尼龙 1g/d 静脉点滴冲击治疗 3 天，后序贯为 40mg/d 静脉输液；加强 CTX 使用，改为每周 1g 分 3~4 次静脉输液，同时加用来氟米特 20mg/d 口服；每周鞘内注射地塞米松 10mg，共 3 次，头痛明显缓解，体温降至正常。复查胸部高分辨 CT 见肺内空洞、占位较前缩小，停用抗生素。经治疗，皮损大部分愈合，尿蛋白降至正常，ESR 降至 44mm/1h，超敏 CRP 降至 9.59mg/L，静脉应用激素改为泼尼松 50mg/d 口服，静脉应用 CTX 改为复方 CTX 150mg/d 口服出院。出院后随诊至今，泼尼松逐渐减量，目前已减至泼尼松 10mg/d 口服，半年后复查胸部 CT（图 4），多数结节、占位病变吸收或缩小，皮肤溃疡愈合（图 5）。

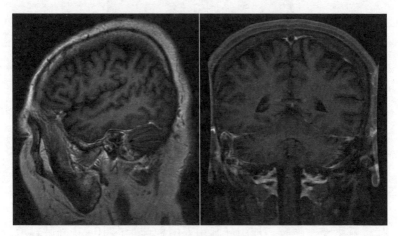

图 3　头颅增强 MRI 影像

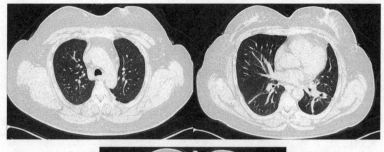

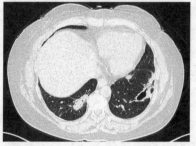

图4　治疗后肺部 CT 影像：原有病变大部分吸收，残留部分纤维索条影和空洞

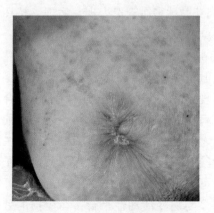

图5　治疗后左乳脓肿

🄳 分析与讨论

GPA 是一种少见的、原因不明的系统性血管炎。组织学特点为中小血管的坏死性血管炎及肉芽肿性炎症，临床典型表现为上、下呼吸道和肾脏三联征：以上呼吸道表现最常见，多为鼻窦炎、浆液性中耳炎等，可有骨质受累及感觉神经性耳聋；肺部受累常表现为咳嗽、咳痰、咳血，肺部影像学可见肺部多发浸润及结节影；全身型 GPA 可有肾脏受累，最常表现为急进性肾小球肾炎。患者上呼吸道表现为化脓性中耳炎、鼻窦炎，影像学有鼓室、鼻窦多发软组织密度影伴骨质破坏；肺部表现为多发团块、空洞，抗生素疗效差；肾脏方面出现蛋白尿、血尿，24 小时尿蛋白 1.0g，具备典型的三联征。加之患者发热等全身非特异性炎症表现突出，实验室检查提示 ESR、超敏 CRP 明显升高，同时特异性抗体——PR3-ANCA 高效价阳性，PET-CT 提示肉芽肿性多血管炎表现，病理支持坏死性血管炎和炎性肉芽肿特点。因此，患者 GPA 诊断明确。

GPA 患者 40%～50% 有皮肤表现，可为溃疡、可触性紫癜、皮下结节等，但很少为主要临床表现。该患病程中皮肤表现突出，病初即出现多发皮下脓肿，破溃后不易愈合，创面逐渐增大变深，皮肤病理提示肉芽肿形成伴坏死及炎细胞浸润，支持原发病所致，之后又合并多重病原感染。我们在加强原发病治疗的基础上，给予积极的抗感染治疗，并定期予伤口换药，皮损逐渐愈合。可见除典型三联征外，GPA 患者可以皮损为主要表现，且皮损多与病变活动性平行；在皮损的处理方面，虽糖皮质激素的使用有使伤口愈合不佳的嫌疑，但由血管炎导致的皮肤破溃的好转，必须以积极的激素、免疫抑制剂治疗将原发病充分控制稳定为基础。如合并感染，可给予全身或局部抗生素治疗。另外，与外科和护理医务人员合作，严格、定期的精心换药也是皮损愈合的重要保障。

该患者另一特点为合并 HCP 和脑神经受累。HCP 为一种以硬脑膜弥漫性增厚为特点的慢性纤维素性炎症，主要表现为头痛、共济失调及多发脑神经麻痹，头颅磁共振检查可见硬脑膜多部位条带状或斑块状增厚，增强后可明显强化，常以硬脑膜侧的蛛网膜强化最明显。GPA 患者出现 HCP 的原因有：①头面部位（如中耳、鼻窦等）迁延不愈的肉芽肿炎性病变侵犯脑膜及脑神经；②肉芽肿或血管炎性病变原发于中枢神经系统。GPA 相关的 HCP 可出现于病程各阶段，甚至可以 HCP 为首发表现就诊于神经内科。GPA 导致的 HCP 脑脊液检查可有压力增高，白细胞数目正常或稍高，以单个核细胞为主，蛋白含量正常或升高，糖及氯化物正常，脑脊液中 ANCA 可为阳性；硬脑膜活体组织病理检查可见肉芽肿性炎症和组织坏死。治疗以大剂量糖皮质激素和 CTX（2mg/kg 口服）为主，甚至需冲击治疗（甲泼尼龙 1g/d 冲击 3~5 天；在监测白细胞无显著降低的前提下应用 CTX 15mg/kg 冲击每 1~2 周 1 次以尽快累积至有效剂量），对难治型患者可考虑利妥昔单抗治疗，早期、及时的治疗可减少神经损害后遗症发生。针对该患者，因有肺、肾、中枢神经系统等多个重要脏器受累，皮肤病变严重，全身炎症突出，持续高热，在充分抗感染后使用了甲泼尼龙冲击、CTX 及来氟米特联合免疫抑制、人免疫球蛋白等治疗，同时针对 HCP 行鞘内注射地塞米松治疗。治疗后患者症状缓解，炎症指标及 ANCA 效价下降明显，患者好转出院。

通过该例分析总结可获得以下经验：①长期发热、抗生素无效患者，出现皮肤、肺部等多发脓肿时，除特殊感染外还应考虑血管炎可能，及时筛查 ANCA 有助于早期诊断、治疗；②GPA 并不全以典型三联征亮相，严重皮肤病变或 HCP 可成为主角，需引起临床医师重视；③对难治型 GPA，临床医师应不拘泥于常规治疗，必要时可予糖皮质激素冲击、大剂量 CTX 或联用多种免疫抑制剂、利妥昔单抗等加强治疗，以尽快控制疾病进展；④对血管炎导致的皮肤深大破溃易合并感染，原发病和抗感染治疗需双管齐下，同时需规范的局部换药；⑤GPA 出现 HCP 多提示病情活动，可在全身用药基础上行鞘内注射地塞米松治疗，协助改善神经系统症状，减少永久性神经损害。

（刘慧婷 王 立）

专家点评

本例患者为肉芽肿性多血管炎，该病是一种较为少见的疾病，而本例患者又以该病中少见而严重的临床表现（如广泛皮肤脓肿和肥厚性硬脑膜炎）发病，且病程中合并多种感染，因此是一个疑难而复杂的病例。对于此类疑难和复杂病例的诊治要求医师具备渊博的医学知识，既要有扎实的基础知识、清晰的临床思路，又要有深入的洞察力，需要剥茧抽丝，最终使所有的疑问得到圆满解释。

（张 文）

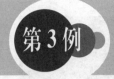

胸腔积液-纵隔肿物-血小板减低

病例摘要

患者女性，47岁。"因胸闷、憋气3月余，加重1个月"入北京协和医院诊治。入院前3个月患者出现胸闷、憋气，不伴咳嗽、咳痰、心悸及胸痛，无发热。在外院行CT检查发现右侧胸腔积液，给予异烟肼、利福平和乙胺丁醇三联抗结核治疗20余日，未见好转。复查增强CT示前中纵隔内占位病变，双侧胸腔积液，右肺部分膨胀不全（图1），腹部未见异常。遂行CT引导下纵隔穿刺，病理报告提示：纵隔组织血管周围淋巴细胞灶性浸润。因病因不明未予特殊处理，但胸腔积液增长较快，患者每2~3天抽胸腔积液一次，每次量800~1500ml。胸腔积液检查示：黄色半透明；常规：白细胞数$186×10^6$/L，单核96%，多核4%，糖6.6mmol/L，黎氏试验（+），乳糜试验、细菌培养、抗酸染色和胸腔积液找瘤细胞均阴性。1月前于外院行胸腔镜检查并取壁层胸膜活检，结果回报"纤维脂肪结缔组织伴淋巴增生"。1个月后，患者胸闷、憋气加重，双下肢重度凹陷性水肿。收入北京协和医院。

入院查体：神志清楚，轻度喘憋状，不能平卧。颈软，气管轻度右偏。双下肺叩诊实音，左肺呼吸音粗，右肺呼吸音较弱，右肺下界位于肩胛下线第7肋间，左肺下界位于肩胛下线第8肋间，心律齐，未闻及杂音。双下肢凹陷性水肿。既往糖尿病史。

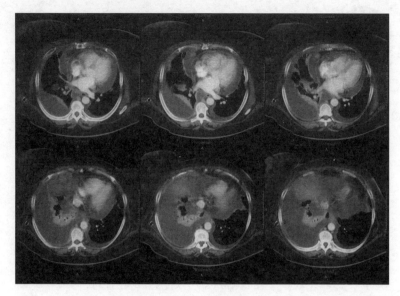

图1 CT示前中纵隔内占位病变，双侧胸腔积液，右肺部分膨胀不全

诊治经过：入院后检查：血常规：WBC 6.31×10⁹/L，Lymph 13.3%，Neut 80.6%，Hb 114g/L，PLT 273×10⁹/L；尿常规：WBC 125/μl。肝、肾功能正常，清蛋白/球蛋白比值0.8；ESR 40mm/1h，CRP 62.04mg/L，IgG 19.9g/L，IgA 4.02g/L，IgM 0.87g/L，血清蛋白电泳示γ球蛋白14.3%。血清IgG亚类检测：IgG1 10800mg/L，IgG2 6420mg/L，IgG3 776mg/L，IgG4 2630mg/L。抗核抗体谱阴性。流式细胞仪分析外周血B淋巴细胞和浆细胞比例提示：CD19⁺B细胞占淋巴细胞51.4%，绝对值0.43×10⁹/L，较正常人显著升高。临床高度怀疑IgG4相关疾病。给予患者右胸腔闭式引流术，并行前纵隔肿物部分切取活检术，术后病理回报：（前纵隔）纤维结缔

组织显慢性炎症，伴淋巴组织及纤维组织明显增生，血管周围有明显的淋巴细胞浸润，病变符合慢性硬化性纵隔炎。免疫组化结果显示：SMA（+），CD21（+），UCHL-1（+），CD20（散在+），CD23（+），CD3（+），CD4（+），CD8（+），CD34（血管+），CD138（散在+），CD38（散在+），IgG4（散在+），IgG4$^+$细胞/CD38$^+$细胞>50%（图2）。特殊染色结果显示：六胺银（-）。

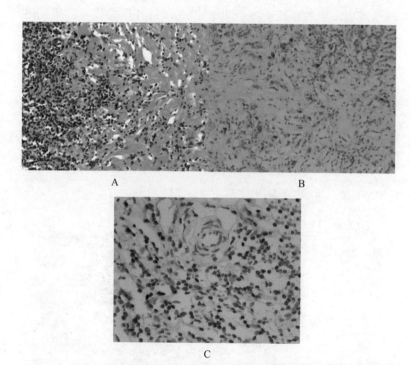

图2 纵隔软组织肿物病理和组化：A：HE×20染色示大量淋巴细胞浸润，伴纤维组织增生；B：免疫组化×20示散在浆细胞浸润；C：免疫组化×40示散在IgG4$^+$浆细胞

根据上述临床表现和检查，患者拟诊为 IgG4-RD——硬化性纵隔炎。给予泼尼松 50mg 每日 1 次 [0.8mg/(kg·d)]，环磷酰胺 100mg 隔日 1 次。治疗 1 周后患者胸闷、憋气症状明显缓解，至 1 个月后随诊时仅抽胸腔积液一次，量 400ml。查 ESR 2mm/1h，CRP 正常，血清 IgG 和 IgG4 均恢复正常水平。影像学检查胸腔积液明显减少，纵隔肿物缩小。然而，随诊至 2 个月泼尼松剂量减为 35mg/d 时患者症状反复，胸闷、憋气、胸腔积液增长，胸部 CT 示纵隔肿物体积增大，伴心包积液。同时血常规检查血小板进行性下降至 20×10^9/L。行外周血涂片：可见淋巴瘤细胞 30%（图 3）。骨髓穿刺涂片：淋巴瘤细胞占 64%（图 4），骨髓免疫分型为异常表型，瘤细胞比例 97.3%，异常表型为 CD10（+），CD19（+），CD3（+），CD38（+），CD13（+）。因患者无外周淋巴结肿大且一般情况差，故未再重复纵隔活检。经血液科会诊，确诊为淋巴瘤白血病。转至血液科进行 HyperCVAD 方案化疗。

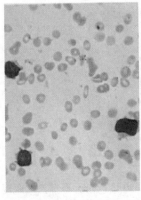

图 3　外周血涂片：可见淋巴瘤细胞 30%

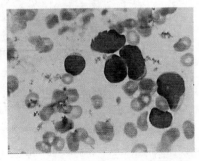

图 4　骨髓穿刺涂片：淋巴瘤细胞占 64%

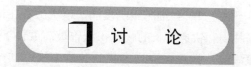

讨 论

　　IgG4-RD 是一种与分泌 IgG4 浆细胞密切相关的慢性、系统性自身免疫病。该病患者具有共同的临床特点：血清 IgG4 水平升高；IgG4⁺细胞浸润多种器官和组织；累及的器官或组织由于慢性炎症及纤维化进程可导致弥漫性肿大；对糖皮质激素治疗反应良好。该类疾病临床表现多样，可同时或相继累及全身多个器官或组织，如泪腺、腮腺、胰腺、腹膜后组织、胆管等，产生相应的临床表现，如米库利兹病、自身免疫性胰腺炎、腹膜后纤维化、硬化性胆管炎等。当 IgG4-RD 累及纵隔软组织时可表现为硬化性纵隔炎。Inoue M 等报道部分硬化性纵隔炎患者血清 IgG4 显著升高，组织学检查可见 IgG4⁺浆细胞浸润，此类疾病又称为 IgG4 相关性硬化性纵隔炎，使用激素治疗反应良好。

　　IgG4-RD 的诊断标准近年来不断更新，最新的为 2011 年制定的 IgG4-RD 诊断标准：①临床检查显示一个或多个脏器特征性的弥漫性/局限性肿大或肿块形成；②血液学检查显示血清 IgG4 升高（>135mg/dl）；③组织学检查显示：a. 大量淋巴细胞和浆细胞浸润，伴纤维化；b. 组织中浸润的 IgG4⁺浆细胞与 IgG⁺浆细胞比值>40%，且每高倍镜视野下 IgG4⁺浆细胞>10 个。确诊：①+②+③；可能诊断：①+③；可疑诊断：①+②。

　　本例患者最初就诊时具备以下几个特点：中年女性，病程 3 个月；主要表现为胸闷、憋气、胸腔积液和前纵隔肿物；血清学检查炎性指标（ESR 和 CRP）升高，血 Ig 和 IgG4 亚类显著升高；多次穿刺及胸腔镜下纵隔肿物活检病理示纤维结缔组织显慢性炎，伴淋巴组织及纤维组织明显增生；免疫组化较多浆细胞浸润，且可见 IgG4$^+$细胞组织浸润。该例患者在最初就诊阶段因前纵隔肿物和快速增长的胸腔积液曾被高度怀疑恶性肿瘤，但多次组织活检及胸腔积液均未找到肿瘤细胞，且病理检查有大量淋巴细胞浸润，纤维组织明显增生，免疫组化证实 IgG4$^+$浆细胞（+），同时血清 IgG4 水平显著升高。故根据上述诊断标准，患者基本符合 IgG4-RD 的诊断标准，故拟诊为 IgG4 相关性纵隔炎，并按照 IgG4-RD 治疗原则并给予糖皮质激素和免疫抑制剂治疗。患者症状迅速好转，胸腔积液明显减少，且炎症指标和血清 IgG4 水平恢复正常。然而，在随诊过程中患者病情再次加重，且出现病情和药物不良反应不能解释的血液系统改变，最终进行骨髓检查诊断为淋巴瘤。

该例患者从拟诊 IgG4-RD 到最终确诊为淋巴瘤，给我们的重要提示是 IgG4-RD 必须与肿瘤相鉴别。近年来随着人们对 IgG4-RD 认识的深入，发现一方面该病具有肿瘤样表现，另一方面恶性肿瘤的患者也可能被误诊 IgG4-RD。此外，近期有报道许多非 IgG4-RD 患者，如结缔组织病、肿瘤等，血清中也可出现 IgG4 亚类水平升高或组织中 IgG4 阳性浆细胞浸润。因此，在多个 IgG4-RD 的诊断标准中均强调该病需与恶性肿瘤、结节病、Castleman 病、韦格纳肉芽肿等疾病相鉴别，除外了上述疾病后符合标准方可诊断。

恶性肿瘤可表现出许多风湿病样临床表现，如肿瘤模拟血管炎、肿瘤相关性皮肌炎等。尽管我们对 IgG4-RD 的认识刚起步，但在诊治过程中亦发现，肿瘤患者也可以 IgG4-RD 的临床表现为突出特点。因此，IgG4-RD 的诊断过程中应高度重视恶性肿瘤的可能。

从本例患者的诊治经过我们总结以下经验：①诊断 IgG4-RD 需与恶性肿瘤，特别是淋巴瘤相鉴别；②淋巴瘤的患者也可以临床模拟 IgG4-RD，包括血清中 IgG4 亚类升高、组织中 IgG4$^+$浆细胞浸润，以及软组织肿大和纤维化；③回顾分析该患者组织中 IgG4$^+$浆细胞为散在，数量较少，因此 IgG4$^+$浆细胞浸润的数量对诊断也很重要；④在拟诊 IgG4-RD 的患者如果治疗反应不佳时需要再检查是否存在肿瘤。目前国际上推荐对于 IgG4-RD 患者使用中等剂量糖皮质激素 [0.5~0.6mg/(kg·d)] 治疗，大多数患者对该剂量反应良好，而对于治疗反应不佳者则需要重新考虑诊断是否正确。

（林　玮　王　立）

专家点评

　　近期，*Arthritis & Rheumatology* 杂志发表了《IgG4 相关性疾病管理和治疗的国际共识指南》，血清 IgG4 升高是诊断 IgG4-RD 的重要指标，也是该病的诊断标准之一，然而需要注意的是血清 IgG4 的特异性并不高，其水平升高可见于多种其他疾病。指南强烈推荐进行组织活检以明确诊断，并排除恶性病变和其他 IgG4-RD 相似疾病。正如讨论中所述，如果单纯根据 IgG4-RD 诊断标准，本例患者符合 IgG4-RD 的诊断标准。但正如《指南》中指出的那样，我们诊断前应要排除其他疾病；并应观察病情变化及随诊，如果治疗反应不佳者则需要重新考虑诊断是否正确。另外，对于淋巴瘤患者，有些患者可能需要多次的病理检查，才能最终诊断正确。

（侯　勇）

第4例 发热-淋巴结肿大-泡沫尿-血小板减少

病例摘要

患者男性，46岁。因"发热、腹痛4个月，双下肢水肿3个月"入住北京协和医院风湿免疫科。患者4个月前出现发热（不规则热），体温高峰38.5℃，无畏寒、寒战，伴中上腹刀割样腹痛、恶心、呕吐；就诊于当地医院查血常规：白细胞20.4×10^9/L；肝肾功能、淀粉酶、脂肪酶、尿及便常规大致正常；腹部CT：胰尾后方脂肪间隙密度增高；诊为"急性胰腺炎"，予禁食、抑酸、抗感染等治疗，发热、腹痛逐渐缓解。3个月前再次发热，体温最高39℃，伴恶心、呕吐、腹胀，并出现尿中泡沫增多、双下肢水肿、尿量减少。就诊于当地医院，体格检查示双侧颈部淋巴结肿大；血常规：WBC 9.1×10^9/L，Hb 134g/L，PLT 82×10^9/L；尿常规：Pro（++），BLD（+）；24小时尿蛋白4.92g。生化：ALB 25g/L，Cr 295μmol/L，Urea 16.8mmol/L；ESR 30mm/1h，CRP 49.1mg/L；补体C3 0.89g/L（0.9~1.5g/L），C4 0.15g/L（0.2~0.4g/L），免疫球蛋白正常，RF、ANA、抗双链DNA、抗ENA、肿瘤标志物、多次血培养均阴性，胸、腹部CT：右腋窝淋巴结增大，双侧胸腔积液，少量心包积液，双肾实质回声增强，脾大，大量腹、盆腔积液；骨髓涂片：增生活跃，符合免疫性血小板减少性紫癜；右颈部淋巴结活检：反应性增生。疑诊为系统性红斑狼疮（SLE）、狼疮性肾炎（LN），予甲泼尼龙 80mg/d 静脉输液 8 天后改为泼尼松 50mg/d 口服，血小板恢复正常，尿量逐渐增多，尿中泡沫减少，下肢水肿好转，但仍持续发热，体温高峰无下降。为进一步诊治入院。患病以来体重下降 5kg。既往史、个人、婚育、家族史：无特殊。体格检查：T 38.1℃，HR 87 次/分，RR 25 次/分，BP 158/113mmHg；双上臂陈旧性瘀斑，双侧颈部、腋下、腹股沟可触及多个肿大淋巴结，直径 0.4～1.2cm，表面光滑，边界清楚，活动度好，质地稍硬；心、肺无异常；腹膨隆，无压痛、反跳痛，移动性浊音（+）；双下肢轻度可凹性水肿。实验室检查：血常规、生化、补体、免疫球蛋白、免疫电泳正常；尿沉渣：蛋白 1.0g/L，红细胞 $80×10^6$/L，80% 异型；24 小时尿蛋白 2.27g；ANA、抗双链 DNA、抗 ENA、抗心磷脂抗体、抗 $β_2GP_1$ 抗体、狼疮抗凝物等自身抗体阴性；多次血培养、巨细胞病毒、EB 病毒、肥达外斐试验、结核干扰素释放试验等病原学检查、肿瘤标志物均阴性；心电图、心脏超声大致正常。腹主动脉、肾动脉超声：未见异常。骨髓涂片：粒系晚幼粒细胞比例偏高，余未见明显异常；骨髓病理：粒红细胞比例大致正常，巨核细胞可见；外院淋巴结病理片北京协和医院会诊：右颈淋巴结反应性增生。肾脏病理检查：毛细血管内增生性肾小球肾炎，免疫荧光阴性。颈部淋巴结活检：Castleman 病，免疫组化：CD20（+），CD23（滤泡+），CD3（+），CD34（血管+），S-100（-），CD138（+），PC（+），Ki-67index 约 10%。诊断 Castleman 病，转至血液科行 CHOP 方案化疗，第一疗程结束后体温即恢复正常，经 6 个疗程化疗后已完全缓解，血象、肝肾功能正常，24 小时尿蛋白 0.12g。随诊至今，病情稳定。

分析与讨论

本例讨论的重点为 Castleman 病临床伪装为 SLE 时，通过蛛丝马迹最终否定 SLE 诊断，寻找幕后"真凶"的诊断思路。

本例为中年男性，慢性病程，多系统受累，临床表现包括：①全身表现：发热、乏力；②消化系统：腹痛、腹胀、腹水；③血液系统：PLT 下降、多处淋巴结肿大；④肾脏：低蛋白血症，下肢水肿，蛋白尿、血尿，血肌酐升高；⑤多浆膜腔积液：心包积液、胸腔积液等；实验室检查：炎症指标升高，补体降低。虽 ANA 谱阴性，但按照 2012 年国际狼疮联盟（SLICC）的 SLE 分类标准，该患者可拟诊为 SLE。除 SLE 外，该患者其他可能的诊断包括成人 Still 病、系统性血管炎等自身免疫病；恶性肿瘤，尤其淋巴瘤、Castleman 病等血液系统肿瘤；结核、巨细胞病毒、EB 病毒、真菌等某些特殊感染。多数自身免疫性疾病的发热对大剂量的糖皮质激素都有反应，且该患者其他自身免疫性疾病证据不足。肿瘤标志物、骨髓涂片、淋巴结病理等检查结果暂无恶性肿瘤尤其血液系统肿瘤提示。而感染相关检查也未得到明确的感染证据。

肾脏、血液系统受累、多浆膜腔积液是 SLE 常见的临床表现，且患者伴补体下降、血小板减少，容易被诊断为 SLE。但患者 ANA 谱阴性，而 SLE 的病理生理基础为Ⅲ型变态反应，多种自身抗体的产生是 SLE 的特征性改变之一；另外，患者拟诊 SLE 后接受了大剂量糖皮质激素治疗 1 个月余，虽肾脏、PLT 有恢复，但发热始终未得到控制。通常 95%~99% 的 SLE 患者有 ANA 谱阳性，另 1%~5% 的 SLE 患者 ANA 阴性，但符合 SLE 分类标准：①ANA 与抗原全部结合为免疫复合物，沉积在肾脏、内皮下等组织，无法从血液中检出。Caltik 等曾报道 1 例 ANA 阴性的多浆膜腔积液、血管炎和"满堂亮"肾病的 SLE，即为此种情况。②大量非选择性蛋白丢失时，ANA 作为一种大分子蛋白也会丢失，在血液中无法检测出，如 V 型 LN、丢蛋白肠病等。我们曾在 1 例肾脏病理为 V 型 LN 而 ANA 阴性的患者尿中（24 小时尿蛋白 20g）测得 ANA 阳性。③如患者有抗磷脂抗体，ANA 可为阴性；另外某些针对细胞质成分抗原的抗体，如抗核糖体 P 蛋白（rRNP）抗体、抗 SSA 抗体等，由于 ANA 检测所用的底物——人喉癌上皮细胞（Hep-2）胞质成分较少，易出现假阴性。④部分疾病早期患者和治疗后患者可 ANA 阴性。该患者突出表现为肾病受累（血尿、蛋白尿），不除外存在疾病早期，ANA 与抗原全部结合为免疫复合物沉积在肾脏，继而引起补体下降的假设。

患者诊断陷入僵局，在没有得到有力证据支持其他疾病的前提下，患者是否可以诊断 SLE 成为关键，而肾脏病变性质亟须明确。如肾脏穿刺活检的免疫荧光特点为经典的"满堂亮"，则支持 SLE、LN，与 Caltik 的报道相似；而如肾脏病变不符合 LN 特点，则基本上可否定 SLE 诊断。

最终，患者行肾脏穿刺取得病理，证实肾脏病变性质为毛细血管内增生性肾小球肾炎，免疫荧光阴性，基本上否定了 SLE、LN 的诊断。从肾脏病理特点分析，毛细血管内增生性肾小球肾炎多见于以下几种情况：①如免疫荧光为经典的"满堂亮"（即免疫成分多、荧光强度强、沉积部位广），则常见于 LN；②如免疫荧光为"满天星"型（即分布零散、荧光强度较弱），多见于链球菌感染后肾小球肾炎；③如免疫荧光为阴性，则可能为某些细胞因子如血管内皮细胞生长因子（VEGF）所致，这些细胞因子具备促内皮细胞增殖、增加血管通透性的功能；除此之外，治疗某些肿瘤的 VEGF 抑制剂也有引发肾病综合征或血栓性微血管病（TMA）的报道。在恶性肿瘤和淋巴增殖性疾病中常可检测到 VEGF 水平的升高，特别在浆细胞病（如多发性骨髓瘤、POEMS 等）、Castleman 病等血液系统疾病中。

以此为重要线索，在将患者外院淋巴结病理借阅由北京协和医院病理科会诊未获阳性发现后，患者进行了第二次颈部淋巴结活检，最终病理诊断为 Castleman 病。Castleman 病是一个单克隆淋巴增殖性疾病，包括单中心型和多中心型，常表现为单发或多发淋巴结肿大、脾大、贫血、关节肿痛、多浆膜腔积液、肾脏损伤及发热、乏力、消瘦等系统性炎症表现。由于其发病机制中有多种致炎因子如白介素-6、VEGF 等的产生，使该病常会模拟或被误诊为其他疾病，最常见如关节炎、IgG4 相关疾病、系统性血管炎、成人 Still 病等结缔组织病，还有些会并发副肿瘤天疱疮、闭塞性细支气管炎等。Yuan 等分析了 75 例肾脏受累的 Castleman 病，肾脏病理可见淀粉样变、TMA、系膜增生性肾小球肾炎、局灶性肾小球硬化、新月体性肾小球肾炎等，毛细血管内增生性肾小球肾炎是 Castleman 病较少见的肾脏病理表现之一。

纵观该例患者诊治经过，如患者出现发热、淋巴结肿大、血液、肾脏等多系统受累，而 ANA 谱阴性且大剂量糖皮质激素疗效欠佳，诊断 SLE 需慎重。此时，肾穿活检非常重要，肾脏病理免疫荧光特点可协助判定是否支持 SLE。Castleman 病产生大量细胞因子，可模拟自身免疫性疾病临床表现，临床上需警惕该病混淆入风湿免疫科，自身抗体谱检查和淋巴结活检可协助明确诊断。

（王　立）

专家点评

发热、血液系统受累、肾脏病变、多浆膜腔积液等多系统受累，炎症指标升高，补体下降，容易被误诊为 SLE。患者 ANA 谱阴性，可以有 ANA 阴性的 SLE，文章中已经详细分析了出现的情况，故诊断 ANA 阴性的 SLE 时应慎重。该病例大剂量糖皮质激素疗效欠佳，加上男性、ANA 阴性等是诊断 SLE 的疑点；肾脏穿刺取得病理证实肾脏病变性质为毛细血管内增生性肾小球肾炎，免疫荧光阴性，故排除 SLE 的诊断。风湿免疫性疾病一般都有分类标准，诊断之前需排除一些类似的疾病。风湿免疫性疾病有很多需要排除模拟风湿免疫病的疾病。另外，有时一次活检不一定能明确诊断，可能需要根据病情来定，多次病理检查才能最终诊断疾病。

（侯　勇）

第5例　胸痛-皮疹-少尿-意识障碍

病例摘要

　　患者女性，28岁。因"发热、胸痛5个月，皮疹1个月，意识障碍4天"入住北京协和医院重症医学科，1周后转至风湿免疫科。患者5个月前出现发热，为不规则热，体温高峰在38~39℃，伴咳嗽、左侧胸痛，无畏寒、寒战、咳痰、胸闷、气短等。就诊于当地医院，查血常规：WBC $2.8×10^9/L$，Lymph $0.5×10^9/L$，Hb 104g/L，PLT $176×10^9/L$；胸部CT提示左侧胸腔积液、胸膜增厚；诊断结核性胸膜炎可能性大，予利福平、异烟肼、乙胺丁醇、吡嗪酰胺治疗，症状无缓解。1个月前出现颊部暗红色皮疹，双上肢、后背等处出现红色鳞屑样斑疹，皮肤瘀点、瘀斑，1周前就诊于当地医院，查血常规：WBC $1.6×10^9/L$，Lymph $0.3×10^9/L$，Hb 86g/L，PLT $20×10^9/L$；ANA、抗双链DNA、抗SSA、抗Ro-52抗体阳性，补体降低，诊为系统性红斑狼疮（SLE），予甲泼尼龙40mg/d静脉输液，体温降至正常，胸痛缓解。4天前再次发热，体温高峰38.5℃，伴嗜睡，并逐渐加重至昏睡，无法进食，尿量减少至<0.4L/d。为进一步诊治入院。患病以来脱发明显，体重下降5kg。既往、个人婚育、家族史：无特殊。体格检查：T 38.1℃，HR 118次/分，RR 25次/分，BP 161/85mmHg；意识不清，呼之不应，双颊部蝶形暗红斑；心律齐，双肺呼吸音清，腹部（-）；颈软，克氏征、

布氏征（-），双侧 Babinski 征（+）；双下肢不肿。实验室检查：血常规：WBC 1.52×10^9/L，Lymph 0.21×10^9/L，Hb 48g/L，PLT 27×10^9/L，Ret 7.5%；尿常规：Pro 0.3g/L；24 小时尿蛋白定量0.76g；肝肾功能：ALT 34U/L，ACB 32g/L，TBil 45.6μmol/L，DBil 8.9μmol/L，Cr 186μmol/L，Urea 22.48mmol/L，LDH 922U/L；ESR 46mm/1h，补体 C3 0.255g/L，补体 C4 0.053g/L；ANA 胞质型 1∶160；抗 SSA 1∶4，抗 RNP 抗体阳性。抗双链 DNA、抗磷脂抗体、狼疮抗凝物、Coombs 试验等均阴性。PCT<500ng/L。多次血培养、巨细胞病毒、EB 病毒等病原学检查均阴性。血涂片：大量破碎红细胞（约 5%）。血浆游离血红蛋白 87mg/L（正常 0~50mg/L）。骨髓涂片：增生活跃，产板巨核细胞减少。心电图、心脏超声大致正常。肾血管超声：肾脏动、静脉未见异常。胸、腹部 CT：左侧少量胸腔积液，少量盆腔积液。头颅 MRI、MRV：未见明显异常。行腰椎穿刺，脑脊液压力 160mmH$_2$O；脑脊液常规：无色透明，细胞数 5×10^6/L，白细胞 0。脑脊液生化、细菌、真菌、病毒、结核等检查阴性。

　　诊断 SLE、血栓性血小板减少性紫癜（TTP），予甲泼尼龙 1000mg/d 静脉滴注 3 天，改为 40mg/d 静脉滴注（2 周后改为泼尼松 60mg/d 口服，并规律减量），环磷酰胺 0.4g 每周 1 次静脉注射，羟氯喹 0.2g 1 天 2 次口服；并行单膜血浆置换 5 次，贝那普利、氨氯地平降压，肠内营养支持。患者神志转清，血小板、血红蛋白回升，尿量增多，肌酐、LDH、胆红素逐渐下降，体温正常。出院前 Hb 84g/L，PLT 327×10^9/L；肝肾功能：TBil 7.8μmol/L，DBil 1.3μmol/L，Cr 88μmol/L，Urea 12.3mmol/L，LDH 232U/L。出院后定期复诊，泼尼松规律减量，环磷酰胺 0.6g 每 2 周 1 次，2 年后改为甲氨蝶呤 12.5mg/w 口服，病情稳定，目前泼尼松已减至 5mg/d，甲氨蝶呤已停用。

分析与讨论

本例讨论的重点为 SLE 继发 TTP 的临床特点、诊断思路及治疗原则。

本例为青年女性，慢性病程，多系统受累，初期表现：①非特异性炎症：发热、体重下降；②以胸痛为表现的胸膜炎、胸腔积液；③皮肤表现：颊部红斑，双上肢、后背鳞屑样斑疹，皮肤瘀点，脱发等；④血液系统受累：白细胞、淋巴细胞、血小板、血红蛋白减少。结合实验室检查有补体降低，抗核抗体、抗 RNP、抗 SSA 等多种自身抗体阳性，诊断 SLE 明确。患者以发热、单侧胸腔积液起病，易误诊为常见病——结核病，建议青年女性如无明确结核接触史，且已有白细胞减低等血液系统受累提示者，需警惕 SLE 等结缔组织病可能，尽早筛查抗核抗体谱。

诊断 SLE 后患者接受了糖皮质激素治疗，发热有短暂好转，但治疗过程中再次发热，并出现了病情变化，包括意识状态改变（嗜睡、昏睡）、少尿和血肌酐升高、血红蛋白和血小板进行性下降等，提示中枢神经系统、肾脏和血液系统病情的恶化。由于在治疗过程中出现，考虑以下可能：①感染：如中枢神经系统感染，或感染所致的感染性休克、容量相对不足引起的缺血性肾损，骨髓感染引起的贫血和血小板减少，需积极寻找感染证据；②原发病活动：SLE 是多系统受累疾病，尤以血液系统、肾脏、皮肤、中枢神经系统等表现为著，需完善 SLE 活动度评估；③其他并发症：如血栓性微血管病（TMA）或 TTP、巨噬细胞活化综合征（MAS）等。

经过初步检查，未找到明确感染源和感染灶，感染证据不足。患者补体较低，提示 SLE 可能活动，SLE 活动似乎可解释其全部表现：中枢神经系统可用神经精神狼疮解释，肾脏表现归结为狼疮性肾炎（LN），贫血和血小板减低则可能为抗体介导的自身免疫性溶血性贫血和血小板减少性紫癜。但是，仔细分析病情发现：①血液系统：患者短期内出现重度贫血，伴发热、网织红细胞升高、血 LDH 及间接胆红素升高、血浆游离血红蛋白异常，支持溶血性贫血，而鉴于 Coombs 试验阴性，且血涂片可见大量破碎红细胞，溶血性贫血的病因可能是机械性而不是自身免疫性；②肾脏：患者 24 小时尿蛋白定量仅 0.76g，无活动性尿沉渣，提示肾小球病变不重，与血肌酐水平显著升高、尿量明显减少不符，不支持 LN，需警惕肾前或肾后性因素；结合新发高血压，影像学并无肾后梗阻和肾动静脉血栓证据，提示小或微血管性因素可能是导致肾脏损伤的原因。结合发热、中枢神经系统变化、血小板减少等，考虑可能存在 TMA 或 TTP。

TMA 是由各种原因引起的一组以微血管血栓形成为病理学基础、血小板减少、微血管病性溶血性贫血和器官功能障碍为特征的临床病理综合征。TTP 是病理学改变为 TMA 的代表性疾病，经典五联征包括发热、血小板减少、微血管病性溶血性贫血、肾衰竭及中枢神经系统受累。TTP 分为遗传性和获得性，后者又根据有无原发病分为特发性和继发性。继发性 TTP 多由感染、药物、肿瘤、自身免疫病等因素诱发。易继发 TTP 的自身免疫病包括 SLE、系统性硬化症、成人 Still 病等，其中 SLE 最常见，文献报道 0.45%~3.8%。实际上 SLE 继发 TTP 的发生率可能更高，被低估的原因包括医师对该病认识不足，SLE 与 TTP 的临床表现相互重叠不易分辨。

SLE 继发 TTP 的机制包括产生血管性血友病因子（vWF）

裂解蛋白酶（ADAMTS 13）的抗体使该酶活性缺乏、血管炎内皮损伤导致 VWF 异常释放及血小板异常活化等，多在 SLE 活动期出现。TTP 诊断需微血管病性溶血性贫血、血小板减少和神经精神症状"三联征"，或具备"五联征"；典型实验室改变包括外周血涂片红细胞碎片比例明显增高，血清游离血红蛋白增高，LDH 升高而凝血功能正常、Coombs 试验阴性；血浆 ADAMTS 13 活性显著降低；并除外弥散性血管内凝血、子痫等疾病。患者存在明确"五联征"，实验室检查也支持非抗体介导的自身免疫性溶血性贫血，虽北京协和医院未开展血浆 ADAMTS 13 活性检查而缺乏该项证据，已基本可诊断 TTP。

　　TTP 病情凶险，病死率高，在血浆置换用于治疗 TTP 前，其死亡率高达 90%。SLE 合并 TTP 死亡率约为 12.4%，北京协和医院曾报道 12 例 SLE 合并 TTP 患者，2 例死亡，3 例恶化放弃治疗。在明确或怀疑本病时应尽快积极治疗，首选血浆置换，单膜优于双膜，血浆置换量每次 40~60ml/kg，1~2 次/天，直至症状缓解血小板和 LDH 恢复正常；对无条件行血浆置换者，可输注血浆。对于 SLE 继发的 TTP，应同时加强原发病治疗，减少抗体产生及改善血管内皮损伤，常需甲泼尼龙冲击及联合环磷酰胺等强效免疫抑制剂治疗。对于复发和难治型患者，尤其是 B 淋巴细胞优势显著的患者，可使用 CD20 单抗治疗。尽量避免输注红细胞和血小板，否则可能有加重病情的风险。本例患者经过原发病积极治疗，联合血浆置换及对症治疗，终于转危为安。

　　SLE 患者出现发热、溶血性贫血、血小板减少、急性肾脏损伤、顽固高血压、中枢神经系统病变中多个表现时，不要过早简单地以"一元论"SLE 活动来解释现象，应基于清晰的临床思维和完善的实验室检查，尤其在血涂片见到大量破碎红细胞且 Coombs 试验阴性等情况下，需考虑 TTP 可能。TTP 进展迅速，预后差，需尽快处理。SLE 继发 TTP 既要对原发病积极治疗，也需针对 TTP 进行血浆置换，方可逆转病情，改善预后。

（王 立）

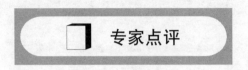

专家点评

本病例 SLE 诊断不难，主要是同时合并血栓性血小板减少性紫癜（TTP），如何早期发现并处理是关键。TTP 经典五联征包括发热、血小板减少、微血管病性溶血性贫血、肾衰竭及中枢神经系统受累，多在 SLE 活动期出现。在明确或怀疑 TTP 时，应尽快积极治疗，首选血浆置换。SLE 继发的 TTP，也应同时加强原发病治疗。

（侯 勇）

第6例 猖獗龋-头痛-偏侧肢体无力

病例摘要

患者女性，22岁。因"头痛、右侧肢体无力1月余"入北京协和医院风湿免疫科。患者1个月前出现右侧枕部针刺样疼痛，伴右侧肢体无力，症状逐渐加重并出现右颈部、右侧肢体麻木。当地医院查 ANA 核颗粒型 1：100（+），抗 SSA 抗体（++），抗 Ro-52 抗体（+）；腰穿压力正常，脑脊液细胞计数 $570×10^6/L$，白细胞计数 $320×10^6/L$，单个核白细胞90%，蛋白 1.2g/L，葡萄糖、氯化物正常。头颅磁共振成像（MRI）：未见明显异常；颈椎 MRI：第 1～4 颈髓长 T_2 信号。予甲泼尼龙 120mg/d 静脉输液治疗8天，头痛稍缓解，右侧肢体肌力稍恢复。就诊于北京协和医院风湿免疫科门诊，查 ANA 斑点型 1：640 阳性；抗 SSA 抗体（+++），其余均阴性；血清 AQP4 1：10（+）。眼科检查：泪液分泌试验、泪膜破碎时间、角膜染色均阴性，不支持干眼症。口腔科检查：唾液流率正常；腮腺造影显示主导管正常，分支导管显影减少，末梢导管分泌点状扩张，排空功能延迟。唇腺活检示腺体未见萎缩，小导管扩张，导管周散在及灶性淋巴细胞、浆细胞浸润。为进一步诊治入院。患者六七年前曾出现多发龋齿、牙齿片状脱落，无口干、眼干病史。既往史、个人史、婚育史、家族史无特殊。入院体格检查：T 36.8℃，HR 86 次/分，RR 21 次/分，BP 110/70mmHg。

面部、前胸、后背散在痤疮样皮疹，口腔多颗龋齿，心、肺、腹查体无特殊，右上肢、右下肢肌力Ⅳ级，左侧肌力Ⅴ级，四肢肌张力正常，四肢腱反射正常，四肢针刺觉、音叉振动觉及关节位置觉正常，双侧 Babinski 征（+）。实验室检查：血常规：WBC 11.32×10^9/L，Hb 137g/L，PLT 209×10^9/L。血生化：ALT 23U/L，AST 14U/L，ALB 42g/L，Cr 50μmol/L。ESR 2mm/1h，hscRP 0.16mg/L。补体 C3 1.070g/L，补体 C4 0.161g/L。IgG 11.2g/L，IgA 1.51g/L，IgM 1.51g/L。血巨细胞病毒（CMV）、EB 病毒 DNA、IgM 抗体均阴性。腰椎穿刺：脑脊液清亮透明，压力 190mmH$_2$O，常规、生化正常，脑脊液墨汁染色、抗酸染色、细菌、真菌等培养、涂片、EB 病毒、CMV 抗体均阴性，脑脊液 AQP4 抗体弱阳性。颈椎 MRI：第 1~4 颈髓长 T$_1$、长 T$_2$ 信号（图1）。视觉诱发电位、听觉诱发电位未见明显异常。

患者视神经脊髓炎谱系疾病（NMOSD）诊断明确，干燥综合征（SS）所致可能性大，予甲泼尼龙 1g/d 静脉输液冲击治疗

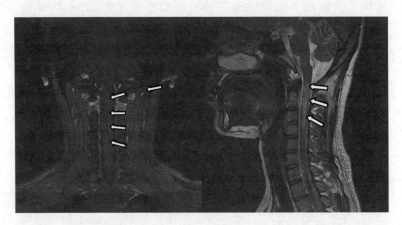

图1 患者颈椎 MRI：第 1~4 颈髓长 T$_1$、长 T$_2$ 信号（箭头所示）

3 天，之后甲泼尼龙 48mg/d 口服；环磷酰胺隔日 0.2g 静脉输液，1 周后改为复方环磷酰胺片隔日 0.1g 口服。经上述治疗后患者头痛、活动障碍症状较前缓解，病情平稳出院。出院后激素规律减量，并继续隔日口服复方环磷酰胺片 0.1g，半年后改为硫唑嘌呤 100mg/d 口服维持。目前随诊 2 年余，病情平稳，甲泼尼龙已减至隔日 4mg，硫唑嘌呤隔日 50mg，右侧肢体肌力基本恢复正常，未再头痛。因经济原因未再复查颈椎 MRI。

分析与讨论

患者为青年女性，亚急性起病，主要表现为头痛及偏侧肢体无力，进行性加重。影像学检查发现颅内结构正常，颈椎 MRI 示 4 个颈髓节段异常信号，因而考虑患者中枢神经系统症状是长节段脊髓炎造成的。对于长节段脊髓炎，需排查自身免疫性（尤其 SS、系统性红斑狼疮等结缔组织病）、血管源性、病毒感染等病因。本患者为青年女性，既往无高血压、高脂血症、糖尿病、吸烟等脑血管疾病的危险因素，近期无发热等感染相关症状，脑脊液细菌、病毒感染等病原学检查亦无阳性发现，结合患者血清、脑脊液抗 AQP4 抗体均为阳性，符合 NMOSD 诊断标准，由此可诊断为 NMOSD。

狭义或经典的视神经脊髓炎（NMO）是视神经和脊髓先后或同时受累的急性或亚急性脱髓鞘病变，多累及颈胸段脊髓且通常为沿长轴蔓延的病灶，纵向可达或超过 3 个椎体节段，很少累及颅内，这是该疾病特征性影像表现。2004 年 Lennon 等发现了 NMO 自身抗体——抗 AQP4 抗体，其靶抗原 AQP4 是中枢神经系统的主要水通道蛋白，对维持大脑水液的动态平衡和血-脑屏障有重要作用。Wingerchuk 等发现血清 AQP4 抗体阳性还可见于经典 NMO 以外的多种疾病，其中包括特发性长节段脊髓炎（纵向累及 3 个以上脊髓节段）、复发性视神经炎、自身免疫性疾病相关的视神经炎或长节段脊髓炎等，因此在原有 NMO 基础上提出 NMO 谱系疾病（NMOSD）的概念，即广义的 NMO。NMOSD 病谱中的疾病可独立存在，也可能是经典 NMO 早期或局限性表现形式，部分可在疾病发展过程中进展为经典 NMO。本例患者血清、脑脊液抗 AQP4 抗体阳性，有偏侧肢体运动障碍等急性脊髓炎表现，颈部 MRI 提示大于 3 个颈髓节段受累，符合 NMOSD 概念中的长节段脊髓炎，而该病变是特发性还是自身免疫性疾病相关性，还需进一步寻找证据。

反复询问病史，患者无发热、皮疹、口眼干、关节痛、雷诺现象等表现，但查体发现存在口腔多枚龋齿，追问病史曾有牙齿片状脱落史，血清学检查发现抗 SSA 等多种自身抗体阳性，虽然口腔科和眼科初步功能检查并未提示明确的口干症和干眼症，但腮腺造影发现末端导管扩张、排空延迟，唇腺活检也提示导管周围灶性淋巴细胞浸润，这些均提示患者可能同时存在 SS。SS 是一种以外分泌腺灶性淋巴细胞浸润为特征的自身免疫性疾病，大部分患者先出现口干、眼干症状，多年后才累及血液系统、肺、神经系统等。而由于口干、眼干症状特异性差，早期不易引起患者重视，因此诊断时多已出现腺外脏器受累表现。为此，2012 年美国风湿病学会更新了 SS 诊断标准，只要符合自身抗体（ANA、抗 SSA 抗体或类风湿因子阳性）、角结膜染色及唇腺活检 3 项中的 2 项即可，不再强调口干、眼干的临床表现，因此临床实用性大大增强。本例患者即不存在典型的口干、眼干主观症状，但有明确的自身抗体以及唇腺活检的阳性结果，符合 SS 最新分类标准，故 SS 诊断明确。

SS 作为一种全身性自身免疫性疾病，可累及多器官、多系统，但中枢神经系统受累少见，表现为 NMOSD 者更为罕见。文献报道，SS 合并 NMOSD 的患者中，72%以神经系统症状为首发表现，在病史追问中得到口干、眼干证据，或在后期长期随访中逐渐出现腺体受累的表现。本患者以中枢神经系统症状起病，但既往已有牙齿片状脱落病史，推测几年前就存在腺体受累，只是并未出现严重的口干、眼干症状，也并未得到患者重视。因此，对于初诊的 NMOSD 患者，应进行细致的病史收集以明确是否存在口眼干、猖獗齿等表现，并且注意完善相关自身抗体筛查以及口腔科、眼科相关检查，以免造成漏诊，延误患者治疗。

本患者起病较急，病初即出现严重的中枢神经系统症状，病情进展迅猛，需尽快确诊及治疗，以避免出现不可逆的功能损伤甚至危及生命的不良后果。NMOSD 急性期的主要治疗为大剂量皮质类固醇激素冲击或血浆置换、静脉注射免疫球蛋白等，以抑制活动期炎性脱髓鞘过程。缓解期的主要治疗目的则是防止复发，一般选择口服小剂量激素同时加用硫唑嘌呤、环磷酰胺、吗替麦考酚酯等免疫抑制剂。然而，SS 继发的 NMOSD 复发概率更高（通常>60%），且认为 SS 合并 NMOSD 主要由过度激活的体液免疫介导，因此急性期即需要联合环磷酰胺等免疫抑制剂或 CD20 单抗以促进疾病更好缓解。本患者病情凶险、进展迅速，确诊后迅速予甲泼尼龙 1g/d 冲击治疗，同时联合环磷酰胺治疗（由于经济原因未选用 CD20 单抗）。经过上述积极及时的治疗，患者头痛症状缓解，右侧肢体肌力逐渐恢复。

鉴于 SS 继发 NMOSD 患者复发率高，且每次复发都可能导致疾病的难治和神经系统功能损伤，因此除了急性期的积极治疗，稳定期规范的维持治疗及规律的随诊观察至关重要，以减少疾病的复发。关于治疗的疗程，目前并无一致意见，但有研究认为合并自身免疫性疾病的 NMOSD 不宜过早停用免疫抑制剂，维持治疗时间应至少 5 年。该患者已随诊 2 年余，病情稳定，但仍需继续维持治疗，密切随诊。

综上，以 NMOSD 症状为首发表现的 SS 或其他结缔组织病容易忽略背后的自身免疫性疾病基础，且 NMOSD 常进展迅速，致残、致死风险高，此时需临床医师细致询问病史，认真体格检查，及时进行自身抗体筛查及相关的辅助检查甚至病理活检以尽快明确诊断。早期的强化治疗及之后长期地维持治疗，可减少复发，显著改善患者预后。

(于 航 王 立)

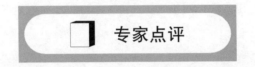

专家点评

对于自身免疫性疾病，风湿科医师既要熟悉其常见的典型的表现，也要了解少见/罕见的不典型表现。由于自身免疫病系统性受累的特点及其显著的异质性，其自身免疫色彩相关症状可缺如或被忽略，而以某一系统/脏器受累作为首发或主要表现而就诊于其他专科，因而需要专科医师与风湿科医师通力协作。SS 累及中枢神经系统并不多见，而以脊髓炎为主要表现者更为少见，然而近年来发现，SS 甚至 SLE 均可合并 NMOSD，可表现为视神经炎+脊髓炎的经典 NMO，也可表现为孤立的脊髓炎或视神经炎或脑干脑炎，可伴有 AQP4 阳性，也可 AQP4 阴性，可为单次病程，也可反复复发。报道约半数的 NMOSD 可合并存在 ANA、抗 SSA、甲状腺抗体等自身抗体，然而对于伴有 ANA、抗 SSA 抗体阳性的 NMOSD 还需要仔细甄别背后的自身免疫性疾病诊断是否能够成立，对于该例患者尽管眼干燥症状并不明显，但存在多发龋齿和牙齿块状脱落史，腮腺造影和唇腺活检符合

SS 的腺体受累特征，抗 SSA 强阳性，ANA 明确的斑点型较高效价阳性，核型与抗 SSA 阳性相符，应该考虑 SS 与 NMOSD 共病或 SS 继发 NMOSD。这对于随访过程中监测 SS 可能的其他系统受累具有重要意义。对于 AQP4 阳性的 NMOSD 复发风险较高，除诱导缓解期大剂量激素积极治疗外，还应联合免疫抑制剂长期维持治疗以减少复发，一般来说血浆置换、IVIG 和利妥昔单抗被认为是激素以外的一线治疗，但鉴于昂贵的经济支出，难以为绝大多数患者所接受，这种情况下选择二线免疫抑制剂如 CTX、MMF、AZA 等是合理的。对于现阶段不足以诊断 SS 或 SLE 的患者，在随访过程中也要警惕病情进展、隐藏其后的自身免疫病浮出水面的可能。

（赵丽丹）

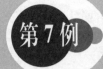

第7例 关节肿痛-皮疹-发热-头痛

病例摘要

患者女性，27岁。因"关节痛9年，发热、皮疹、头痛4个月"入北京协和医院风湿免疫科。患者9年前出现双侧腕、肘、踝、膝、多个掌指及近端指间关节肿痛，伴晨僵约30分钟，未规律诊治，间断服用激素（具体剂量剂型不详）、中药，未服用免疫抑制剂。4月前出现颊部暗红色皮疹及双下肢红斑、破溃、结痂，间断发热，最高体温40℃，未用药，2~3天体温自行降至正常，每月发热1~2次，伴头痛，为轻度刺痛，不伴恶心、呕吐、视物旋转等。就诊于当地医院，查ANA、抗RNP、抗Sm、抗Ro-52及抗rRNP阳性，疑诊系统性红斑狼疮（SLE），为进一步诊治入院。患病以来脱发明显，体重下降20kg。家族史：姐姐、妹妹均被诊断为SLE，父母身体健康。体格检查：T 38.3℃，HR 98次/分，RR 18次/分，BP 116/80mmHg；双颊部蝶形色素沉着，下肢散在结痂皮疹；心律齐，双肺呼吸音清，左上腹压痛，无肌紧张、反跳痛，肝肋下5cm，脾肋下3cm。右侧腕关节肿、压痛（+），右侧示指、中指、环指及左侧环指近端指间关节肿、压痛（+），右膝关节不肿，压痛（+）。颈软，克氏征、布氏征（－）。双下肢不肿。实验室检查：血常规：WBC 1.52×10^9/L，Lymph 0.35×10^9/L，Hb 94g/L，PLT 134×

$10^9/L$；尿常规阴性；24 小时尿蛋白定量 0.15g；肝肾功能：ALT 4U/L，ALB 25g/L，Cr 45μmol/L，K 2.5mmol/L；hsCRP 2.95mg/L，ESR 14mm/1h，补体 C3 0.227g/L，补体 C4 0.034g/L；IgG 18.30g/L，IgA 3.01g/L，IgM 0.7g/L；ANA 斑点型 1:1280、胞浆型 1:640；抗 ENA：抗 Sm 抗体 1:4，抗 RNP 抗体 1:4，抗 SSA 抗体 1:4，抗 rRNP 38kD、16.5kD、15kD。ANCA、APL 等阴性。降钙素原<500ng/L。心电图、心脏超声基本正常。腹部 B 超：双肾弥漫性病变，双肾轻度积水。胸部高分辨 CT、头颅增强磁共振检查未见明显异常。行腰椎穿刺：脑脊液压力 115mmH$_2$O；脑脊液常规：无色透明，细胞总数 84×$10^6/L$，白细胞总数 24×$10^6/L$，单核 16×$10^6/L$，多核 8×$10^6/L$。脑脊液生化：蛋白 0.95g/L，葡萄糖 0.9mmol/L（即时指测血糖 7.0mmol/L），氯 131mmol/L。脑脊液细菌、真菌、病毒等病原学检查（−）。之后复查腰椎穿刺 2 次，脑脊液常规生化大致同前，第 3 次脑脊液细菌培养为产单核细胞李斯特菌。

诊断 SLE、产单核细胞李斯特菌脑膜炎明确，原发病予甲泼尼龙 80mg/d 静脉滴注（1 周后改为泼尼松 50mg/d 口服，并规律减量），环磷酰胺 0.4g 每周 1 次静脉注射；中枢神经系统感染予青霉素 4.8MU 每 6 小时一次静脉滴注。治疗 6 周后，患者发热、皮疹、关节疼痛好转，白细胞恢复正常，补体 C3 升至 0.395g/L，补体 C4 升至 0.082g/L；头痛好转，复查腰穿脑脊液压力 140mmH$_2$O，脑脊液常规：无色透明，细胞总数 2×$10^6/L$，白细胞总数 0；脑脊液生化：蛋白 0.40g/L，葡萄糖 1.9mmol/L，氯 128mmol/L，细菌、真菌培养阴性。病情好转出院，出院后规律复诊，泼尼松规律减量，CTX 0.6g 每 2 周 1 次，累积 13.2g。1 年后改为甲氨蝶呤 12.5mg/w 口服，病情稳定。目前泼尼松已减至 5mg/d，甲氨蝶呤 10mg/w。

分析与讨论

本例讨论的重点为 SLE 患者神经精神狼疮（NPLE）与中枢神经系统感染的鉴别，以及产单核细胞李斯特菌脑膜炎的临床特点。

患者青年女性，慢性病程，多系统受累：①非特异性炎症表现：发热、体重下降；②对称性外周关节为主的多关节炎；③皮肤表现：颊部红斑，下肢皮疹、破溃，脱发等；④血液系统受累：白细胞、淋巴细胞数目减少。结合实验室检查有补体降低，IgG 升高，抗核抗体、抗 RNP、抗 Sm、抗 SSA 及抗核糖体 P 蛋白等多种自身抗体阳性及 SLE 家族史，诊断 SLE 明确。

患者病程中间断发热、头痛，但入院查体无颈抵抗等脑膜刺激征阳性体征，且抗核糖体 P 蛋白阳性（常与 NPLE 有相关性），头颅磁共振检查未见明显异常，脑脊液压力正常，因此最容易首先考虑为 SLE 中枢神经系统受累。21%~95%SLE 患者有神经系统受累，1999 年美国风湿病学会发表了 NPLE 的"命名和定义"，对 19 类 NPLE 综合征作了分类定义，其中包括头痛、无菌性脑膜炎、脑血管病等中枢神经系统表现及单神经炎、吉兰-巴雷综合征等周围神经系统病变。但由于合并症和药物的影响，SLE 患者出现神经精神症状，需首先除外代谢性、感染性、药物性等因素才可考虑 NPLE。

该患者脑脊液细胞学检查白细胞稍增多，以单核细胞增多为主；且糖明显降低，蛋白轻度升高。脑脊液葡萄糖含量减低或与血清葡萄糖之比<0.4 常见于中枢神经系统感染，但在无菌性脑膜炎中也并不少见。但是由于 NPLE 和中枢神经系统感染的

治疗相对矛盾，因此两者的鉴别在该例患者非常重要却是诊治难点。在前两次脑脊液细菌培养、真菌培养、结核培养均为阴性的情况下，我们坚持进行了第 3 次腰穿及脑脊液检查，终于在第 3 次脑脊液病原学培养出了产单核细胞李斯特菌，诊断为产单核细胞李斯特菌脑膜炎，经青霉素治疗中枢神经系统感染及糖皮质激素、免疫抑制剂控制 SLE 后，患者病情逐渐好转。

　　疾病导致的免疫功能紊乱及糖皮质激素、免疫抑制剂的应用使 SLE 患者易发感染，最常见的感染部位为肺、皮肤和泌尿系统，合并脑膜炎的患者约 2%，其中 40% 难以找到病原学证据，无菌性脑膜炎和找到病原的脑膜炎两组，在发病年龄、SLE 诊断时间、临床表现、脑脊液特点无明显差异。因此 SLE 患者有脑膜炎表现时，需警惕中枢神经系统感染，尤其产单核细胞李斯特菌脑膜炎临床表现不典型，容易误诊为 NPLE，但因该病病情重，死亡率高，需尽快明确诊断及正确治疗。

　　产单核细胞李斯特菌为革兰阳性胞内杆菌，主要经粪-口途径传播，可以在细胞间传播而不暴露于细胞外免疫系统，主要靠细胞免疫清除，CD4$^+$T 细胞功能异常是产单核细胞李斯特菌感染的主要危险因素。作为一种自身免疫性疾病，SLE 患者体内存在严重的免疫紊乱，针对自身抗原有 B 细胞过度活化和攻击，而针对外来抗原的免疫识别能力下降，且存在 T 细胞等免疫细胞功能受损，因此 SLE 初治患者也比正常人群感染的风险显著升高，经治患者使用的糖皮质激素和免疫抑制剂更可导致细胞免疫功能下降，因此，SLE 患者对于依赖细胞免疫清除的病原体较易感，研究显示，SLE 合并中枢神经系统感染最常见的病原体为结核分枝杆菌、产单核细胞李斯特菌、新型隐球菌等。

　　产单核细胞李斯特菌脑膜炎与其他细菌性脑膜炎的不同在于，其临床表现不典型，发热、头痛、纳差等症状可以较轻，脑脊液压力不一定高于正常，且脑脊液检查中白细胞总数（常$<1×10^9/L$）、中性粒细胞总数、蛋白含量常较低，但单核白细胞总数常较高、葡萄糖含量较低。这些特点使其容易被漏诊、误诊，甚至掩盖于 SLE 的 NPLE 中。这是因为 NPLE 的脑脊液也多为非特异性改变，可有蛋白的轻度升高或细胞数的轻度升高，甚至也有葡萄糖的轻度减低。确诊最终需要细菌学证据，产单核细胞李斯特菌脑膜炎中脑脊液培养阳性率为95%，血培养阳性率为60%~75%，培养需数天才有结果。

治疗方面，产单核细胞李斯特菌脑膜炎首选青霉素 G 或氨苄青霉素，氨苄青霉素的剂量应>6.0g/d，治疗时间推荐为4~6周。氨基糖苷类抗生素有协同作用，推荐在免疫抑制患者感染中使用。对青霉素过敏的患者可选用磺胺治疗，疗程4~8周。产单核细胞李斯特菌脑膜炎的治愈标准为停用抗生素1个月后无临床症状复发、脑脊液细胞学正常且脑脊液细菌培养阴性。

从本例总结出，SLE 患者出现头痛、发热等表现时，不要过早简单地以"一元论"NPLE 解释现象，需要基于完善的脑脊液检查，尤其在脑脊液单核白细胞数升高、葡萄糖显著减低等情况下，在高度怀疑颅内感染时应反复留取脑脊液进行病原学培养检查，明确是否存在中枢神经系统感染，才有利于患者的诊断和治疗，避免盲目地加强原发病治疗而使感染进一步扩散或加重，以改善患者的长期预后。

（崔 晗 王 立）

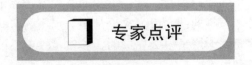

专家点评

鉴别 SLE 中枢神经系统受累和 SLE 合并颅内感染是临床实

践中的难点，非常具有挑战性、常十分困难而对治疗决策和预后转归又极其重要。所有 CNS 感染相关的特点如发热、头痛、局灶性神经损害症状均可出现于表现多样的 NPSLE，而 SLE 活动期也常易合并多种多样的感染。一元论在绝大多数时候是合理的临床诊断思维的出发点，但不应总是作为诊断的终点，SLE 本身较为复杂，并且由于治疗带来的合并症更增加了疾病整体的复杂程度，尤其对于病程较长的患者，鉴别 SLE 的活动和感染更是风湿科医师每天需要面对的挑战。对于这该例患者病史长达 9 年，SLE 未经正规治疗，在出现发热、头痛等症状时伴随有 SLE 指标的活动（低补体、白细胞减低、关节肿痛），首先考虑 NPSLE 是合理且符合临床思维的。但大多数 NPSLE 常出现于 SLE 早期阶段如病程前二三年，且当出现明显的低糖、蛋白增高、白细胞增多等 CSF 异常表现时应高度警惕 CNS 感染的可能，且需要知道的是 SLE 合并 CNS 感染有约 40% 的患者病原学检查阴性。我科对 20 余年来在我院住院的 SLE 合并 CNS 感染的 95 例患者进行了回顾性分析，并与 SLE 合并 NPSLE 患者进行病例-对照分析，发现用包含 8 条目的简表［包含病程≥12 个月、发热、高颅压、CSF 中 WBC 增高，CSF 中中性粒细胞比例增高、CSF 蛋白增高（≥0.905g/L）、CSF 糖降低（≤2.2mol/L）、无低补体血症］可有助于初步鉴别 NPSLE 和 SLE 合并 CNS 感染，该例患者应用该简表评估可归于 CNS 感染高危人群，虽然前两次病原学检查阴性，仍应高度怀疑感染。幸运的是，主管医师锲而不舍的查找病原学，坚持进行了第 3 次病原学检查，并最终找到了感染的罪魁祸首。这告诉我们实验室指标永远不应该成为制约临床思维的网，因为无论是多么周密的实验室检查也会有漏网之鱼，无论是多么先进的实验室检查也不能替代临床医师的大脑和思维。

（赵丽丹）

第8例 乏力-水肿-头痛-复视

病例摘要

患者男性，39岁。因"乏力7年，下肢水肿1年，头痛、复视1个月"入北京协和医院风湿免疫科。患者7年前出现乏力，就诊当地医院，经查血红蛋白、血小板下降（具体不详），诊断为伊文（Evans）综合征，予泼尼松、人丙种球蛋白治疗好转。1年前腰痛、双下肢水肿，尿中泡沫增多，就诊于北京协和医院，血常规示 WBC、Hb 正常，PLT $56×10^9$/L；ALB 21g/L；24小时尿蛋白 9.86g；ANA 均质型 1∶1280 阳性，抗双链 DNA 抗体、Coomb 试验阳性；诊断为系统性红斑狼疮（SLE）、狼疮肾炎（LN）、肾病综合征（NS），予泼尼松 60mg/d 口服及环磷酰胺每个月 1.0g 静脉滴注治疗，尿蛋白下降不满意，加用硫唑嘌呤 200mg/d 口服，尿蛋白仍未消失。1个月前头痛、恶心、喷射性呕吐，伴左眼视力下降、复视、左眼睑肿胀及听力下降、耳鸣，无意识丧失、癫痫等。眼科检查示左眼外展神经麻痹、视盘水肿、视网膜出血、结膜炎。为进一步诊治入院。既往史、个人史、婚育史、家族史无殊。体格检查：T 36.6℃，HR 90次/分，RR 20次/分，BP 150/104mmHg。左眼睑肿胀，左眼外展受限，其余各向运动及右眼运动正常，双眼视物略模糊，无视野缺损，心肺腹查体正常，双下肢可凹性水肿。颈软，脑膜刺激征阴性，病理征未引出。实验室检查：血常规：WBC

$6.30 \times 10^9/L$，Hb 119g/L，PLT $12 \times 10^9/L$。血生化：ALT 39U/L，AST 18U/L，ALB 30g/L，Cr 90μmol/L。尿常规：Pro>3.0g/L，BLD $2 \times 10^{-4}/L$，异型 100%，可见管型。24 小时尿蛋白 5.40g。hsCRP 1.49mg/L，ESR 27mm/1h。凝血：PT 10.8 秒，APTT 21.7 秒，Fbg 3.19g/L，D-dimer 13.13mg/L，INR 0.93，同型半胱氨酸 10μmol/L。ANA 均质型 1:80 阳性，抗双链 DNA 抗体 0.1U/L，补体 C3 0.709g/L，补体 C4 0.182g/L。APL 阴性。骨髓涂片：增生活跃，粒、红系未见异常，巨核细胞不少。骨髓活检：造血组织稍减少，比例大致正常，巨核可见。腰椎穿刺：脑脊液压力>330mmH$_2$O，脑脊液常规、生化及细胞学均正常，细菌、真菌、病毒等病原学检查阴性。头颅磁共振静脉血管成像（MRV）：左侧颈内静脉、双侧乙状窦、双侧横窦、窦汇、直窦及上矢状窦未显影，血栓形成可能性大（图1）。

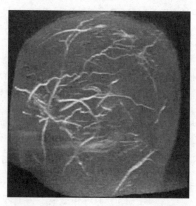

图1　治疗前 MRV：双侧乙状窦、双侧横窦、窦汇、直窦及上矢状窦大部分未显影，血栓形成可能性大

该患者诊断为 SLE、LN、NS、神经精神狼疮（NPLE）、颅内静脉窦血栓形成（CVST）、脑神经受累，予甲泼尼龙 1g/d 静脉滴注冲击治疗 3 天，改为甲泼尼龙 80mg/d 静脉滴注，同时 CTX 0.4g/w 静脉滴注、他克莫司 2mg/d 口服治疗。针对 CVST，在血小板恢复至 20×10⁹/L 后予低分子肝素（依诺肝素钠注射液 6000U，1~2 次/天）皮下注射治疗；同时予甘露醇、甘油果糖脱水降颅压，并每周 1 次鞘内注射地塞米松钠 10mg 共 8 次。经 2 个月治疗，患者血小板恢复正常，24 小时尿蛋白降至 3.18g，抗双链 DNA 抗体、补体正常，脑脊液压力降至 230mmH₂O，头痛缓解，左眼外展功能、视力改善，复查 MRV 示上矢状窦血栓部分再通。激素改为泼尼松 60mg/d 口服，低分子肝素过度至华法林抗凝，病情平稳出院。定期随诊，激素规律减量，环磷酰胺静脉滴注 0.4g/w、他克莫司 2mg/d 口服，3 个月后 24 小时尿蛋白降至 0.35g，环磷酰胺减至 0.4g/2w。1 年后泼尼松减至 5mg/d，停用环磷酰胺、他克莫司，以来氟米特 20mg/d 维持缓解，病情稳定，头部 MRV 可见直窦、下矢状窦再通显影，上矢状窦、右侧横窦、乙状窦部分再通（图 2）。

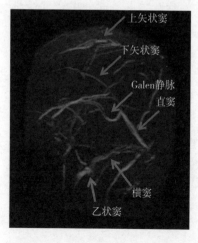

图 2　治疗后 MRV：直窦、下矢状窦再通显影，上矢状窦、右侧横窦、乙状窦部分再通

分析与讨论

本例将从 Evans 起病发展至 SLE、重症难治型 SLE 的识别和治疗、SLE 合并 CVST 的特点分析和治疗策略等方面进行相关讨论。

患者为青年男性，慢性病程，多系统受累：①血液系统：贫血和血小板减低起病，Coomb 试验阳性，初期诊为 Evans 综合征。②肾脏：双下肢水肿，尿中泡沫增加，检查示大量蛋白尿、肾小球性血尿及管型尿，24 小时尿蛋白>3g，血清白蛋白<30g/L，符合 NS。③中枢神经系统：头痛、喷射性呕吐、复视、视力下降，脑脊液压力升高，D-二聚体升高，MRV 提示 CVST。结合补体下降，抗核抗体、抗双链 DNA 抗体阳性，SLE 诊断明确，合并 LN、NS、NPLE、CVST，狼疮活动度评分（SLEDAI）25 分。

血液学异常是 SLE 常见及首发症状之一，部分患者可在典型 SLE 症状多年前出现。本例即以 Evans 综合征起病，发生在肾脏病变、自身抗体出现前 6 年。Evans 综合征是特发性 PLT 减少性紫癜和自身免疫性溶血性贫血先后或同时发生的一种自身免疫性疾病，SLE 中发生率约为 3%。由于疾病早期仅有血液系统损害，不易引起重视，容易造成病情延误。

该患者诊为 SLE、LN 后，按美国风湿病联盟（ACR）推荐给予大剂量糖皮质激素及 CTX 每个月 1.0g 规范治疗，未达到缓解，加用硫唑嘌呤 200mg/d 联合治疗，尿蛋白恢复仍不满意。男性 SLE 疾病难治程度常较高，预后差，不易达到完全缓解。

患者肾脏病变未完全缓解，新发头痛、喷射性呕吐、复视、左眼外展运动障碍等中枢神经系统症状。疾病活动度高、病情控制欠佳的 SLE 患者出现中枢神经系统症状最常见原因为 NPLE；同时，LN、NS 患者也存在高凝倾向，可能出现颅内血栓病变。另外，患者长期接受激素及免疫抑制剂治疗，处于免疫低下状态，需除外中枢神经系统感染。经腰穿脑脊液检查，压力>330mmH$_2$O，常规、生化正常，细菌、真菌、病毒等多种病原学筛查阴性，除外中枢神经系统感染。而该患者病情长期未缓解，本次入院 SLEDAI 评分较高，病情活动，高度怀疑 NPLE。最终通过 MRV 明确了 CVST 是患者新发中枢神经系统症状的原因。

CVST 是一种罕见的脑血管疾病，约占脑卒中的 0.5%。所有造成高凝倾向的状态或疾病均可导致 CVST，如妊娠、口服避孕药、自身免疫性疾病（包括 SLE、贝赫切特综合征等）、恶性肿瘤、凝血因子异常、高同型半胱氨酸血症等。本例 CVST 未检出其他高凝倾向病因，主要考虑为 SLE 及 LN/NS 所致。研究表明，SLE 患者 CVST 发病率为 0.11%~0.29%，可能与血管炎内皮细胞损伤、抗磷脂抗体、LN/NS 等有关。CVST 临床缺乏特异性，主要表现为颅内压增高，如头痛、恶心、喷射性呕吐、视盘水肿等。本例除颅高压外，还出现眼睑肿胀、眼球运动障碍、复视等外展神经受累表现，其原因为血栓形成范围广泛。据报道 SLE 合并 CVST 多有两处以上静脉窦受累。MRV 是诊断 CVST 最有效的影像学手段，可直接显示窦内血流信号缺失，本例最终即通过 MRV 确诊。

CVST 治疗包括控制原发病及抗凝。SLE 合并 CVST 多发生在 SLE 活动期，需积极治疗。原发病给予甲泼尼龙冲击、环磷酰胺和他克莫司联合。抗凝是 CVST 治疗的重要环节，规范抗凝可使多数患者静脉窦再通。但由于本例重度血小板减低，存在高出血风险，是限制抗凝的关键问题。静脉血栓合并血小板减低的低分子肝素抗凝方案目前尚存争议，推荐意见为血小板<20×10^9/L时不抗凝，（$20\sim50$）$\times10^9$/L可谨慎半量（100U/kg）抗凝，出血风险无明显升高。此外，CVST高颅压导致脑疝风险升高，脱水降颅压及地塞米松鞘内治疗可改善颅内炎症反应、降低颅内压。经过长期艰难治疗，患者终于达到了肾脏完全缓解和CVST再通。

　　该例病程复杂迁延。以血液系统损害起病，相继出现NS和广泛CVST，最终确诊为SLE。本例诊治经过提示，对于初发的免疫性血液系统损害，应注意抗体筛查和随诊观察，监测是否有结缔组织病背景或向结缔组织病发展。此外，CVST是SLE少见并发症，病程凶险，预后较差，且临床表现多样，需临床医师细致观察、认真查体，选择适当的影像学手段明确，以免漏诊和延误治疗时机。早期发现加以积极的原发病控制、抗凝治疗，可显著改善患者预后。

（于　航　王　立）

专家点评

　　本例是一个多系统受累、难治重症SLE病例。血液学异常为SLE常见的临床表现，但合并Evans综合征罕见，且临床往往以孤立血小板减少性紫癜和/或自身免疫性溶血性贫血为首发表现，自身抗体阴性或低效价，数年后方出现SLE典型的自身抗体或其他系统受累。提示对该类患者应定期对自身抗体和非血液系统进行监测。颅内静脉窦血栓形成亦SLE少见的并发症，为原发病、继发APS等多种因素诱发，与疾病活动相关，病情凶险、预后差，激素联合免疫机制及抗凝治疗是关键，SLE 患者包括血液系统的多系统受累，加剧了病情的复杂化，给治疗增加了难度，临床医师应在积极治疗原发病的基础上，权衡抗凝的风险和受益，并创造条件，血象改善后逐渐过渡到正规的抗凝治疗，以利于静脉窦再通，改善患者预后。

（郑文洁）

第9例　皮疹-肌无力-吞咽困难-皮下气肿

病例摘要

　　患者男性，48岁。因"皮肤红斑、破溃伴肌无力8个月，咽痛、吞咽困难4个月"入北京协和医院风湿免疫科。患者8个月前出现眶周、颜面、前胸、双肘关节伸侧红斑，部分破溃，伴四肢近端肌无力，上肢上举、下肢蹲起困难，伴双肩、双腕关节痛，无肿胀、晨僵。当地医院查肌酸激酶（CK）升高（数值不详），肌电图示肌源性损害，诊为"皮肌炎"，予泼尼松 40mg/d 治疗后症状好转。4个月前泼尼松减量至 10mg/d，皮疹加重，出现咽痛、声嘶并逐渐加重至吞咽困难，1个月前进展至无法进食、饮水，伴发热（体温38℃），咳嗽、咳少量白痰，就诊于北京协和医院急诊，行喉镜检查：鼻咽、口咽后壁、声带脓苔、白膜（图1A）。留置胃管未成功，疑有食管梗阻。为进一步诊治入院。起病后体重下降 20kg。既往、个人、婚育、家族史无特殊。入院体格检查：T 36.5℃，HR 90 次/分，RR 18 次/分，BP 95/60mmHg。营养较差，体型偏瘦，颜面、颈部、胸前 V 区暗红色斑丘疹，头皮脱屑。多个手指指端溃疡、坏死，左手背及左侧肘关节可见新鲜破溃，创面较深，黄色脓苔，右肩部、右肘关节、右手多个近端指间关节、掌指关节、左臀部、双足跟及踇趾近端趾间关节伸面多处斑丘疹、溃疡、结痂。咽后壁深大溃疡，附黄白色脓苔。

颈部、右胸部皮肤握雪感。双下肺闻及少量湿啰音。心、腹（-）。双下肢无水肿。双上肢近端肌力Ⅳ级，双下肢近端肌力Ⅴ⁻级。实验室检查：血常规：WBC 5.45×10⁹/L，Hb 111g/L，PLT 143×10⁹/L。血生化：ALT 59U/L，AST 34U/L，ALB 22g/L，Cr 62μmol/L，Urea 12.25mmol/L；CK 13U/L，LDH 293U/L。hsCRP 21.49mg/L；ESR 77mm/1h；免疫球蛋白、补体、RF 正常；ANA、抗 ENA、APL、肌炎抗体谱阴性。肿瘤筛查：CA125 稍高，余正常。全身骨扫描、腹部 CT 正常。胸部 CT（图1B）：双肺间质病变，左肺尖肺大疱，胸膜增厚，右侧胸部皮下、纵隔气肿。心脏超声：左心室顺应性减低，微量心包积液。咽部溃疡活检病理示：急慢性炎，可见炎性渗出坏死及真菌菌丝。六胺银染色（+）。上消化道造影：喉咽部瘘，皮下、纵隔显影（图2），食管下段可疑狭窄。皮肤破溃处拭子培养：甲氧西林敏感金黄色葡萄球菌。

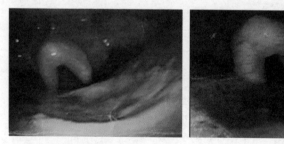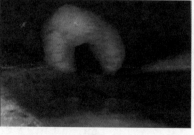

图1　皮肌炎患者治疗前后咽部情况：A. 可见溃疡、脓苔；B. 治疗后咽部溃疡愈合，脓苔消失

　　诊断：皮肌炎，肺间质病变，咽部穿孔，咽喉真菌感染，皮下、纵隔气肿。

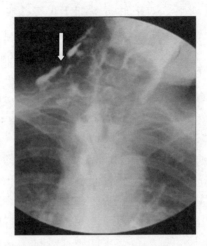

图2　治疗前消化道造影：造影剂颈部皮下显影

　　予甲泼尼龙 40mg/d 静脉输液治疗，静脉注射环磷酰胺（CTX）0.4g/w 治疗，同时给予两性霉素 B、头孢美唑（先锋美他醇）等抗感染治疗。CT 引导下置入空肠营养管行肠内营养支持，局部皮肤破溃伤口每日换药。经近 3 个月的治疗，患者体温正常，颈部、右前胸皮下握雪感消失，咽部、声带溃疡融合、变浅（图3A），声带运动恢复，皮肤红斑、破溃变浅，四肢肌力好转，复查 ESR、hsCRP 大致正常，胸部 CT 肺间质病变好转，皮下、纵隔气肿消失（图3B），一般情况改善，拔除空肠营养管，恢复自主饮食，激素改为泼尼松 50mg/d 口服出院。出院后激素规律减量，继续使用 CTX 静脉注射 0.4~0.6g/2w。目前随诊 1 年余，患者病情稳定，泼尼松已减至 5mg/d，CTX 50mg 隔日 1 次口服，皮肤破溃已痊愈，肌力恢复正常。

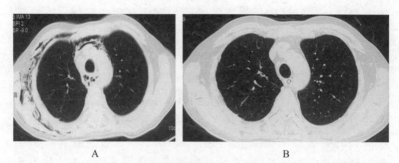

图 3 皮肌炎患者治疗前后胸部 CT 情况：A. 治疗前示皮下、纵隔气肿；
　　　B. 治疗后皮下、纵隔气肿消失

分析与讨论

　　皮肌炎的病理基础为血管炎，即肌纤维营养血管的非化脓性炎症，导致肌纤维缺血坏死，其特异性肌肉病理改变为"束周萎缩"；其皮肤表现也因皮肤血管炎所致。本例为中年男性，慢性病程，病初主要表现为：①皮肤：眶周、颜面、胸前区红斑，双肘、多个掌指关节等多处关节伸侧红斑、破溃，创面深大，手指指端缺血、溃疡；②肌肉：四肢近端肌力下降，CK 升高，肌电图示肌源性损害。③全身症状：发热，体重下降。由于患者皮肤表现特点典型，出现"向阳疹""V 字征""Gottron 征"，同时有四肢近端肌肉受累，诊断皮肌炎明确。皮肌炎是结缔组织病中疗效较差、恢复较慢的疾病，多需激素足量 [1~2mg/（kg·d）]、足疗程（6~8 周）并联合免疫抑制剂治疗。

患者经初期糖皮质激素的治疗，病情有短暂好转；在激素减量过程中再次出现皮肤和肌肉病变加重，并先后新出现了咽痛、吞咽困难；咳嗽、咳痰、皮下积气等情况。

皮肌炎患者咽痛、吞咽困难最常见的原因为颈部深层司吞咽的肌群受累，此时为防止呛咳诱发吸入性肺炎，常需禁食、留置胃管肠内营养支持；其次，部分皮肌炎患者可出现由血管炎导致的咽喉部黏膜糜烂、溃疡、白斑、假膜性炎症，类似于咽喉部的"Gottron征"；再次，皮肌炎常伴发恶性肿瘤，原发于咽喉部的肿瘤可引起咽痛、吞咽困难；最后，糖皮质激素和/或免疫抑制剂治疗在维持患者免疫低下状态的同时，会使继发感染概率明显升高，咽喉部的感染也需考虑在内。该患者咽喉部检查见到深大、苔厚的溃疡，结合患者前期治疗疗效欠佳，体重下降明显，最先需要除外的是恶性肿瘤，因此医生多次与耳鼻喉科沟通，反复在局部进行活组织病理检查、病原学培养等，但并未找到恶性肿瘤的痕迹，却获得了真菌感染的可靠证据，且抗真菌治疗有效，同时结合患者全身皮肤血管炎严重，推测可能咽喉部黏膜也是血管炎活动的受害者，最终明确患者咽痛、吞咽困难的原因是在咽喉部黏膜破坏的基础上合并了侵袭性真菌感染。

患者有咳嗽、咳痰及皮下积气，胸部影像学示肺间质病变、纵隔气肿。皮肌炎的肺间质病变发生率高，尤其在无（或轻）肌病的皮肌炎患者，肺间质病变病情重，进展快，严重影响患者生存率。纵隔气肿是皮肌炎较罕见的并发症，好发于有肺间质病变的皮肌炎患者，发生率0.9%~8.3%，气体可由纵隔蔓延至皮下组织形成皮下气肿。纵隔气肿发病机制不明，可能与血管炎所致的气管或肺泡壁破坏有关，也可能与肺间质病变有关。有研究认为，糖皮质激素治疗使组织脆弱、肺部感染破坏黏膜屏障，也是纵隔气肿发生的诱因。纵隔气肿的出现常是疾病活动的提示，也是预后不良的危险因素，病死率高。积极治疗原发病，尤其是环孢素等免疫抑制剂的应用，可显著改善患者预后。

分析该患者皮下、纵隔气肿的原因，本例肺间质病变相对较轻，而皮肌炎出现纵隔气肿一般情况下肺部间质病变严重；患者皮肤表现突出，提示血管炎程度较重，故考虑气肿的发生可能与血管炎有关。血管炎严重是原发病活动的提示，需加强糖皮质激素和免疫抑制剂的治疗。

患者吞咽困难，虽考虑咽喉部病变为主要原因，但患者曾有留置胃管失败史，为进一步明确是否有消化道梗阻，为患者行消化道造影检查。检查中却有惊奇地发现：吞钡后，造影剂出现在患者皮下，说明患者咽部与皮下出现了贯通伤，推断原发病血管炎的损伤加之真菌较强的侵袭性，导致患者咽部穿孔，引起皮下气肿，并蔓延至纵隔形成纵隔气肿，这种情况在文献中也有报道。至此，本例纵隔、皮下气肿的原因已真相大白，咽部病变损伤是真正的元凶。而咽部损伤则归咎于：原发病的血管炎是始动因素，继发的侵袭性真菌感染则起了推波助澜、雪上加霜的作用。

由于患者既有原发病活动，又有难治性感染，治疗上存在相对的矛盾。临床中此种情形并不少见，此时通常需"多"管齐下，一方面积极治疗原发病，以糖皮质激素和环磷酰胺有力地阻断血管炎进展；另一方面规范合理的抗感染治疗，控制感染进一步蔓延；同时，建立肠内营养通路，加强营养支持，改善患者一般情况，为病情恢复提供坚实基础；另外，精心的护理、保证严格有效的皮肤换药、多科室通力合作促进局部愈合的治疗也起到了重要作用。不宜顾忌感染或创面无法愈合而撤掉应有的原发病治疗，否则无法从根本上获得病情的稳定和好转。

　　纵观本例整个病程，皮肌炎诊断明确，皮肤、黏膜血管炎较重，导致咽喉部黏膜损伤、屏障破坏，糖皮质激素和/或免疫抑制剂的使用使机会性感染乘虚而入，咽喉部侵袭性真菌感染加重了局部黏膜损伤，引发咽部严重的溃疡、穿孔，最终导致皮下、纵隔气肿。此种复杂病情下，既要给予积极的抗感染治疗，又要兼顾原发病的控制，还需保证营养支持的加强和局部护理的跟进。经过长期、艰难和耐心的治疗和护理，患者的病情终于得以稳定和好转，挽救了患者生命，也改善了患者长期生活质量。

（陈　华　王　立）

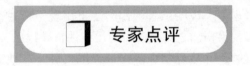

专家点评

　　皮肌炎的病理基础为血管炎，这是一个难治、重症皮肌炎的病例。临床主要表现为较重的皮肤、黏膜血管炎引发的咽喉部黏膜糜烂、溃疡，并继发侵袭性真菌感染。原发病和感染双重作用引起咽部与皮下出现了贯通伤，诱发皮下、纵隔气肿，使病情更加复杂化。临床分析环环相扣，治疗"多"管齐下，不仅控制了病情，挽救了患者生命，并改善了患者长期生活质量，体现了临床医师严谨的思维、缜密的逻辑和高超的医疗水平。这是一个难能可贵的好病例，对临床思维训练有指导意义。

（郑文洁）

过敏性鼻炎-嗜酸性粒细胞增
多-进行性少尿

病例摘要

　　患者男性，48岁。因"喷嚏、流涕2年，咳嗽1个月，尿中泡沫增多3周，胸痛2天"入北京协和医院急诊科。患者2年前开始在冷空气刺激后喷嚏、流清涕，离开刺激环境可缓解，当地医院诊为"过敏性鼻炎"，未经治疗。1个月前出现咳嗽、咳少量白色黏痰，伴乏力、纳差、低热，体温37.5～38℃；3周前出现腰痛，尿中泡沫增多，尿液呈茶色，尿量无显著变化；同时伴双手麻木。当地医院查血常规：WBC 20.8×10⁹/L，EOS占58.8%（12.3×10⁹/L），Hb、PLT、生化正常。胸部X线示肺纹理增多，诊为"支气管炎"给予头孢类抗生素治疗，症状无改善。2天前出现间断胸前区疼痛、胸闷，持续10分钟可缓解，同时出现尿量减少（入院前1天少于400ml）。就诊于北京协和医院急诊科，查血常规：WBC 15.3×10⁹/L，EOS 4.2×10⁹/L（27.5%），Hb 92g/L，PLT 208×10⁹/L；尿沉渣：Pro 1.0g/L，RBC 2×10⁸/L（200/μl），80%异形；血生化：ALB 21g/L，Cr 595μmol/L，Urea 22.9mmol/L，CK 129U/L（正常），CK-MB 2.0μg/L，CTnI 6.06μg/L。心电图：V₄₋₆导联ST段压低。为进一步诊治收入急诊综合病房。既往史：10年前患血吸虫病，治疗后已痊愈。个人史、婚育史、家族史无特殊。入院查体：T 37.5℃，HR 104次/分，RR 22次/分，BP 138/

91mmHg。全身无皮疹，浅表淋巴结未及肿大，外周关节无肿、压痛。双肺呼吸音清，右下肺呼吸音低，未闻及明显干湿性啰音。心律齐，未闻及杂音。腹软，无压痛，肠鸣音正常，双下肢轻度可凹性水肿。入院当日发现患者尿量继续减少（100ml），经扩容、利尿治疗无效，血 Cr 升至 739μmol/L，血 K 5.7mmol/L，NT-ProBNP 13659×10^3 pg/L，予床旁血液滤过、血液透析治疗。入院后其他实验室检查：hsCRP 60.1mg/L；ESR 96mm/1h；免疫球蛋白 IgG 11.7g/L，IgA 1.31g/L，IgM 0.5 g/L，IgE 1084kU/L；补体 C3 1.050g/L，C4 0.383g/L（↑）。RF 51.2×10^3U/L（↑）；ANA、抗 ENA、APL、抗肾小球基底膜抗体、肿瘤指标均正常。ANCA：核周型 1:160，PR3-ANCA 30×10^3RU/L，MPO-ANCA>200×10^3RU/L。24 小时尿蛋白定量 3.66g。便寄生虫阴性。血涂片、骨髓涂片示嗜酸性粒细胞增多。泌尿系超声检查：肾、输尿管膀胱未见明显异常。双肾动静脉未见明显异常。胸部 CT（图 1）：双肺尖、右肺中叶、双肺下叶淡片影；双侧胸膜增厚，双侧胸腔积液，双下肺膨胀不全。腹部 CT：脾大；左肾上腺饱满；前列腺饱满。心脏超声：主动脉瓣及二尖瓣瓣叶增厚，左室顺应性减低，微量心包积液。

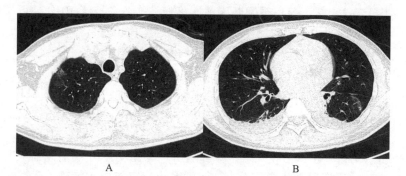

A B

图 1 治疗前 CT：A. 上肺斑片；B. 中下肺胸腔积液

FIP1L1-PDGFRA 融合基因阴性。肌电图：未见肌源性或神经源性损害。

诊断：嗜酸性肉芽肿性多血管炎（EGPA），急进性肾小球肾炎（RPGN），急性肾功能不全，急性冠脉综合征。

予甲泼尼龙 1000mg/d 冲击 3 天，隔日静脉给予环磷酰胺 0.2~0.4g 治疗，之后泼尼松 60mg/d 治疗，嗜酸性粒细胞降至正常，尿量恢复每日 2000~3000ml，血 Cr 降至 549μmol/L，血钾正常，脱离透析，复查心电图 ST 段回落，心肌酶恢复正常。胸部 CT（图 2）：胸腔积液明显吸收；原两下肺受压膨胀不全已复张；原片两肺尖、右肺中叶、两肺下叶索条淡片影较前明显好转。2 周后再次予甲泼尼龙 1000mg/d 冲击 3 天，环磷酰胺改为 100mg/d 口服，患者一般情况好转，血 Cr 逐渐降至 401μmol/L，ESR、hsCRP 降至大致正常出院。患者出院后继续服用泼尼松（逐渐减量）及复方环磷酰胺 100mg/d，随诊 1 年余病情稳定，目前泼尼松已减至 5mg/d、环磷酰胺 50mg 隔日 1 次口服，近期 Cr 244~273μmol/L，ANCA（-）。

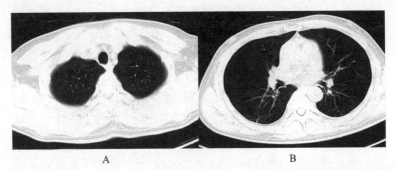

图 2　治疗后 CT：A. 上肺斑片消失；B. 中下肺胸腔积液消失

分析与讨论

本例患者中年男性，慢性病程，多系统受累：①上呼吸道：过敏性鼻炎病史 2 年；②全身症状：发热，抗感染无效，激素治疗有效；③肺部：咳嗽、咳痰，双下肺索条影；④肾脏：蛋白尿、血尿，尿量减少，Cr 升高，呈 RPGN 表现；⑤心脏：胸痛，心电图示 ST 段压低，心肌酶升高，心脏超声示左室顺应性减低，心包积液；⑥血液系统：嗜酸性粒细胞显著升高，绝对值>1.5 占白细胞总量>10%，贫血；⑦其他：双手麻木，可疑周围神经病变，但肌电图提示无明确神经源性损害。

该患者虽有多系统受累，临床表现复杂，但其最突出的两大临床特点为嗜酸性粒细胞增多和 RPGN。嗜酸性粒细胞增多的鉴别诊断包括：过敏性疾病、寄生虫感染、恶性肿瘤及血液科疾病、特发性嗜酸性粒细胞增多症（HES）、自身免疫病（EGPA、结节性多动脉炎等）、免疫缺陷性疾病、移植后排异后反应及肾上腺皮质功能减退等。住院期间对患者进行了寄生虫、骨髓涂片、肿瘤筛查、抗核抗体等检查，未找到相关嗜酸性粒细胞增多的原因。其中主要需要鉴别的 HES 也会有多脏器受累，且受累脏器也以嗜酸性粒细胞浸润为特点，但缺少血管炎表现，常有 FIP1L1-PDGFRA 融合基因阳性，对糖皮质激素治疗反应较差。该患者入院后治疗前的嗜酸性粒细胞为 $4.2×10^9/L$，使用糖皮质激素后短时间内即降至正常，且 FIP1L1-PDGFRA 融合基因阴性，不支持 HES 诊断。

出现 RPGN 的疾病相对较少，临床以血尿、少尿、血肌酐升高为主要表现，病因主要包括三大类：免疫复合物介导（如系统性红斑狼疮、链球菌感染后肾小球肾炎、过敏性紫癜等）、抗体介导（Good-pasture 综合征等）和寡免疫复合物沉积（ANCA 相关性血管炎等）。结合进一步的实验室检查如炎症指标（ESR、hsCRP 等）升高，感染、肿瘤筛查阴性，抗核抗体、抗可提取核抗原抗体、抗肾小球基底膜等抗体阴性，ANCA 阳性，以 MPO-ANCA 为主，PR3-ANCA 也有阳性等证据，考虑 ANCA 相关性血管炎（AAV），再与之前的嗜酸性粒细胞增多、多系统受累等临床表现寻找交集，最终诊断 EGPA。

变应性肉芽肿性血管炎（Churg-strauss 综合征，CSS），在 2012 年 Chapel Hill 会议上正式更名为 EGPA，与肉芽肿性多血管炎（GPA，之前名为 WG）、显微镜下多血管炎（MPA）等共同归属为 AAV 范畴。更名的主要目的在于以疾病基本病理特点取代之前的人名命名，更容易让医师从名称上理解疾病的内涵；同时从命名上达到疾病类别的统一（EGPA、GPA 和 MPA）。EGPA 主要累及中、小血管，病理特征包括嗜酸性粒细胞浸润、血管外肉芽肿形成和坏死性血管炎，其临床进程多呈"三部曲"：①前驱期：哮喘或过敏性鼻炎等过敏表现；②嗜酸性粒细胞浸润期：嗜酸性粒细胞性肺炎、胃肠炎、心肌炎等；③血管炎期：皮肤、周围神经和肾脏等部位的血管炎。从哮喘到系统性血管炎一般需要 3~7 年时间（2 个月~30 年），但并非所有 EGPA 患者都有上述三个阶段。

本例有过敏性鼻炎病史 2 年，近 1 个月有发热、咳嗽、咳痰病史，发现嗜酸粒细胞增多，胸部影像学见肺野多处淡片影；双侧胸腔积液。抗生素治疗无效，激素治疗 2 周后斑片影几乎完全吸收，胸腔积液消失。符合 EGPA 嗜酸性粒细胞浸润性肺炎非固定性、游走性特点。心脏受累发生率虽低于肺脏，却是预后不良重要因素。主要表现为心肌炎、心内膜炎或冠状动脉炎、心包炎，该患者有胸前区疼痛、心电图 ST 段变化、心肌酶升高，提示急性冠状动脉综合征，可能由嗜酸性粒细胞浸润性冠状动脉炎（如冠状动脉痉挛等）导致的心肌缺血坏死，同时有心包积液。但患者缺乏皮肤病变、明确的周围神经病变等EGPA常见表现。

该患者比较突出的是肾脏表现，起病急、进展快，以血尿为主，伴少量蛋白尿，同时出现血肌酐进行性升高，尿量减少，急性肾衰竭，虽未拿到病理结果，但符合RPGN的临床特点，推测病理结果可能是寡免疫复合物性新月体肾炎，其主要特点为新月体形成、肾小球内纤维素样坏死性血管炎、球性或节段性硬化，系膜细胞增生和系膜基质增多，毛细血管袢受压变窄、闭塞等。在ANCA相关性血管炎中，MPA、GPA及特发性坏死性新月体肾小球肾炎出现肾脏病变，尤其是RPGN的概率较高，而EGPA则较低。这可能与EGPA患者ANCA阳性率较低有关，文献报道，EGPA患者40%有ANCA的阳性。其中75%～90%为MPO-ANCA，ANCA阳性患者更易出现肾脏、周围神经系统受累及肺泡出血。尤其在肾脏方面，没有肾脏病变的EGPA患者ANCA阳性率为25%，而有任何肾脏疾病的EGPA患者ANCA阳性率升至75%，有明确坏死性肾小球肾炎的EGPA患者ANCA阳性率甚至可高达100%。

EGPA的治疗强度取决于预后不良因素如五因子积分（FFS）或脏器受累程度，有胃肠道、心脏、肾脏等重要脏器受累且病变较重者，推荐大剂量甚至冲击剂量糖皮质激素治疗，同时合用环磷酰胺、硫唑嘌呤等免疫抑制剂；对轻症患者可单用糖皮质激素治疗。血浆置换、利妥昔单抗对于重症患者如肺泡出血、RPGN及难治型患者可能有效。

纵观诊疗全过程，本例难点在于临床表现复杂，系统受累多而重，病情进展快，不容许有犹豫和耽搁的时间。而患者的嗜酸性粒细胞增多虽特点鲜明，但需要鉴别和筛查的疾病多，不易很快得出诊断；需同时抓住 RPGN 这一重要主线，重点排查相关疾病，完善 ANCA 等自身抗体，迅速得出准确诊断，及时给予治疗，最终使患者生命得以挽救是本例亮点。病变初期，针对 RPGN 急性肾衰竭的替代治疗为进一步明确诊断赢得了时间。而诊断确立后，积极的 2 次糖皮质激素冲击及环磷酰胺治疗强有力控制了病情进展，部分恢复和保护了患者肾脏功能，使之成功脱离替代治疗，为患者生活质量的提高奠定了基础。

（王　立）

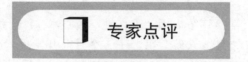

专家点评

　　本例患者病情凶险，疾病进展快，多个重要脏器受累，早期识别原因，明确诊断从而积极对因治疗，对于患者的预后起到至关重要的作用。这个病例回过头看是一个比较典型的 EGPA，累及心脏、肾脏和肺，但该病属少见病，很多临床医师对其不甚认识，并且起病时由于出现突出的嗜酸性粒细胞增多，呼吸系统、肾脏、心脏等受累，很少就诊于风湿免疫科，容易漏诊。这个病例提示我们，对于多系统受累的患者要想到自身免疫性疾病的可能，多科协作非常重要！

（徐　东）

第 11 例　发作性低血糖-水肿-腹泻

病例摘要

患者女性，37 岁。因"发作性空腹心悸，月经紊乱、痤疮、皮肤干燥 7 个月"入院。患者于 7 个月前开始反复出现晨起空腹心悸、多汗、乏力，无头痛、意识障碍，平卧及少量进食后好转，每月发作 2~3 次。同时月经周期延长，经量减少，面部出现多发痤疮，毳毛增多，伴畏寒、皮肤干燥粗糙。4 个月前晨起突发神志不清、呼之不应，伴大汗、手抖，持续不能缓解。就诊外院，查 HR 78 次/分、BP 120/80mmHg，BG（血糖）0.8mmol/L，静注葡萄糖治疗后神志恢复正常，复查 BG 15.9mmol/L，ALB 25.5g/L。此后仍反复发作心悸、多汗，发作时查 BG 约 2.2mmol/L，口服葡萄糖后好转，睡前加餐能减少发作。近 1 月余患者症状发作较前频繁，每周 3~4 次，同时出现双下肢中度可凹性水肿、腹胀，伴频繁恶心、呕吐胃内容物。当地医院查尿 BLD（+），尿 PRO（++）；血 Alb 7~10.9g/L；甲状腺功能：FT_3、FT_4 正常，TSH 0.008μU/ml，TPO-Ab ＞ 600U/ml；血促肾上腺皮质激素（ACTH）和血皮质醇水平正常。性激素筛查：黄体生成素（LH）升高，促卵泡成熟激素（FSH）、雌二醇、催乳素、孕酮降低。妇科 BUS：右侧卵巢多囊改变。胸腹部 CT：双侧胸腔及腹水，腹壁皮下软组织水肿。考虑"垂体功能减退、低血糖症"，予泼尼松 10mg bid 治疗，症状无好转。为进一步诊治收入北京协和医院。患者自发病以来，无关节、骨痛、身高变矮等，精神、睡眠尚可，自觉反应力、记忆力下降，纳差（食量约为原来的1/4）。小便正常，近7个月每日稀水样黄便1~3次，近1周腹泻（7~8次/日），量大，偶伴腹痛，无发热、黏液脓血便、黑便等，体重下降约6kg。既往史无特殊，已婚已育，无不良孕产史。查体：全身皮肤干燥粗糙，较苍白、少光泽、少弹性，面部多发痤疮，毳毛增多，甲状腺Ⅲ度肿大。双乳对称Ⅴ期，乳晕变淡，无触发泌乳。双肺呼吸音清，未闻及干、湿啰音。心音正常，腹部膨隆，移动性浊音（+），双下肢中度可凹性水肿。眉毛稀疏，腋毛脱落，阴毛Ⅱ期。入院诊断：发作性低血糖查因。

　　诊疗经过：患者入院后仍反复发作低血糖昏迷，发作时BG 0.9~2.0mmol/L，C肽0.5ng/ml，血胰岛素10.35μU/ml，予静脉推注葡萄糖后症状可迅速缓解。血常规：WBC（1.77~3.81）×10^9/L，Hb 67~89g/L，PLT正常。尿BLD 80~200cells/μl，异常形态100%，24小时尿蛋白定量（24h UPro）9.19g。血ALB 8~9g/L，肝肾功能及心肌酶正常。内分泌相关激素检查结果大致同外院，胰岛素抗体及抗胰岛细胞抗体（-）。生长抑素受体显像：未见明显异常。垂体平扫+动态增强MRI：垂体左翼强化不均。炎症指标：ESR 85mm/1h；hsCRP 10.70mg/L；免疫球蛋白正常，C3 0.160g/L，C4 0.056g/L。免疫指标：ANA（+）S 1:1280，抗dsDNA（+）1:20/546U/ml，抗rRNP（++~+++）/双扩散法原倍阳性。抗RNP、抗Sm、抗SSA、SSB抗体（-）。Coomb试验：IgG（+），抗GBM抗体（-），ANCA（-），LA、抗β_2GP_1、ACL（-）。考虑患者系统性红斑狼疮（SLE）诊断明确，评估病情高度活动，予甲泼尼龙（MP）1000mg qd×3天静脉输液冲击治疗，之后序贯MP 80mg qd静脉输液，2周后过渡到口服大剂量激素。同时加用霉酚酸酯 1g bid 及羟氯喹 0.2g bid 治疗，继续加强支持治疗。患者未再发作低血糖，腹泻及水肿较前缓解。

最终诊断：SLE B 型胰岛素抵抗综合征，狼疮性肾炎，血液系统受累，蛋白丢失性肠病不除外

分析与讨论

病例特点：本例为青年女性，隐匿起病。表现为反复发作低血糖昏迷，同时有月经紊乱、皮肤干燥、毛发改变、慢性腹泻。病程后期出现严重低蛋白血症和水肿、胃肠道症状。

患者以反复发作严重低血糖昏迷为首发表现入住内分泌科病房，监测发作时 BG 0.9~2.0mmol/L，C 肽 0.5ng/ml，血胰岛素 10.35μU/ml。由于患者纳差、乏力、一般情况较差，低血糖发作时胰岛素>3μU/ml，考虑高胰岛素性低血糖症、胰腺神经内分泌肿瘤可能性大，尤其需考虑恶性神经内分泌肿瘤可能。此类肿瘤分化较差，可分泌多种激素，如促胃液素、VIP（血管活性肠肽，可引起水样泻、面部潮红）、生长抑素、胰高血糖素等，可引起腹泻、恶心等症状，与患者表现相符。需行奥曲肽显像及胰腺灌注 CT 甚至 PET-CT 辅助诊断；良性胰腺神经内分泌肿瘤如胰岛素瘤或胰岛细胞增生的患者一般情况佳，可因反复加餐致体重增加，与该患者情况不符，可能性不大。

患者另一个突出的临床表现是严重的低白蛋白血症，血ALB<10g/L，病因方面考虑：①摄入不足：患者近期食量明显下降，可能存在摄入不足；②肝功能受损，肝糖原合成不良：患者无肝脏基础病且肝酶正常，可能性不大；③消耗增加：发热、甲亢、恶性肿瘤等可因消耗过多引起白蛋白降低，患者恶

性肿瘤不除外，甲功 FT_3、FT_4、T_3、T_4 正常，肿瘤、发热因素可能存在；④丢失过多：如经肾、肠道、浆膜腔等丢失，患者存在肾脏丢失和腹泻，需进一步评估。综合上述低血糖和低白蛋白血症的特点，用一元论解释，需重点筛查恶性神经内分泌肿瘤和系统性疾病可能。

入院进一步评估发现患者为多系统受累：①内分泌：发作性低血糖，伴血胰岛素升高，性激素及促性腺激素水平降低；甲状腺肿伴 TSH 降低、TPO-Ab 升高；②血液：WBC、Hb 降低，Coomb 试验阳性；③肾脏：存在大量血尿和蛋白尿，并符合肾病综合征，血尿性质为肾小球来源；④胃肠道：持续腹泻、恶心、呕吐，间断腹痛，腹部 CT 未见异常，多次查便常规+OB、苏丹Ⅲ染色（-），但严重低蛋白血症与尿蛋白丢失不匹配，不除外蛋白丢失性肠病；⑤炎症指标异常：ESR、hsCRP 升高，补体降低；⑥免疫指标异常：ANA、抗 dsDNA、抗 rRNP 抗体阳性；⑦未发现神经内分泌肿瘤等恶性肿瘤证据。综合考虑，患者 SLE 诊断明确，有血液、肾脏、内分泌、消化系统受累。

以严重低血糖为主要表现的 SLE 非常罕见。查阅相关文献，考虑该患者不排除 SLE 合并 B 型胰岛素抵抗综合征。B 型胰岛素抵抗综合征是由胰岛素受体抗体引起，该抗体与胰岛素受体结合阻断胰岛素生物效应，同时增强胰岛素对外周靶器官的作用、靶器官对胰岛素敏感性下降、胰岛素受体表达下调。多数表现为高血糖，但是少数刺激性抗体可模拟胰岛素作用引起低血糖。该综合征多出现在糖尿病、慢性淋巴细胞性甲状腺炎、系统性硬化症、SLE 等患者中。1986 年报道了全球第一例以低血糖昏迷起病的 SLE，至 2008 年全球共报道 11 例 SLE 合并 B 型胰岛素抵抗综合征。该患者 SLE 诊断明确，低血糖症没有明确神经内分泌肿瘤等证据，同时伴有血 C 肽和胰岛素水平升高，胰岛素抗体及抗胰岛细胞抗体（-），可以用该综合征解释，考虑 B 型胰岛素抵抗综合征不除外，需检测胰岛素受体抗体明确诊断。这类患者经积极的原发病治疗，抑制自身抗体活性，能减少自身抗体与胰岛素受体的结合，最终回归正常的胰岛素作用。遗憾的是我院没有相应的抗体检测，患者未行胰岛素受体抗体检测。但通过积极的原发病治疗，患者症状和实验室检查均明显好转，随访未再发作低血糖，也从侧面证实了患者的诊断。

（吴婵媛　周佳鑫）

专家点评

该患者为多系统受累：血 WBC、Hb 降低、Coomb 试验阳性；大量血尿和蛋白尿，符合肾病综合征，血尿性质为肾小球来源；持续腹泻、恶心、呕吐，间断腹痛，严重低蛋白血症，不除外蛋白丢失性肠病；发作性低血糖；补体降低，ANA、抗 dsDNA、抗 rRNP 抗体阳性。综上，患者系统性红斑狼疮诊断明确，有血液、肾脏、内分泌、消化系统受累。以严重低血糖为主要表现的系统性红斑狼疮非常罕见。1986 年报道了全球第一例以低血糖昏迷起病的 SLE，至 2008 年共报道 11 例 SLE 合并 B 型胰岛素抵抗综合征。该患者 SLE 诊断明确，低血糖症，伴有血 C 肽和胰岛素水平升高，胰岛素抗体及抗胰岛细胞抗体（-），无明确神经内分泌肿瘤等证据，可以诊断 SLE 合并 B 型胰岛素抵抗综合征。在临床工作中，对于不易解释的罕见表现，可以通过查阅文献协助我们诊断与治疗。

（费允云）

第 12 例　下肢肿-腹痛、皮肤变黑-耳郭红肿

病例摘要

　　患者男性，27 岁。因"下肢肿痛 3 年、腹痛半年、耳郭红肿 1 个月"入院。患者 3 年前无诱因突发左下肢肿痛，小腿为著，无其他不适。就诊外院，查：血常规：PLT 53×10^9/L，WBC、Hb 正常；尿常规：RBC、WBC、蛋白（-），葡萄糖（++）；肝肾功能未见异常，血糖 5.08mmol/L；下肢静脉彩超：左腘、胫后、腓静脉新发血栓；CTPA：右下肺基底段肺栓塞。予低分子肝素后过渡至华法林抗凝，未监测 PLT、INR，3 个月后停用。半年前患者无诱因出现持续性全腹隐痛，无恶心、呕吐、腹痛、腹泻。外院查：血常规：PLT 28×10^9/L，WBC、Hb 正常；尿常规：葡萄糖（+++），RBC、WBC、蛋白、酮体（-）；大便常规及潜血（-）；HbA1c 5.7%；血生化：Na^+ 124mmol/L，K^+ 5.0mmol/L，Glu 6mmol/L；心脏三项：cTnI 3.32ng/ml（↑），CK、CK-MB（-）；NT-proBNP：2067pg/ml；ECG（-）；心脏彩超：EF 50%，左心室壁运动功能轻度减低；CMV-DNA、EBV-DNA（-）；下肢静脉彩超：右股静脉血栓形成，左侧股浅静脉、腘静脉陈旧性血栓，部分再通。外院考虑病毒性心肌炎，予抗病毒、营养心肌、IVIG 12.5g qd ×3 天，复查 PLT 225×10^9/L，cTnI 回落。予低分子肝素后过渡至长期华法林抗凝，仍未监测 INR。1 个月后腹痛缓解，饮食恢复，积极补

钠，多次监测 Na$^+$ 118~128mmol/L。2015 年 10 月无诱因出现下腹隐痛，伴发热，Tmax 38.8℃，伴尿频、尿急、肉眼血尿，停用华法林。外院查：血常规：WBC 14.23×10^9/L，Hb 99g/L，PLT 43×10^9/L；尿常规：WBC、尿糖（+++），RBC 满视野/HP；血生化：Na$^+$ 122mmol/L；K$^+$ 5.2mmol/L，Glu 6.3mmol/L；心脏三项：cTnI 1.1ng/ml（↑）；ESR 92mm/1h；双下肢静脉彩超：双股总静脉新发血栓形成，双肾静脉未见血栓形成；立位腹平片：腹部弥漫性肠管积气，未见宽大气液平；腹盆增强 CT：肠系膜血管未见血栓征象，双肾盂肾盏、输尿管、膀胱壁明显增厚肿胀，黏膜明显强化，考虑炎性改变。诊断为泌尿系感染，予头孢类抗生素抗感染 1 周，腹痛、尿路刺激征缓解，体温正常。患者恢复华法林抗凝，未监测 INR。1 个月前患者突发双耳郭红肿疼痛，局部皮肤迅速变黑破溃，左耳为著，不累及耳垂（图 1）。就诊于我院门诊，查：PLT 13×10^9/L；ESR > 140mm/1h，hsCRP 119.48mg/L，铁蛋白 1539ng/ml；补体：C3 1.673g/L（↑），C4 正常，Ig 正常；PT 15.0 秒，Fbg 4.69g/L，APTT 104.2 秒；CK、CK-MB（-），cTnI 0.077μg/L，NT-proBNP 824pg/ml；免疫：ANA：（+）胞质型 1∶80，抗ENA、ANCA 三项：（-）；抗磷脂抗体：LA 3.26，抗 β$_2$GP$_1$：49RU/ml，ACL：28PLIgG-U/ml（↑）；炎症指标：ESR > 140mm/1h，hsCRP

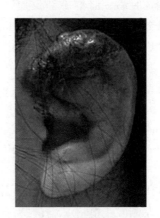

图 1　左耳红肿、坏疽

119.48mg/L；CTPA：双肺多发肺段动脉栓塞；ECG、ECHO、冠脉 CTA 无明显异常。门诊考虑抗磷脂综合征，予甲泼尼龙 80mg 静脉输液，每日一次。为进一步诊治收入我科病房。患者本人及家属均发现患者近半年皮肤明显变黑、口唇黏膜色素沉着（图 2），否认病程中光过敏、脱发、口眼干、猖獗龋齿、腮腺肿大、眼红、关节肿痛、雷诺现象、口腔外阴溃疡，否认针刺反应。近期患者精神欠佳，食欲差，二便正常，体重近半年下降 10kg。既往史无特殊。个人史：否认烟酒嗜好及毒物接触史。家族史：母亲患系统性红斑狼疮。入院查体：生命体征平稳，SpO_2 99%（自然状态）。全身皮肤黏膜色素沉着。浅表淋巴结未触及肿大。心肺腹无明显异常。双下肢不肿。

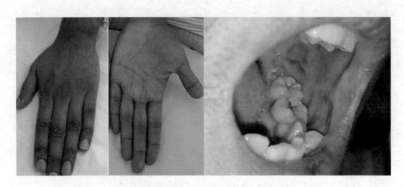

图 2 皮肤、黏膜色素沉着

诊治经过：入院后完善检查：血钙、磷、ALP 正常；CMV-DNA、EBV-DNA、细小病毒 B19-IgM 均（－）；RF（－）；CD55、CD59 均（－）；易栓症筛查：AT-Ⅲ、P-S、P-C、APC-R、HC 均正常；RPR 弱阳性；T. spot. TB（－）；1 型糖尿病相关自身抗体谱（－）；甲状腺自身抗体 A-TPO 71.32U/ml

（↑），A-Tg 340.80U/ml（↑）；免疫固定电泳（-）；肾小管功能：尿氨基酸定性：（+）；尿转铁蛋白：U-β_2MG、U-α_1MG（↑）；24hUP 0.27~0.31g；尿培养×2 次：（-）；泌尿系超声+残余尿：双肾皮质回声增强，皮髓分界清，左肾盂分离，宽0.7cm，排尿后膀胱残余尿量<5ml；腹部增强 CT+血管三维重建：双侧肾上腺纤细，腹部血管未见明确栓塞表现；头颅 MRI：未见明显异常。眼科会诊：Schirmir 左3mm、右4mm；泪膜破裂时间：双侧 6 秒，符合干眼症；口腔科会诊：唾液腺流率、腮腺造影均正常，因抗凝治疗未行唇腺活检。肾内科会诊：患者反复尿糖阳性，血糖不高，肾小管功能检查示多种小分子漏出，Fanconi 综合征诊断明确，不除外继发于结缔组织病可能。内分泌会诊：患者皮肤、口腔黏膜色素沉着，顽固低钠，半年来体重明显减轻，考虑原发性肾上腺皮质功能减退（Addison 综合征），无感染、肿瘤累及肾上腺证据，且不符合自身免疫性多内分泌腺综合征，继发于双肾上腺血栓可能性大。

考虑患者抗磷脂综合征（APS）诊断明确。患者虽有 ANA（+）及干眼症，但目前结缔组织病证据不足，诊断原发性 APS。患者存在短期内多处血栓形成、全身炎症指标及铁蛋白增高，灾难性抗磷脂综合征（catastrophic APS, CAPS）可能。患者有明确抗凝指征，但血小板严重减少，存在抗凝禁忌，需尽快提升血小板数量后加用抗凝治疗。入院后予甲泼尼龙 1g qd×3 天（序贯为口服甲泼尼龙 40mg qd），IVIG 20g qd×5 天，环磷酰胺0.4g qw。患者 PLT、心肌酶、血钠、炎症指标迅速恢复正常。PLT 升至>30×10^9/L 后予低分子肝素抗凝，之后过渡至华法林长期抗凝，监测 INR 目标 2~3。患者耳郭坏死逐渐缓解。患者好转出院，遵医嘱治疗，规律门诊随诊，病情稳定。

出院后 2 个月，患者进食冷蛋糕后出现恶心、呕吐，后出现右上腹持续性胀痛，伴发热，Tmax 39℃。此时激素已减至甲泼尼龙 22mg qd。外院查：ALT 91U/L，GGT 159U/L，TBil、DBil 正常，INR 3.0；腹部超声：胆囊大（9.1cm×4.2cm），胆囊壁厚（0.7cm）。外院考虑急性胆囊炎，予禁食水、胃肠减压、舒普深抗感染，次日患者体温正常，但右上腹胀痛持续存在。1 周后右腹痛加重，就诊我院，再次入院治疗。复查腹部超声：胆囊 7.9cm×3.4cm，壁 2.1cm，周围见液性渗出（4.3cm）。3 日后行腹盆增强 CT：右腹巨大液性密度影（20cm×11cm×9cm）（图 3）。介入科急会诊，行 CT 引导下经皮穿刺肝周囊性病变置管引流术，术后引流不畅，腹痛加重，再次出现低热。外科会诊：非结石性胆囊炎、胆囊破裂、胆汁瘤形成，有急诊手术指征。2016 年 3 月 21 日行急诊腹腔镜探查、开腹脓肿清创引流、胆囊切除术。术中见巨大脓肿从胆囊区域至回盲部，40cm×20cm×20cm，脓肿腔上壁为肝脏，下壁为横结肠壁，内侧壁为肝十二指肠韧带、大网膜，外侧壁为侧腹膜，未见明确胆囊壁。肝十二指肠韧带的浆膜层完全腐蚀，门静脉、肝动脉、胆总管完全裸露成为脓腔壁，横结肠肝曲浆膜层已腐蚀，黏膜

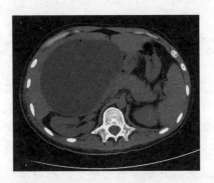

图 3　腹部 CT 见胆囊区巨大液性密度影

尚完整，无法修补，术中自脓腔共吸出黄褐色脓液 1300ml（图4）。患者术后恢复顺利，无出血、胆瘘、肠瘘、感染、血栓等并发症。考虑非结石性胆囊炎不除外胆囊动脉栓塞所致，术后加强抗栓治疗，加用阿司匹林 100mg qd，华法林 INR 目标提高至 3~4。患者逐渐好转，出院后定期随诊，病情平稳，复查LA、ACL、抗 $\beta_2 GP_1$ 抗体仍持续阳性。

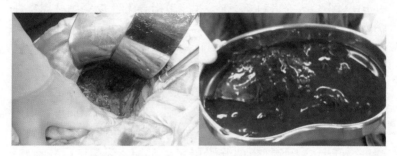

图 4　术中所见脓腔及脓液

分析与讨论

患者为青年男性，慢性病程，急性加重，其临床表现可以概括为：命运多舛，遭遇离奇。患者存在全身多系统受累，而贯穿病程始终的突出表现是静脉血栓：先不明原因反复出现下肢深静脉血栓、肺栓塞，应考虑易栓症。易栓症的常见特点可概括为 FURY（familial、unusual、recurrent、young），患者符合recurrent（复发）和 young（年轻）。结合患者在我院检查发现的 APTT 明显延长，LA、ACL、抗 β_2 糖蛋白 1 均阳性，APS 诊断明确。患者 PLT 减少且激素及 IVIG 治疗有效，亦符合 APS 相关的 ITP 表现。入院后也对患者进行了其他易栓因素的筛查，未发现凝血因子异常（蛋白 C、蛋白 S、抗凝血酶 Ⅲ、APC 抵抗）、高同型半胱氨酸血症、肿瘤、贝赫切特综合征、骨髓增殖性疾病、阵发性血红蛋白尿、高嗜酸细胞血症、血管炎、肾病综合征、肝硬化、药物因素等。对比 2006 年 APS 的悉尼分类标准，本患者入院时唯一尚不满足的是抗磷脂抗体持续（≥12周）阳性。但患者的临床及实验室检查典型，不应拘泥于疾病的分类标准。疾病的分类标准可作为临床诊断的参考，但不能替代医师的临床判断。患者出院随访中抗磷脂抗体仍阳性，也印证了入院时 APS 的诊断。

　　患者在泌尿系感染后病情加重，出现双耳郭缺血致皮肤坏死、心肌受累（cTnI、NT-proBNP 升高）、新发肺栓塞、PLT 严重减低、全身炎症指标明显升高。患者双耳郭红肿、耳垂不受累，应警惕复发性多软骨炎（RPC）。但患者无鼻部、眼、关节、前胸壁、气道受累等 RPC 其他表现，而局部皮肤缺血性坏死罕见于 RPC，因此 RPC 可能性小，仍考虑 APS 所致中小动脉血栓所致局部缺血可能性大。心肌酶升高，但无 CMV、EBV、细小病毒 B19 感染证据，而冠脉 CTA 正常，结合 2015 年 4 月患者一过性心脏受累，考虑反复病毒性心肌炎证据不足，APS 继发冠脉小血管血栓可能性大。患者短时间（1 个月内）、多发血栓栓塞（3 处，累及小血管）、全身炎症指标明显升高、铁蛋白明显升高，应高度警惕 CAPS。CAPS 是 APS 的一种罕见类型，仅占 APS 患者的不足 1%，60% 以上存在感染诱因，患者在短时间出现多发血栓栓塞导致脏器功能障碍以及全身炎症因子风暴，死亡率高达 30%~50%。目前公认的 CAPS 分类标准由 Asherson 等人在 2003 年提出，确诊 CAPS 需同时满足以下 4 条标准：

①3 个或以上脏器受累；②血栓事件同时或在 1 周之内出现；③组织学证实存在小血管栓塞；④抗磷脂抗体阳性。若只有 2 个脏器受累、或因抗凝而导致血栓事件在 1 个月内发生、或无组织学证据，而其他 3 项均满足时，考虑为 CAPS 可能性大。本患者满足 3 条标准，因此考虑 CAPS 可能性大。一旦诊断 CAPS，应积极治疗。本患者经抗感染、激素冲击、IVIG、抗凝、CTX 的治疗，病情确实得到了控制。

患者除反复血栓外，还有一个突出的临床表现，甚至是首次接诊时最突出的表现——全身皮肤黏膜弥漫性色素沉着。弥漫性色素沉着可以见于多种疾病，包括内分泌疾病（慢性肾上腺皮质功能减退、黑棘皮病、甲亢、肢端肥大）、风湿病（系统性硬化症、皮肌炎、干燥综合征）、POEMS 综合征、Cronkhite-Canada 综合征、肝硬化、肾衰竭，使用抗肿瘤药、抗疟药、重金属等。但结合患者持续顽固性低钠、体重下降、无甲状腺功能及血糖异常、无其他疾病证据，诊断 Addison 病基本明确，但由于门诊已加用糖皮质激素治疗，基线血皮质醇及 ACTH 已无法测定。患者的 APS 诊断与 Addison 病似乎无相关性，但考虑到本患者为年轻人，临床诊断应尽量遵循一元论原则。考察 Addison 病的病因：感染（结核、真菌、HIV、CMV）、自身免疫性肾上腺炎（autoimmune polyendocrine syndrome Ⅱ型）、肿瘤（淋巴瘤、白血病浸润、实体瘤转移）、药物（氟康唑、利福平、苯妥英钠）、出血性梗死（败血症、APS）。我们发现，APS 的确是 Addison 病的一种少见的病因，机制是双侧肾上腺静脉血栓导致双肾上腺出血性梗死而后萎缩。检索文献，国际上报道 APS 继发 Addison 病者仅百余例。检索我院住院患者病例，继发 Addison 病者仅占 APS 患者的 0.8%。结合本患者病史，2015 年 4 月持续性腹痛后出现皮肤色素沉着、顽固性低钠和体重减轻，从时间上也符合肾上腺梗死导致 Addison 病。由

于目前尚无法检测肾上腺自身抗体，本患者尚无法完全除外自
身免疫性肾上腺炎的可能。但从一元论角度出发，APS 继发 Ad-
dison 病似乎能够更圆满的解释患者的病情。

　　本患者的第三个临床特点更容易被忽视，就是持续性尿糖
阳性而血糖正常。肾性糖尿往往是肾小管功能异常所致，为此
我们进行了肾小管功能的检查，发现患者尿中多种小分子漏
出，存在广泛的近端小管功能障碍，符合 Fanconi 综合征的诊
断。持续糖尿也正是这位男性患者出现严重泌尿系感染的原
因。无论是临床经验还是查阅文献，都没有告诉我们 Fanconi
综合征与 APS 或 Addison 病之间的相关性。但从一元论出发，
我们仍愿意寻找能够统摄这些表现的共同机制。Fanconi 综合
征的病因包括先天性和获得性，获得性又包括结缔组织病（最
常见的是干燥综合征，其次是 SLE）、重金属（铅、汞、镉）、
浆细胞病（多发骨髓瘤）。而 APS 的患者又常常存在结缔组织
病（继发性 APS）。因此，若本患者存在结缔组织病，特别是
干燥综合征，就可以成为是联结 Fanconi 综合征与 APS 的桥
梁。然而，本患者 ANA 仅为胞质型低效价阳性，抗 ENA、RF
均阴性，补体、免疫球蛋白正常，虽有眼干证据，但无口干
症，亦无口干、眼干症状，因抗凝而无法行唇腺活检，亦无肾
小球受累表现，因此干燥综合征或其他结缔组织病均证据不
足。但结合患者母亲患狼疮的家族史、年龄较轻即出现干眼
症、已出现抗磷脂及抗血小板的自身抗体，仍不除外患者存在
发展形成中的结缔组织病雏形（on the way），应在随诊中定期
监测。

　　本患者经过第一次住院，明确了诊断，积极治疗控制了病
情，也制定了长期治疗方案，本以为"尘埃落定"，谁知灾难
骤然再次降临。患者出院后 2 个月，因非结石性胆囊炎继发胆
汁瘤（biloma）危及生命。非结石性胆囊炎仅占急性胆囊炎病

例的 10%，常发生于老年及危重患者，多数存在严重基础疾病（如白细胞、HIV 感染、骨髓移植、烧伤、冠心病、心衰、肾衰、糖尿病、重大手术、败血症、血管炎等）。基础疾病导致胆汁郁积和缺血，进而形成胆囊壁的局部炎症反应，常继发感染，可发生穿孔。胆汁瘤是指胆汁漏出后经包裹形成的囊肿，多位于小网膜囊，因病因不同可分为外伤性、医源性和自发性胆汁瘤。相比于前两类，自发性胆汁瘤较少见。本患者胆汁瘤形成迅速、体积巨大，提示胆囊炎病情重、进展快。所幸的是，本患者经我院多学科通力协作，及时手术，其脱离了危险。本患者不存在非结石性胆囊炎的常见危险因素，从一元论出发，仍考虑 APS 继发胆囊血管栓塞导致胆囊炎可能性大，但因胆囊破坏严重，已无法在术中证实。患者在规律抗凝且 INR 达标情况下再次发生血栓事件，提示抗栓治疗力度不足，因此在术后将 INR 目标值提高，并加用了阿司匹林。当然，抗栓力度的加强也增加了出血的风险，需要的随诊中密切监测，及时调整治疗方案。

（吴　迪）

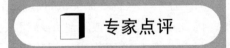

专家点评

本文给我们带来的抗磷脂综合征（APS）病例可谓病情曲折多变、诊治过程惊心动魄，是一例受累非常广泛而严重的 APS 患者。该例患者的诊治给我们以下启示：①重视 APS 患者的抗凝强度和时间问题：对于抗磷脂抗体持续阳性且有重要部位血栓的 APS 患者，需要抗凝的时限应该相对较长，否则血栓复发率高；②重视 APS 血栓的诱发因素：感染、手术、制动以及其他易栓因素均可成为患者再发血栓甚至发生灾难性 APS 的诱因，存在上述诱因时应高度警惕，及时监测并给予相应防治措施；③APS 以继发性为多，正如本文讨论中提到，该患者目前虽不能确诊为结缔组织病（CTD），但其家族史和低效价的抗核抗体提示极有可能发展为 CTD，需要随诊。

（张　文）

第13例 心悸-眼红-皮疹-发热

病例摘要

　　患者女性，19岁，因"心悸2年余，眼红1年余，皮疹8个月，发热1个月"入院。患者于2年前因"心悸"就诊于外院心内科，无发热、胸闷。查体：HR 120~150次/分。行EKG示非阵发性房室交界性心动过速，查cTnI、ECHO正常。未予明确诊断及特殊治疗，长期服用辅酶Q10，患者心律失常持续存在。1年前因"双眼红、痛、视力下降"就诊外院眼科，诊断为"双眼全葡萄膜炎"，予局部及口服激素有效，治疗1个月后，患者自行停药，眼部症状复发，视力逐渐下降。半年前，患者因双葡萄膜炎并发性白内障，行双眼晶体植入术。之后又无诱因出现双下肢近踝关节处浸润性皮疹（图1），多发，红斑直径6~8cm，不突出皮面，有皮温升高、压痛，无破溃，局部皮下组织增厚，无皮下结节感，固定不消退。就诊外院皮肤科，予局部外用激素，效果不佳。1个月前出现持续高热，Tmax 39℃；伴口腔频发多发阿弗他溃疡；伴鼻塞、间断鼻出血，出血量较大，需填塞止血；伴明显脱发。就诊外院，予多种抗生素及泼尼松30mg qd，均无效。为进一步诊治收入我科病房。患者否认病程中光敏、口眼干、关节肿痛、雷诺征、外阴溃疡，否认针刺反应。近期精神欠佳，食欲差，二便正常，体重明显下降5kg。既往史：3年前曾发热2个月，当时查EBV-DNA为

（+）；近两年起间断口腔溃疡，3~5 次/年，近期加重。1 年前因鼻塞曾行鼻窦 MRI 示多组鼻窦炎伴右侧鼻息肉，后行右鼻息肉切除术，术后间断鼻出血。个人史：足月顺产，按时预防接种，生长发育正常。否认烟酒嗜好，否认毒物接触史，未婚未育。家族史无特殊。入院查体：T 38℃，HR 145 次/分，RR 30 次/分，BP 90/60mmHg，SpO_2 93%（自然状态）。心音低钝，P_2 亢进；双下肺呼吸音低；肝脾略大。口腔黏膜及舌体多发小溃疡，鼻中隔穿孔。双下肢胫前红斑，轻度可凹性水肿。

诊治经过：入院后完善检查：血常规：WBC $2.81×10^9$/L，Hb 63g/L，PLT $67×10^9$/L；尿常规、大便常规（-）；凝血：PT 20.4 秒，APTT 84.6 秒，Fbg 0.67g/L，D-dimer 3.8mg/L，FDP 23mg/L；肝功能：ALT 232U/L，ALB 14g/L，LDH 610U/L，TBil 62mmol/L，DBil 57mmol/l；血脂：TC 1.86mmol/L，LDL-C 0.96mmol/L，TG 4.3mmol/L；肾功能无异常；心肌酶谱（-），NT-proBNP 7991pg/ml；免疫固定电泳（-）；血清 ACE（-）；多次血培养（-），甲乙丙戊肝（-），CMV-DNA、CMV-pp65（-），HIV、T. spot. TB（-）；ESR 4mm/1h，CRP 26g/L；Ig、补体：正常；铁蛋白 12000ng/ml；ANA、抗 ENA、抗磷脂抗体谱、Coombs、RF、ANCA 均（-）。B 超：肝大，回声欠均；脾大，长径 14.7cm，胆总管、门脉不宽；心脏彩超：左心室壁弥漫增厚 12~15mm，EF 23%，中度肺高压（收缩压 56mmHg），中量心包积液；胸部 CT：纵隔肺门部分淋巴结轻度肿大，双侧中量胸腔积液；头颅 MRI：全组鼻窦炎，双基底节钙化。行骨髓穿刺及活检：骨髓涂片示：增生活跃，粒红比 8.5∶1，粒红细胞形态比例正常，巨核细胞不少，血小板易见，可见吞噬细胞及吞噬血细胞现象。骨髓活检示：增生活跃，造血组织不少，未见恶性细胞。考虑继发性噬血细胞综合征可能性大，查 EBV-DNA 5000~20000copies/ml；EBV 抗体：IgA/EA、IgA/

VCA、IgG/VCA（+），IgM/VCA（−）。追查病史：2010 年 8 月患者发热时，查 EBV-DNA（+），后未监测。经多科会诊考虑患者诊断为慢性活动性 EB 病毒感染（chronic active EBV infection, CAEBV 感染），但需积极除外 CAEBV 感染继发淋巴瘤。遂行下肢皮损活检。第一次活检病理提示脂膜炎伴血管炎。2014 年 2 月 13 日行第二次皮肤活检，病理提示：非霍奇金淋巴瘤，免疫表型较符合外周 T 细胞淋巴瘤，EBER（EBV-encoded RNA）原位杂交（+）。明确诊断后，患者家属拒绝化疗，出院后自行停用激素，服中药治疗。出院 1 周后患者出现恶心、呕吐等胃肠道症状，并于 3 天内迅速休克死亡。

分析与讨论

　　患者为青年女性，慢性病程，急性加重。临床表现为典型的全身多系统受累，包括：①一般情况：发热；②皮肤黏膜：脱发、红斑、口腔溃疡；③眼部：双眼全葡萄膜炎；④鼻部：鼻窦炎、鼻出血及鼻中隔穿孔；⑤血液系统：全血细胞减少、凝血异常；⑥浆膜腔：心包积液、胸腔积液；⑦心脏：心律失常、心衰、心肌肥厚、肺动脉高压；⑧肝脾：脏器肿大、肝功能异常；⑨中枢神经系统：双基底节钙化。病因学方面，感染、风湿病、肿瘤均无明确线索。面对多系统受累的患者，运用模式识别（pattern recognition）的思维方法，我们对患者的初步诊断曾有如下考虑。①系统性红斑狼疮：支持点：育龄女性、口腔溃疡、脱发、浆膜炎、全血细胞减少。但不支持点有：SLE 患者 97%~99% 为 ANA（+），而本患者 ANA 谱（−）；肾脏无受累；鼻中隔穿孔罕见；心室壁明显增厚难以解释；浸润性皮疹少见；中大量激素完全无效。②贝赫切特综合征：支持点：口腔溃疡、葡萄膜炎、结节红斑样皮疹。但不支持点有：贝赫切特综合征可导致心脏瓣膜病变、心内血栓、冠脉受累，但严重心衰、心室壁增厚少见；肝脏损害少见；鼻中隔穿孔罕见；脑实质病变表现为基底节钙化罕见；针刺反应（−）；激素对口腔溃疡、皮疹均无效。③肉芽肿性多血管炎：支持点：口鼻病变、葡萄膜炎、结节红斑样皮疹。但不支持点有：多数 GPA 患者ANCA（+），而本患者 ANCA（−）；本患者仅有上呼吸道症状，而肺肾均无受累；全血细胞减少少见。④结节病：支持点：葡萄膜炎、结节红斑样皮疹。但不支持点有：多数患者血清 ACE（−），而本患者（−）；肺门淋巴结无明显肿大，肺内无明显肺间质病变；口腔溃疡少见；全血细胞减少罕见。⑤系统性淀粉样变性：支持点：心室肥厚、肝脾增大。但不支持点有：淀粉样变患者发热少见；口腔溃疡、葡萄膜炎、鼻中隔穿孔均罕见；肾脏无受累；无原发性淀粉样变的 M 蛋白证据，无继发性淀粉样变的慢性炎症性疾病史（−）。⑥结核分枝杆菌感染：结核感染的临床表现千变万化，但导致心衰、心室壁增厚罕见，且本患者始终无结核病灶证据、无明确病原学提示。⑦淋巴瘤：支持点：心室肥厚、肝脾增大、浸润性红斑。但患者病程较长，似不支持，且尚无明确病理证据支持。综上所述，从一元论的角度出发，本患者的临床表现似乎难以用单一疾病完全解释，需要寻找更多线索。

跳出对单一疾病的诊断，仔细分析本患者各项检查结果，可以发现三项较突出的异常：全血细胞减少、纤维蛋白原严重下降和铁蛋白剧烈升高。全血细胞减少常见的病因有狼疮、药物、病毒、脾亢、营养、血液病、噬血细胞综合征（HLH）。纤维蛋白原明显下降的常见病因有先天性、肝硬化、DIC、原发纤溶亢进、HLH。铁蛋白剧烈升高，特别是>10000ng/ml，常见病因有血色病、成人 Still 病、暴发性肝衰竭、灾难性抗磷脂综合征、HLH。综合上述各项鉴别诊断，高度怀疑本患者存在噬血细胞综合征。为进一步证实这一诊断，我们进行了骨髓涂片，的确发现了吞噬血细胞现象。噬血细胞综合征的诊断主要仍然要参考 2004 年 HLH 诊断标准，其中的临床标准共 8 条，包括发热、脾大、全血细胞减少、活检发现噬血现象、三酰甘油升高或纤维蛋白原下降、铁蛋白明显升高、NK 细胞活性下降、sCD25 浓度上升，符合其中的 5 条即可诊断为 HLH。因此，本患者 HLH 诊断明确。考虑到患者发病年龄在 HLH 的患者中偏大，又长期存在众多血液系统外表现，考虑继发性 HLH 可能性大。复习文献发现，国际上和我院继发性 HLH 的基础病谱相似，常见的病因有血液系统恶性疾病、EB 病毒感染、风湿免疫疾病、其他感染等。出于对 HLH 病因进行鉴别诊断的目的，我们进行了 EBV-DNA 的检查，结果阳性，证实了 EBV 感染。但 EBV 感染是否能够解释病情的全貌？为此进行了包括血液科、感染科、免疫科、心内科、消化科、皮肤科、神经科、眼科、耳鼻喉科的内科大查房，并最终明确患者的诊断为：慢性活动性 EB 病毒感染（chronic active EBV infection，CAEBV 感染）。

EBV 感染常见，成人 90%~95% 均有感染史，儿童感染一般无明显症状，青少年感染可出现传染性单核细胞增多症。然而，CAEBV 感染却是一种罕见疾病，在 WHO 的血液系统疾病分类中归属于 EBV$^+$ 的 T/NK 淋巴增殖性疾病。CAEBV 感染的多数病例报道来自日本，日本全国 10 年间共诊断 82 例，而美国 NIH 经 29 年仅诊断 19 例。CAEBV 感染的定义为：患者存在发热、肝脾淋巴结肿大及内脏受累的临床表现，且实验室检查证实 EBV 感染持续存在（组织内或血清检测到 EBV）>6 个月，同时除外其他导致类似症状的疾病。本病的发病主要机制是 EBV 感染 T 细胞、B 细胞、NK 细胞，并导致其克隆增殖。CAEBV 感染的平均发病年龄为 11 岁，也可有成人发病。预后与年龄相关，≥8 岁发病者的 5 年生存率仅为 45%。CAEBV 感染的临床表现多样，包括传单样症状（发热、肝脾淋巴结肿大、肝功能异常）、眼部葡萄膜炎、口腔溃疡、鼻窦炎及鼻中隔穿孔和浆膜腔积液、心肌炎、肺动脉高压、血细胞减少、双侧基底节钙化等。患者常死于严重并发症，包括继发淋巴瘤、继发噬血细胞综合征、消化道穿孔、肝功能衰竭。目前无尚有效药物治疗，骨髓移植是唯一可能治愈的手段。

本患者既往 3 年前发热，当时查 EBV-DNA 为（+），可视为 CAEBV 感染的起始，此后逐渐出现多系统受累，均符合 CAEBV 感染的常见表现。本次入院后复查 EBV-DNA 仍为（+），证实了 EBV 的持续感染，且无其他疾病可以完整解释患者的多种临床症状，因此 CAEBV 感染诊断明确。但患者仍有 CAEBV 感染难以解释的临床表现，如心室壁增厚及下肢浸润性红斑。这促使我们怀疑是否存在 CAEBV 继发的淋巴瘤。于是行下肢皮损活检。第一次活检病理仅提示脂膜炎伴血管炎。出于对淋巴瘤的高度怀疑，我们又进行了第二次皮肤活检，明确了 EBV 相关外周 T 细胞淋巴瘤的诊断。患者的心室壁增厚不除外淋巴瘤细胞直接浸润心肌，但由于患者病情较重并尊重家属意愿，未进一步行心肌活检证实。若患者整个病程均用外周 T 细胞淋巴瘤解释，则病程过长，不符合外周 T 细胞淋巴瘤进展较快的特点。至此，经过不懈的努力，最终明确了患者的诊断：慢性活动性

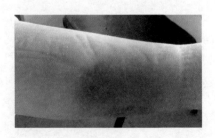

图 1 右侧外踝近端浸润性皮疹

EB 病毒感染（CAEBV 感染），继发性噬血细胞综合征（HLH），继发 EBV 相关外周 T 细胞淋巴瘤。遗憾的是，患者和家属未选择化疗及可能的骨髓移植，在 CAEBV 感染发病 3.5 年左右去世，进一步印证了本病的凶险。

（吴　迪）

专家点评

本例报道思路清晰、思维缜密，讨论部分非常精彩，让我们学到了很多知识，也得到了很多启示。首先，不能忽视肿瘤模拟风湿病。该患者病程中一直有风湿病样的临床表现，如无菌性炎症、多器官受累、皮疹、葡萄膜炎、口腔溃疡等，但又不能用任何一种确定的风湿免疫病所解释，且糖皮质激素治疗反应差。临床遇到上述情况时应想到感染或肿瘤等模拟风湿病的可能。其次，本文向我们介绍了慢性活动性 EB 病毒感染，使我们对该病加深了认识。CAEBV 感染的临床表现常常模拟风湿性疾病，作为风湿科医师应该很好地重视。

（张　文）

第14例 口眼干-肢体麻木-无力

病历摘要

患者女性，45岁，因"口干5年余，眼干1年，进行性肢体麻木、无力近1个月"入院。患者自5年前出现口干，进干食需饮水送服。1年前出现夜间眼干。半年前出现纳差、呕吐胃内容物、排气排便停止，当地查腹平片后诊为"干燥综合征，不全肠梗阻"，予补液、抗感染、抑酸及口服泼尼松30mg/d治疗，症状渐好转。半年前起激素每周减5mg，减至5mg/d时自行停药。1月前反复出现右肩刺痛、麻木，持续2分钟后自行好转，后出现左腰部灼热感，左大腿前侧皮肤麻木感，右小腿及足无力，曾摔倒，反复有胸前皮肤刺痛感，伴排便减少、头晕、呃逆。外院查血抗SSA（++），抗Ro-52（++），抗SSB（++），血IgG 22.48g/L，CRP 33.74mg/L，ESR 57mm/1h；头MRI：双侧额叶局限性脱髓鞘改变，第四脑室后部异常信号。我院查胸椎MRI：$T_{1~2}$水平长T_1、长T_2异常信号，腰椎MRI正常。考虑干燥综合征中枢神经系统受累，予静脉甲泼尼龙1g/d冲击治疗3日，并予补液、抑酸治疗，右下肢无力部分好转并收入院。

入院查体：双眼可见水平眼震，右下肢近端及远端肌力Ⅱ级，左侧第四肋至足部针刺觉减退，右侧第四肋至腰部针刺觉减退，右膝以下至足部、鞍区针刺觉减退，腹壁反射消失，右侧踝阵挛（+），双侧巴氏征（+）。

辅助检查：动脉血气分析：pH 7.402，K^+ 3.8mmol/L，Na^+ 140mmol/L，Cl^- 105mmol/L，HCO_3^- 23.7mmol/L；24小时尿蛋白 0.18g；C3 1.041g/L，C4 0.109g/L；ESR 34mm/1h，hsCRP 0.61mg/L；ANA（斑点型）1:1280（+），双扩散法抗SSA 1:4（+），抗SSB 1:4（+），抗 ds-DNA、ANCA、ACL、LA、Coombs（-）；抗 β_2GP_1 23RU/ml（参考值<20RU/mL）；血 NMO-IgG（+），血抗神经节苷脂抗体 GM_1（-）。肌电图正常。脑电图轻度不正常。脑脊液压力 80mmH$_2$O，脑脊液白细胞总数 $5×10^6$/L，单核100%；脑脊液蛋白 0.50g/L（参考值 0.15～0.45 g/L），葡萄糖 4.4mmol/L，氯化物 128mmol/L，未见激活淋巴细胞；脑脊液及血抗水通道蛋白-4（AQP-4）抗体均为弱阳性。口腔科会诊：唾液流率0，腮腺造影示分支导管部分扩张，末梢导管小球状扩张，排空功能延长，唇腺活检可见灶性淋巴细胞浸润。眼科会诊：Schirmer 3mm，5mm，双 BUT>10秒，角膜染色及眼底正常，考虑符合干眼症，无视神经炎表现。

诊断干燥综合征合并视神经脊髓炎谱系疾病。完成激素冲击后静脉甲泼尼龙减为 80mg/d，自3月7日更换为口服泼尼松 60mg/d，后每2周减5mg；自3月12日起予以隔日静脉环磷酰胺 0.2g。先后予3次鞘内注射（地塞米松 10mg＋甲氨蝶呤 10mg）。患者自入院后即有反复颈部、双上肢肌肉抽动伴痉挛性痛，伴呃逆、呕吐，加用卡马西平及巴氯芬控制症状。3月25日复查 MRI：胸1~2椎体水平脊髓较前变细，其内稍长 T_1 模糊、长 T_2 信号较前减少。四脑室后部、双额叶、左顶叶皮层下少许点片状异常信号，基本同前。神经内科会诊考虑第四脑室后部病变可部分解释其反复呃逆、呕吐症状，病程可呈反复发作，预后欠佳。后辅助患者物理康复治疗，患者右下肢肌力恢复至Ⅳ级，仍遗留间断头晕、呃逆、呕吐，需灌肠辅助排便。出院后激素规律减至 10mg qd 维持，环磷酰胺更换为吗替麦考酚酯，至今患者病情稳定，复查血 NMO-IgG（-）。

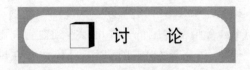

原发性干燥综合征（primary Sjögren syndrome，pSS）是主要累及外分泌腺体的慢性炎症性自身免疫性疾病，临床上除有唾液腺及泪腺受累引起口干、眼干外，也可有腺体外多系统病变表现。其中神经系统病变可以累及外周或中枢神经系统，表现为脑局灶性病变、亚急性或急性脑病、无菌性脑膜脑炎、心理和认知障碍、急性横贯性脊髓炎及多发性单神经病等。而其中累及中枢神经系统者，病程早期可自然缓解，后趋于反复发作、多灶性和慢性进展，反复发作后可遗留严重功能障碍，预后差。

视神经脊髓炎（NMO）的突出的临床表现是有同时或先后出现的反复发作的视神经炎和急性横贯性脊髓炎，其诊断标准多采用2006年Wingerchuk的更新标准，其中外周血AQP-4抗体被认为是NMO诊断的重要条目。视神经脊髓炎谱系疾病（NMO spectrum disorders，NMOSD）则扩展了NMO的范围，包括NMO、伴有NMO特征性脑部病灶（下丘脑、胼胝体、脑室旁或脑干）的视神经炎或脊髓炎、NMO相关病变（单次或复发性长节段脊髓炎、复发性或双侧同时发生的视神经炎）、亚洲视神经脊髓型多发性硬化、伴有系统性自身免疫性疾病的视神经炎或长节段脊髓炎。约35%以严重脊髓炎起病的NMOSD的患者可出现阵发性强直性痉挛（paroxysmal tonic spasms），甚至Lhermitte综合征。而约17%的NMOSD患者因颈髓受累可有顽固性呃逆、恶心呕吐（intractable hiccup and nausea，IHN），甚至呼吸肌衰竭。AQP-4 抗体在 NMOSD 患者的发病机制中起到了重要作用。
AQP-4 分布于组成血脑屏障的星形胶质细胞的足突上。一项
AQP-4 抗体阳性的 NMOSD 研究显示：病变部位的脑活检病理可
以检测到 AQP-4 免疫活性减低，并可观察到血管周围及脑实质
内炎症细胞浸润、小胶质细胞激活以及补体成分在星形胶质细
胞、巨噬细胞及血管周围沉积。第四脑室底部的最后区
（postrema area）为呕吐反射中心所在位置，该区域由于解剖结
构的薄弱，缺乏紧密的内皮连接，故更易遭到循环中 AQP-4 抗
体的攻击产生病变，进而导致 IHN 的症状。对于以脊髓炎起病
的 NMOSD 患者，AQP-4 抗体阳性者更容易在磁共振发现长
T_1 信号病变，而这往往预示着这类患者脊髓炎症状较重，更易
导致瘫痪。NMOSD 的一线治疗为甲泼尼龙 1g/d 冲击，而激素
治疗效果差者可在急性期于 2 周内行多次血浆置换，尤其对于
那些可能累及呼吸肌的重症患者更强调早期开始血浆置换。在
激素减为足量后推荐联合使用硫唑嘌呤、吗替麦考酚酯或其他
免疫抑制剂。对于治疗后反复复发者可选用米托蒽醌、丙种球
蛋白或利妥昔单抗。而即使采取了积极的治疗，NMOSD 的复发
率仍较高，90% 的患者在首次发病后 5 年内复发，而其中半数则
在首次发病后 1 年内即复发。AQP-4 抗体阳性被认为是疾病复
发的高危因素。

　　该患者以口眼干起病，结合抗 SSA 抗体阳性及唇腺活检中
灶性淋巴细胞浸润，符合 pSS 诊断。存在急性脊髓炎、呕吐反
射中心受累症状，以及相应磁共振表现、血和脑脊液 AQP-4 抗
体阳性，NMOSD 明确。该患者第四脑室后部可见异常信号，结
合 AQP-4 抗体阳性，可解释其水平眼震及突出的 IHN 症状。该
患者脊髓炎病变起病急骤，胸椎磁共振可见 T_{1-2} 水平长 T_1、长
T_2 异常信号，即使经过积极的激素冲击治疗，影像学表现有部
分好转，但肌力仍未完全恢复，其长 T_1 信号及 AQP-4 抗体阳性

预示着该患者病变严重且容易复发，预后较差，需严密随访。

pSS 和 NMOSD 是两种抗体介导的自身免疫性疾病。pSS 患者出现中枢神经系统损害并不一定是伴发 NMOSD，而 pSS 出现中枢神经系统损害伴有 AQP-4 抗体阳性则高度提示伴发 NMOSD。pSS 伴发 NMOSD 的机制尚不清楚，有研究者推测：pSS 患者的抗核抗体或某些炎症因子通过血管炎的机制破坏了血脑屏障，从而使得循环中的 AQP-4 抗体更易攻击富含 AQP-4 的神经结构，引发 NMOSD 症状。有研究发现：存在中枢神经系统损害的干燥综合征患者 AQP-4 抗体阳性率可达 31.8%，其中 AQP-4 抗体阳性者视神经、小脑、脑干、脊髓后索损害、高 SSA 抗体效价更常见，并且多伴随其他自身免疫性疾病，对激素治疗可能较敏感。

系统性红斑狼疮（SLE）也可伴发 NMOSD。566 例 SLE 的回顾性研究发现 0.5%的 SLE 伴发 NMO。而对 22 例 SLE 相关性横贯性脊髓炎研究也发现：50%患者符合 NMO 疾病谱诊断标准，AQP4 抗体阳性率达 33.3%。另一研究显示：SLE 若合并长

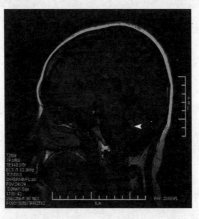

图1 2014-2-19 头 MRI（FLAIR 相）可见四脑室后部异常信号影

节段横贯性脊髓炎或复发性视神经炎，AQP-4抗体阳性率为100%，而无神经系统表现或者短脊髓节段脊髓炎及其他神经系统损害者，AQP4抗体均阴性。

对于pSS有中枢神经系统受累表现的患者，建议常规行AQP-4抗体检测，以早期发现NMOSD，加强治疗，改善预后。

（汪劲婷　刘金晶）

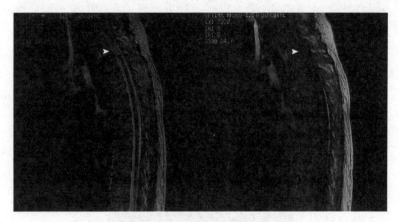

图2　2014-2-27胸椎MRI可见$T_{1~2}$水平长T_1、长T_2异常信号影

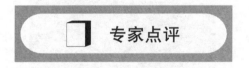

专家点评

干燥综合征（pSS）合并神经系统病变并不少见，周围神经系统损害占10%~30%，中枢神经系统损害的发病率尚有争议。SS中枢神经系统损害的临床表现多样，病变累及脑、脊髓和视

神经。

　　在北京协和医院住院的 600 余例干燥综合征患者中，43 例同时诊断 NMOSD。pSS 患者出现中枢神经系统损害并不一定是伴发 NMOSD，而 pSS 出现中枢神经系统损害伴有 AQP-4 抗体阳性则高度提示伴发 NMOSD。AQP-4 抗体阳性者视神经、小脑、脑干、脊髓后索损害，高 SSA 抗体效价更常见，并且多伴随其他自身免疫性疾病，对激素治疗可能较敏感。在临床工作中遇到 pSS 中枢神经系统表现或视神经脊髓炎样表现的患者，临床医师需要考虑到 pSS 合并 NMOSD 的可能性，完善 AQP-4 等检查协助诊断和治疗。

　　　　　　　　　　　　　　　　　　　　　　（费允云）

第15例 皮疹、发热、肌痛-视力下降-血两系减少

病例摘要

患者女性，46岁，主因"皮疹、发热、肌痛1月余，视力下降4天"入院。患者1个月前无诱因出现双手背红色丘疹，伴瘙痒，后皮疹遍及全身，伴发热，体温最高39.4℃，伴四肢近端肌痛、略感下肢力弱。当地予地塞米松5~10mg qd 静脉输入，症状略缓解。查血常规：WBC 24.39×10⁹/L，Hb、PLT 正常范围；血生化：LDH 497U/L，CK 正常范围。2014年5月就诊我院，查 ANA、抗 ENA 均阴性，考虑成人斯蒂尔病可能性大，予泼尼松30mg qd+甲氨蝶呤12.5mg qw 共3日，患者发热、皮疹、肌痛无缓解，将泼尼松加至30mg bid。入院前4天以来患者双眼视力进行性下降至指数。既往史无特殊。

入院查体：躯干散在陈旧皮疹。双眼视力指数。心肺腹无特殊，四肢近端肌力Ⅳ级、远端Ⅴ级。

诊治及随访：患者入院后监测血常规及生化指标有明显变化。5月8日至5月13日，血常规：Hb 96→74g/L，PLT 101→67×10⁹/L；血生化：肌酐（Cr）74→125μmol/L；hsCRP 175mg/L；血涂片：可见红细胞碎片；予甲泼尼龙40mg qd，输注新鲜血浆后查血管性血友病因子裂解酶（ADAMTS13）995ng/ml（480~780ng/ml）。LDH 687U/L。肌电图：双下肢近端肌源性损害。肌活检：轻度肌源性改变。诊断皮肌炎（DM）、

血栓性血小板减少性紫癜（TTP）可能性大。眼科会诊：双眼底大量棉絮样渗出，左眼底少量出血（图1）；眼底荧光造影：未见血管周围渗出。诊断"Purtscher样眼病"。专业组查房考虑患者TTP继发于自身免疫性疾病，因费用所限，未能行血浆置换，予甲泼尼龙1g，每日一次，共3日；后序贯甲泼尼龙40mg bid→40mg qd 静脉输入，每日输注新鲜血浆。患者体温正常，复查 Hb 72g/L，PLT $153×10^9$/L，Cr 79μmol/L，3次血涂片未见红细胞碎片。后出现谷丙转氨酶升高，肺间质病变，CMV-DNA 2000copies/ml，抗病毒治疗后好转。加用环磷酰胺0.4g qw，雷公藤20mg qd，患者病情好转出院。门诊长期随诊，已停用激素，保留来氟米特10mg qd。患者一般情况良好，视野缺损，视神经萎缩，正面视力指数0.02，可做农活，肌力正常。监测血常规、肝肾功能正常。

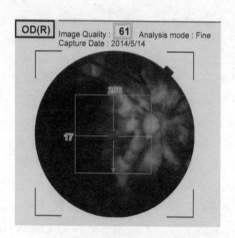

图1 双眼底大量棉絮样渗出，左眼底少量出血

讨 论

本例患者皮肌炎、血栓性血小板减少性紫癜可能性大，病程中出现双眼突发视力下降，经眼科检查确诊 Purtscher 样眼病。

Purtscher 视网膜病（purtscher retinopathy，PuR）也称远达性外伤性视网膜病变，是一种以外伤后双眼视力突然下降和双侧眼底大量棉絮样渗出（cotton-wool spots）为主要表现的综合征。Purtscher 样视网膜病变（Purtscher-like retinopathy）指非外伤病因导致的类似眼部表现，病因包括急性胰腺炎、羊水栓塞、HELLP 综合征、系统性红斑狼疮、血栓性血小板减少性紫癜等。我院戴荣平等人曾报道我院眼科诊断的 11 例 Purtscher 样眼病，其中系统性红斑狼疮 5 例、系统性血管炎 2 例、血栓性血小板减少性紫癜 1 例。有人认为其发病机制与补体激活、白细胞局部趋化，导致眼底微小动脉的梗阻和微血管床的梗死相关；也有人提出 Purtscher 样视网膜病变实际是血栓性微血管病（thrombotic microangiopathy，TMA）的眼部表现。从机制上讲，本例患者 Purtscher 样眼病可能与 TTP 关系更密切，该患者首先出现眼部表现，并在随后出现 TTP 的多系统受累，其突发双眼视力下降可以认为是皮肌炎合并 TTP 的首发表现。

诊断 Purtscher 样眼病主要依赖临床症状及特征性眼科检查：其典型临床表现是双眼（偶见单眼）在数日内（常在 2 日内）迅速下降到 0.1 至指数，去除原发病视力可在数月至数年中逐渐恢复到 0.7~0.1。其眼底表现包括视神经周围的棉絮样渗出、出血，毛细血管床梗死，其中较大的毛细血管床梗死被称为 Purtscher 斑。Purtscher 样视网膜病变本身无特殊治疗，纠正可逆因素，尽快抑制系统性疾病活动是目前主要的治疗手段。

本例患者原发病为皮肌炎，糖皮质激素+免疫抑制剂是标准治疗。患者合并 TTP 明确，病情危重，对于自身免疫病相关的 TTP，考虑自身抗体介导可能性大，有指征予糖皮质激素冲击，血浆置换能够进一步改善 TTP 患者预后。本例患者激素冲击后病情缓解，因经济条件所限未行血浆置换。自身免疫病合并视力下降，病因复杂，明确诊断 Purtscher 样眼病后，除治疗原发病外无特殊处理，随诊视力略改善。

（丛 杨 刘金晶）

专家点评

Purtscher 视网膜病继发于自身免疫病的报道并不多见，多为个案报道，且以继发于 SLE 报道为主，继发于皮肌炎罕见。研究显示，继发于狼疮的 Purtscher 视网膜病患者与合并中枢神经受累和 SLE 病情活动相关，提示与血管炎相关的微血管栓塞和内皮损伤可能参与发病。该患者为皮肌炎合并血栓性血小板减少性紫癜（TTP），皮肌炎病理基础为血管炎，基础病活动和合并 TTP 引起眼底微小动脉的梗阻和微血管床的梗死可能为 Purtscher 视网膜病诱发因素，故积极治疗原发病是关键。

（郑文洁）

第16例 关节炎-发热-肌痛-结节红斑

病例摘要

患者女性，63岁，因"间断多关节肿痛伴发热3个月"入院。患者3个月前出现双膝、双踝关节烧灼样疼痛，伴骨擦感、腘窝胀痛感，当地医院予"玻璃酸钠"关节腔内注射4次，症状好转，活动自如。2个月前于外地旅游期间膝关节疼痛加重至不能行走，出现双侧踝关节、髋关节疼痛，伴关节肿胀、皮温升高；同时出现双下肢发沉，髌骨以下皮肤可凹性肿胀，伴疼痛。左侧腓肠肌表面曾有手掌大小压痛结节。伴夜间发热，Tmax 38.3℃，发热时有头晕，退热药物有效，抗感染无效。无手指及足趾关节疼痛或肿胀，无肌无力表现。外院查血常规：WBC 11.89×10^9/L，PLT 411×10^9/L，ASO 711U/ml，CRP 58.6mg/L，ESR 60mm/1h，肝肾功能及肌酸激酶正常，补体正常。尿常规正常。胸部CT：双下肺胸膜增厚。下肢MRI：左小腿肌肉广泛水肿，腓肠肌、腓骨长肌、胫骨前肌为重。考虑系统性血管炎不能除外，为进一步治疗收入我科病房。既往史：HBsAg（+），定期监测肝功能正常，HBV-DNA阴性，未治疗。近3年反复双膝、双踝关节痛，外院诊断"骨关节炎"，间断关节内注射玻璃酸钠治疗。口眼干，未在意。2年前外院诊为"2型糖尿病"，中药治疗，未规律监测血糖。入院查体：T

38℃，P 115 次/分，BP 158/90mmHg，BMI 28.3kg/m^2，双肺未闻及干湿啰音及胸膜摩擦音，双膝关节轻度肿，浮髌征可疑阳性。左腿不能伸直，双 4 字征可疑阳性。双下肢可凹性水肿，双足袜套样感觉减退。双小腿伸侧色素沉着。

入院后完善相关检查。血常规：PLT 390×10^9/L，余正常。尿常规及便常规正常。肝肾功能正常，hsCRP 61.45mg/L，ESR 78mm/1h，IgG 19.25g/L。空腹血糖 7.2mmol/L，糖化血红蛋白 HbA1c 7.1%。ANA19 项、ANCA、RF、抗 ENA、HLA-B27 (-)，ASO (-)；ACL、抗 β_2GP$_1$ (-)；狼疮抗凝物正常。甲状腺功能正常，免疫固定电泳 (-)。双下肢 CTA：腹主动脉、右髂总动脉、双髂内动脉及左股总动脉粥样硬化性改变，部分管腔轻度狭窄；双下肢皮下水肿；余未见明显异常。全身骨显像：第 5 腰椎、骶骨增高区，退行性变可能；双膝、双踝关节增高区，考虑为炎性病变，以左下肢为著；余骨骼未见明显异常。肌电图：未见肌源性或神经源性损害，双下肢 SSR 异常。左膝关节常规 MRI：左膝关节骨质增生；左侧髌骨软化；左侧股骨远端及胫骨平台关节面下小灶骨损伤；左膝内外侧半月板损伤，其中外侧半月板前角及内侧半月板后角撕裂可能；左膝后交叉韧带损伤不除外；左膝关节积液；左侧腘窝滑膜囊肿；左膝关节后方肌肉水肿。感染方面：布氏杆菌凝集试验 (-)；G 试验<50pg/ml；肥达外斐试验 (-)；PCT<0.05ng/ml。血培养多次阴性。关节液细菌培养：少动鞘氨醇单胞菌，培养可见 1 个菌落。行左侧皮肤、筋膜及腓肠肌活检，病理结果：（左侧腓肠肌皮肤及深筋膜）皮肤及皮下组织显慢性炎，表皮变薄，上皮脚大部消失，真皮浅层血管周围炎，皮下脂肪组织中见小血管炎。肌肉活检回报：轻度肌源性改变，伴间质性炎性反应。皮肤及深筋膜活检切片送细菌室：可见革兰阴性双球菌及革兰阴性球杆菌，较多，在中性粒细胞内外均见，镜下符合少动鞘氨

醇单胞菌特点。考虑患者感染性关节炎、筋膜炎明确，开始予左氧氟沙星 0.4g qd 静脉滴注治疗，之后加头孢曲松 2g qd 静脉滴注，用药后患者体温持续正常，膝踝关节疼痛较前好转，复查 ESR 30mm/1h、hsCRP 31.44mg/L。后序贯口服左氧氟沙星及三代头孢治疗，随诊半年患者病情平稳。

最终诊断：感染性关节炎，感染性筋膜炎，2 型糖尿病

分析与讨论

病例特点：患者为老年女性，亚急性病程，主要表现为发热、关节肌肉炎性肿痛、结节红斑样皮疹，炎症指标升高，免疫指标阴性，血培养阴性。入院发现高血压及可疑周围神经病变。既往多种基础疾病。

对于老年女性，出现发热、关节肌肉症状、皮疹，伴有炎症指标升高，在初步筛查感染指标和免疫指标阴性时，我们容易想到系统性血管炎。系统性血管炎是一类寡免疫复合物沉积的自身免疫病。其中结节性多动脉炎（PAN）是一类累及中等大小的肌性动脉，偶尔累及小型肌性动脉的血管炎，它与一些其他类型的血管炎，如显微镜下多动脉炎、肉芽肿性多血管炎不同，PAN 与 ANCA 不相关，并缺少自己特异的自身抗体。其临床表现中，发热、神经系统症状、肌痛、关节炎、结节红斑样皮疹、新发高血压等都比较常见。目前，PAN 的诊断仍主要依据 1990 年美国风湿病学会（ACR）分类标准。根据此标准，本例患者有：①体重下降；②肌痛、乏力或下肢压痛；③舒张压升高；④血清 HBV 标记阳性，符合分类标准 10 条中的 4 条，另外还存在结节红斑、可疑神经系统病变等，似乎 PAN 诊断基

本成立。

但是，患者病程偏短，无肾脏、上呼吸道、胃肠道等血管炎常见靶器官受累表现，神经系统仅为非特异性的自主神经受损表现，缺少多发单神经炎或多神经炎等更加提示血管病变的证据。特别是 PAN 的病理基础为肌性动脉的节段性全层炎，动脉壁坏死，炎性细胞浸润，部分可有内膜和外弹力层的破坏，促发动脉瘤形成。在 PAN 的分类标准中，最后两条标准（动脉造影见动脉瘤或血管闭塞，中小动脉壁活检见炎性细胞浸润）的权重也是更加重要。所以，患者入院后也重点做了动脉 CTA 和病理检查。另外，老年患者不明原因发热还需考虑风湿性多肌痛和巨细胞动脉炎，但患者症状和体征主要集中在下肢，且缺少大血管受累的证据，目前证据不多。

除了系统性血管炎，鉴别诊断方面还需要包括：①嗜酸性筋膜炎，少数患者可有血嗜酸细胞不高，患者下肢肌肉症状较突出，有明确的筋膜炎，需要考虑此病，诊断需依靠病理明确有无嗜酸细胞浸润。②感染性疾病：病程较长，考虑不典型病原体感染可能性大。如布病：患者有外地旅游史，发作时伴有发热，结合关节痛、水肿，需除外布氏杆菌病。另外，结核可以模拟多种临床表现，可查 PPD、T. spot. TB 等检查以除外。病毒感染：细小病毒-19 等病毒感染也可引起下肢肿胀。③淋巴管回流受阻：丝虫病等疾病累及淋巴管可导致回流障碍，引起下肢肿痛，患者并无流行病学史支持，也非硬肿，必要时可行淋巴管造影。④肿瘤增殖性疾病：淋巴瘤等疾病累及皮肤可造成肿胀、疼痛、发热等表现，有些实体肿瘤可能出现模拟血管炎的症状或体征，造成临床的误诊，该患者消耗症状不重，也无浅表淋巴结肿大，暂时支持证据较少，送取活检可帮助明确。

由于病房对系统性血管炎的诊断存有疑虑，入院后进行了积极的筛查，尤其对病原和病理方面，不仅进行了血培养、组织液培养，还将皮肤活检病理组织进行了病原方面仔细排查，最终在关节腔内和皮下组织两个不同部位发现了同一少见菌感染，明确了诊断。

少动鞘氨醇单胞菌是革兰阴性杆菌，它是一类毒力较弱的条件致病菌，在糖尿病患者中的感染风险升高，考虑可能与糖尿病患者的固有免疫系统缺陷，以及病原菌在高糖环境下的毒力和致病性增高有关。少动鞘氨醇单胞菌可引起多种感染，包括肺炎、败血症、骨髓炎、化脓性关节炎和肌筋膜炎等。本例患者长期血糖控制不佳，反复关节腔穿刺治疗，都是其易感因素。治疗方面仍缺乏统一的标准，以经验治疗为主，需要注意的是要在有效抗生素治疗同时加强血糖控制，抗生素治疗需要足量足疗程。

值得一提的是，罕见病原体的临床表现可与自身免疫性疾病相似，但治疗方案迥异。这要求医师从接诊开始就要详细仔细，遵循严格的诊断和鉴别诊断过程，避免漏诊误诊。

（万　欢　吴婵媛）

专家点评

随着风湿免疫科专业的发展，以及其他各个专科医师对风湿免疫疾病的逐渐深入了解，临床医师对风湿免疫性疾病的"嗅觉"越来越灵敏。正如本例患者，有发热、腓肠肌痛、下肢皮下结节、下肢动脉狭窄、关节炎、消瘦、乙肝携带、高血压、手足袜套样感觉减退，乍一看，觉得样样都符合"血管炎"，似乎嗅到了"PAN"的气息。但是主管医师经过仔细询问病史、补充检查、分析病情，最后发现下肢动脉狭窄是由于动脉粥样硬化所致，虽有手足袜套样感觉减退，但肌电图并无神经源性损害。重新审视患者，这是一位血糖控制不佳的糖尿病患者，起病急、病程短，病初有过关节穿刺注射过程，发热症状突出，故临床医师抓住临床思维的精要，注意对常见病——感染性疾病的认真排查，注意在系统性血管炎诊断之前对感染的慎重排除，积极寻找病原学证据，尤其是在皮肤肌肉活检时，除送病理检查之外，还安排了送病原学检查，最终使患者的诊断水落石出，原来真正的病因是感染。不过，我们还需要注意的是，本例患者的皮肤和肌肉活检，发现"真皮浅层血管周围炎，皮下脂肪组织中见小血管炎；轻度肌源性改变，伴间质性炎性反应"。从病理检查结果我们可以发现病原菌的感染已经触发了机体的免疫反应，如果这种异常的免疫反应过强，同样可以导致患者出现器官的免疫损伤。所幸本例患者诊断及时，免疫反应并未导致机体出现严重的器官伤害，所以在充分有效的抗感染治疗后，患者最终痊愈。感染与免疫之间的关联是永恒的话题，感染既可以模拟免疫病表现，也可以触发免疫反应致免疫病的发生，这是本例带给我们的思考。

（沈　敏）

第 17 例 皮疹-头晕-黑蒙

病例摘要

患者女性，44 岁，主因"皮疹伴发热 3 个月，头晕、黑蒙 2 月余"入院。患者于 3 个月前出现颊部及四肢伸侧散在米粒大小红色皮疹，部分融合，略高出皮面，按之不褪色，伴低热，Tmax 38.0℃，无其他伴随症状。当地医院查抗核抗体 ANA 1:320（+），抗 SSA（+），抗 SSB（+），补体 C3 0.76g/L，C4 0.14g/L，IgG 16.4g/L，RF 114U/ml。眼科检查示干眼症，考虑干燥综合征，予甲泼尼龙 40mg qd 静脉输液 7 天，之后予泼尼松 20mg qd，逐渐减量至 10mg qd，患者体温恢复正常，皮疹好转。期间患者出现蹲起后晕厥，数秒后意识恢复，无抽搐、大小便失禁等，测 BP 90/60mmHg，之后多次出现起立后头晕、黑蒙，平躺后可好转，BP 卧位 91/55mmHg，HR 84 次/分，立位 BP 49/28mmHg，HR 117 次/分，血管超声、卧立位醛固酮及皮质醇、心脏超声、动态心电图、肌电图等未见明显异常，予静脉注射用免疫球蛋白（IVIG）20g 共 5 天，并加用米多君 5mg tid，患者直立时头晕、黑蒙有所改善，之后将泼尼松改为等效氢化可的松 40mg qd。为进一步明确诊断收入我院。既往史、个人史、家族史无特殊。入院查体：卧位 BP 110/70mmHg，HR 74 次/分，坐位 BP 88/50mmHg，HR 90 次/分；心肺腹（-），双下肢不肿，神经系统查体（-）。

入院后完善系统评估：①心血管系统：心肌酶谱正常，NT-proBNP、BNP 正常；超声心动图：未见明显异常。②呼吸系统：胸部高分辨 CT：右肺中叶胸膜下微结节，双肺散在少许小索条影。③肾脏系统：钾 2.9mmol/L，Cr 62μmol/L，Alb 37g/L，尿红细胞、尿蛋白阴性，血气 pH 7.434。④眼科：Schirmer 试验 左 0mm，右 0mm；泪膜破碎时间左 3s，右 5s；角膜染色 左（+），右（+）。⑤口腔科：唾液流率 0.2ml/min；唇腺活检病理：小涎腺组织，小叶结构可见，部分区域腺泡轻度萎缩，小导管扩张，导管周及间质内可见散在及灶性淋巴细胞、浆细胞浸润。⑥血液系统：血常规正常，Coombs 试验（-），血涂片（-）。⑦神经系统：脑脊液压力 70mmH$_2$O；脑脊液常规：外观无色透明，白细胞总数 2×10^6/L，单核 1×10^6/L；多核 1×10^6/L；脑脊液生化：蛋白 0.58g/L，氯化物 120mmol/L，葡萄糖 3.5mmol/L。免疫荧光病理 5 项（脑脊液）（Hu. Yo. Ri）（-）。免疫组化 6 项（VGKC. NMDA）（脑脊液）（-）。抗乙酰胆碱受体抗体（AChR. Ab）：0.693（<0.625）。头平扫+增强磁共振：双侧额顶叶皮层下白质散在斑点样异常信号，垂体略饱满；余未见明显异常。肌电图：未见明确异常。⑧其他：血清蛋白电泳、免疫固定电泳、轻链（-）；24 小时尿儿茶酚胺（-）；血糖、糖化血红蛋白、维生素 B$_{12}$ 正常；感染相关筛查（-）。考虑干燥综合征，自主神经功能障碍，直立性低血压，予甲泼尼龙 80mg qd 静脉输液 1 周，调整为泼尼松 60mg qd 口服，3 周后泼尼松规律减量。并加用小剂量氟氢可的松 0.1mg bid，加用 CTX 0.4g 每周 1 次，米多君 5mg tid 改善直立性低血压。由于患者存在抗乙酰胆碱受体抗体，每周行血浆置换共 4 次，复查抗体滴度较前下降。3 个月后门诊复诊述未再出现蹲起后晕厥、头晕、黑矇好转，卧位 BP 110/70mmHg，立位 BP 70/50mmHg，血压较前好转。

最终诊断：干燥综合征，自主神经功能障碍，直立性低血压

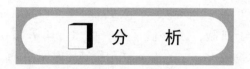

分 析

本例为中青年女性，临床有皮肤黏膜、外分泌腺、神经系统等多系统受累表现，结合 ANA、抗 SSA、抗 SSB 阳性，Schirmer 试验阳性，角膜染色阳性，唇腺活检示灶性淋巴细胞浸润，无其他继发因素，可诊断原发干燥综合征。患者为初发干燥综合征，多系统受累，以直立性低血压为突出表现，最终证实为干燥综合征的自主神经系统受累，此种表现少见、隐匿、不易被识别，值得重点讨论。

神经源性直立性低血压原因包括中枢神经及周围神经病变，中枢神经系统病变如多系统萎缩（Shy - Drager 综合征）、帕金森病等，周围神经病变累及小神经纤维即可出现自主神经功能紊乱，可见于糖尿病、淀粉样变、遗传性感觉和自主神经病变，此外还可见于维生素 B_{12} 缺乏、HIV 感染、卟啉病等。入院后患者进行了相关检查，除外了上述病因，考虑为干燥综合征自主神经受累。干燥综合征周围神经病变患者中出现自主神经受累者为 3%~16%，可出现交感神经功能障碍如直立性低血压、少汗或无汗，以及副交感神经功能障碍如胃肠道动力异常、尿潴留、瞳孔收缩障碍等。

患者存在抗乙酰胆碱受体抗体（AChR. Ab），该抗体可特异性识别结合自主神经节突触后膜乙酰胆碱受体的 α_3 亚基或其他亚基，从而影响乙酰胆碱受体配体门控阳离子通道开放，阻碍了乙酰胆碱受体介导的交感、副交感神经和肠自主神经节突

触传递，影响神经节后自主神经的功能，而不损害自主神经纤维本身，类似于重症肌无力患者 AChR. Ab，该类疾病被称为自身免疫性自主神经节病（AAG）。自身免疫性自主神经节病患者血清神经节 AChR. Ab 水平高低与自主神经功能障碍严重程度显著相关，抗体水平高的患者其自主神经功能障碍广泛且严重，而抗体水平较低者症状多呈局灶性且较轻。

治疗上，首先针对原发病进行激素及免疫抑制剂治疗，但直立性低血压改善不明显。有研究发现干燥综合征该类神经病变对激素及免疫抑制剂反应差，可能的解释是由于其病理背景为淋巴细胞浸润背根神经节中的小细胞感觉神经元，造成细胞体缺失，小纤维丢失，而一般无血管炎表现，故对激素及免疫抑制剂反应差。有报道血浆置换可有短期效果，该例患者经血浆置换后抗体效价降低，临床症状改善，但目前上述治疗均为个例，仍有待进一步大规模研究证实。其他辅助治疗，如血管收缩剂，目前米多君是唯一被美国食品与药品管理局（FDA）批准用于治疗体位性低血压的药物，但该药的不良反应可加重卧位高血压。有文献报道自身免疫性自主神经节病患者的自主神经功能衰竭症状与体征主要是由神经节突触传递减弱所致，因此，抑制乙酰胆碱酯酶活性、增强神经节突触传递即能够改善神经源性直立性低血压，且不导致平卧位血压升高，顿服60mg 溴吡斯的明可显著改善直立位血压和外周血管阻力，并对卧位血压升高不明显。

该病例的发病、进展和诊治过程，均提示风湿科疾病的复杂性，可出现各个系统受累，遇到少见系统表现时需要我们风湿科医师能在临床中思路清晰，抓住突出表现，仔细分析，寻找更好的治疗方法，最终患者的原发病和受累系统均得到控制，达到了病情的稳定和缓解。

（边赛男　吴婵媛）

专家点评

　　该例患者为常见的自身免疫病导致的罕见系统受累。干燥综合征往往进展缓慢，我们所熟知的腺体外受累包括肺间质病变和肺大疱、间质性肾炎和肾小管酸中毒、高球蛋白血症和冷球蛋白血症、周围神经病变和视神经脊髓炎。而自主神经受累引发直立性低血压则实属罕见。在该例患者中检出了胆碱受体抗体，其可阻断自主神经节后突触信号传递，从而在机制上将原发病干燥综合征、B细胞过度活化和自身抗体产生，与自主神经功能紊乱和直立性低血压联系在一起。尽管对于这些自身抗原如何暴露和呈递、进而引发自身免疫应答的机制还有待研究，但这一病例拓宽了我们对熟知的自身免疫病的理解。作为经常面对"疑难杂症"的风湿科医师，我们不仅要掌握常见自身免疫病的常见表现，少见自身免疫病的典型表现，也要熟悉常见自身免疫病的少见/罕见表现，甚至少见自身免疫病的非典型表现。在临床实践中和经验交流中，我们常常惊叹于自身免疫性疾病系统受累的无限可能，我们所熟知的那些自身抗体也不过是冰山一角。因此当遇到其他原因难以解释的系统受累表现时，需要我们带着开放的眼光、跳出惯性思维的局限，大胆猜想、小心求证。

（赵丽丹）

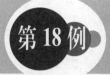

第18例 肌无力-发热-视物模糊-全血细胞减少

病例摘要

　　患者女性，45岁。因"双上肢无力4个月，发热、咳嗽2个月，视物模糊1周"入住北京协和医院风湿免疫科。患者4个月前出现双上肢近端肌痛、肌无力，搬重物困难，不影响梳头，劳累后加重，休息后缓解。2个月前中低热，Tmax 38.8℃，伴咳嗽，咳少量黄黏痰，并逐渐出现活动后气短，活动耐量下降，平地仅可行走100~150米。1周前出现视物模糊、轻度视力下降。外院查血常规：WBC 1.56×10^9/L，中性粒细胞比例73%，Hb 90g/L，PCT 63×10^9/L，为进一步诊治入院。起病后体重下降5kg。有染发、文眉史。既往史、婚育史、家族史无特殊。体格检查：T 36℃，HR 90次/分，R 20次/分，BP 102/73mmHg。营养较差，体型偏瘦；心（-），双下肺可闻及湿啰音，腹部（-），双下肢不肿。双上肢近端肌力Ⅳ⁻级对称、双上肢远端肌力Ⅴ级对称，双下肢近端肌力Ⅳ⁻级对称，双下肢远端肌力Ⅴ级对称，四肢肌张力正常，肌肉压痛（-）。实验室检查：血常规+网织红细胞：WBC 2.19×10^9/L，Hb 103g/L，PCT 60×10^9/L，网织红细胞百分比0.95%；血涂片：红细胞大小不等、形态不规则，血小板减少；动脉血气：pH 7.492，PCO_2 34.0mmHg，PO_2 57.6mmHg，SO_2 88.7%，cHCO3-（P）c 25.7mmol/L；尿常规+沉渣：pro trace，BCD trace，24hr UP

1.20g；血生化：丙氨酸转移酶（ALT）173U/L，天门冬氨酸氨基转移酶（AST）1088U/L，肌酸激酶（CK）1567U/L，乳酸脱氢酶（LDH）1385U/L，白蛋白（Alb）19g/L，谷氨酰转肽酶（GGT）569U/L，碱性磷酸酶（ALP）305U/L，总胆红素19.1μmol/L，直接胆红素13μmol/L，Cr 60μmo/L，尿素4.24mmol/L，三酰甘油（TG）5.15mmol/L；纤维蛋白原（Fbg）1.07g/L；超敏C反应蛋白（hsCRP）2.17mg/L；红细胞沉降率（ESR）12mm/1h；铁蛋白1640ng/ml；免疫球蛋白（Ig）G 16.79g/L，IgA 2.98 g/L，IgM 1.37 g/L；补体C3 0.104g/L，C4 0.03g/L。类风湿因子（RF）50.3U/ml；ANA：均质型1:640，胞质型1:160，抗ds-DNA 1:80/>800U/ml，抗组蛋白抗体（++）、抗Ro52抗体（+），抗细胞质抗体（+）；抗β_2GP_1 51RU/ml；抗人球蛋白试验（Coombs）IgG（++）；抗SP100抗体阳性。抗ENA、AMA、ANCA均（−）。胸部CT及肺动脉成像示双肺多发支气管扩张伴感染，无肺栓塞征象。痰培养：细菌涂片、培养：革兰阳性杆菌少量、革兰阴性杆菌少量，革兰阳性球菌较多成对成链；痰真菌、抗酸染色均阴性。眼科会诊：双眼后散在软渗，符合系统性红斑狼疮（SLE）视网膜病变。

诊断SLE（中度活动）、狼疮肾炎、狼疮视网膜病变，原发性胆汁性肝硬化（PBC），肺部感染，呼吸衰竭（Ⅰ型），予甲泼尼龙80mg/d静脉滴注，熊去氧胆酸（优思弗）250mg tid口服，莫西沙星0.4g/d，头孢他啶1g q8h静脉滴注，治疗3天后PLT回升至79×10^9/L，AST、ALT等下降。患者仍有发热，并有PLT再次降至30×10^9/L，Hb降至78g/L，Fbg降至<1.5g/L，血TG升高，SF持续升高，NK细胞数8个/μl、NK活性2%（参考范围9.5%~23.5%），骨穿刺：偶见吞噬细胞及吞噬血细胞现象 MV pp65抗原血症检测：13个阳性细胞/2×10^5WBC，诊

断合并 CMV 感染、（HLH）可能性大，加用更昔洛韦 250mg q12h 静脉点滴治疗，患者血小板、血红蛋白、Fbg 逐渐恢复，体温逐渐降至正常。经治疗，患者双上肢无力、肌痛改善，视力较前好转，抗 ds-DNA 降至 725U/ml、C3 由 0.104g/L 升至 0.462g/L、C4 由 0.03g/L 恢复至正常，ALT 降至 25U/L、AST 降至 30U/L、ALP 降至 72U/L、GGT 降至 161U/L；咳嗽、咳痰、气短好转，复查 CMV pp65 阴性，胸部影像学斑片影较前吸收。停用抗菌、抗病毒治疗，激素改为甲泼尼龙 44mg/d 口服，加用霉酚酸酯 0.75g 2 次/天口服出院。出院后规律门诊随诊，现甲泼尼龙已减至 4mg/d 口服，患者病情稳定。

病例讨论

本例患者为中年女性，亚急性病程，多系统受累。主要表现：①全身非特异症状：乏力、纳差、发热；②血液系统：血三系下降，以白细胞、血小板减少为主；血红蛋白轻度下降，LDH 升高，Coombs 阳性；③肾脏受累：24 小时尿蛋白定量 1.2g，Alb 19g/L；④肌炎：患者肌痛、肌无力，肌酶明显升高；⑤肝脏受累：ALT、ALP、GGT 均升高；⑥眼病：视物模糊、双眼视网膜病变。结合补体下降、多种自身抗体阳性（ANA 高效价阳性、抗 ds-DNA >800U/ml、抗 $β_2GP_1$ 51RU/ml、Coombs 试验阳性），符合 2009 年美国风湿病学会（ACR）对 SLE 的分类标准，诊断 SLE 明确，SLEDAI 评分 13 分，病情中度活动。

该患者为初治患者，病情中度活动，考虑到有可能会影响视力的视网膜病变、肾脏病变、肌炎等重要脏器受累，有糖皮质激素冲击指征。但由于患者同时存在发热、咳黄痰、低氧血症、I型呼衰，查体肺部湿啰音，影像学示双肺多发斑片实变影，提示同时存在严重的肺部感染，此时如进行激素冲击治疗，有加重感染及呼衰的可能，危及患者生命。此种情况下，应在尽快寻找病原学的同时先经验性抗感染治疗，并针对原发病 SLE 的治疗暂时选择 80mg/d 甲泼尼龙，力图兼顾原发病和肺部感染的控制。

经过初期的治疗，患者血象、肝功能有短暂好转，但仍有发热，且很快又有病情变化，再次出现血小板、血红蛋白的进行性下降，同时发现 Fbg 持续下降、血 TG 和铁蛋白持续升高，提示 HLH 可能，因此又进行了骨穿、NK 细胞计数、NK 活性等检查，寻找到了 HLH 诊断的初步证据。HLH 是一种免疫过度激活后，过度炎症反应导致细胞因子瀑布、巨噬细胞过度活化，从而引起的危及生命的侵袭性综合征。HLH 多数为继发性，分析该例原因：①继发于 SLE：文献报道 HLH 可与 SLE、类风湿关节炎、Still 病等多种风湿性疾病伴发，并可发生于病程的任何时期（包括初发、治疗期间、并发感染时等），此种情况下称为巨噬细胞活化综合征（MAS），部分 MAS 患者还存在 HLH 基因（如 PRF1、UNC13D）的杂合性突变。②感染：各种感染是诱发 HLH 急性发作的首要原因，尤其 EB 病毒（EBV）、CMV、细小病毒、单纯疱疹病毒和 HIV 等病毒感染。研究发现，淋巴细胞，特别是 $CD4^+T$ 淋巴细胞在 CMV 感染过程中或起到重要调控作用。合并感染、应用大剂量激素、联合应用免疫抑制剂可导致风湿病患者 CMV 感染风险增加。③恶性肿瘤：HLH 可与恶性肿瘤尤其血液系统肿瘤相伴，最常见的是淋巴瘤，包括 T 细胞、NK 细胞和间变性大细胞淋巴瘤以及白血病等。分析本例患者，SLE 诊断明确，治疗好转的过程中出现 HLH，暂无恶性肿瘤证据，则一方面可能与原发病有关，一方面要寻找感染尤其是病毒感染证据。进一步完善检查，发现血 CMV pp65 阳性，考虑 CMV 感染明确，HLH 可能为 CMV 继发。在充分疗程的抗病毒治疗后，临床 HLH 相关指标逐渐好转，支持该判断。HLH 病情凶险，进展迅速，如不及时治疗可进展为多器官功能衰竭，生存期仅短短数月。HLH 多数为继发，早期识别原发病因、积极去除病因，并辅以针对 HLH 的治疗（主要以糖皮质激素等抑制巨噬细胞功能治疗为主，该患者已在使用激素中），方可力挽狂澜，避免造成因细胞因子瀑布导致的多脏器功能损伤和衰竭的不良预后。

本例另一突出表现是肝酶、胆管酶明显升高，分析原因：①SLE 肝损害：SLE 肝损常见，多隐匿出现，也可暴发性发生，甚至可模拟重症肝炎的表现，但多以转氨酶升高为主，该患者除了肝酶的升高，还有胆酶异常，需除外其他原因；②嗜肝病毒感染，如 CMV 感染等：CMV 感染可导致肝损害，多以肝实质细胞破坏为主，以 ALT、AST 为主，ALP 和 TBIL 升高并不典型；其他嗜肝病毒感染：如 EB 病毒等，筛查阴性，不支持；③HLH：患者多数会出现肝炎，可有包括 AST、ALT、GGT、LDH 及胆红素的多种指标升高，文献报道 50%~90%HLH 患者肝酶水平超过正常上限 3 倍，但该患者在发生 HLH 前即有肝酶升高，且 HLH 控制后 ALP 和 GGT 仍处于异常范围，并不支持 HLH 所致；④合并自身免疫性肝病：患者胆酶升高更加显著，且抗 SP100 抗体阳性，抗 SP100 抗体对以肝内小胆管为主要靶组织损伤的 PBC 诊断敏感度为 20%~40%，特异度超过 95%，因此患者 PBC 诊断基本明确。此种 SLE 合并 PBC 的情况下，后续免疫抑制剂的选择会有所限制，需尽量选择肝损小的药物，如霉酚酸酯、硫唑嘌呤等，而避免 CTX、MTX 等常有肝损害副作用的药物。

纵观诊疗全过程，本例难点在于临床表现复杂，多系统受累，进展迅速，病情凶险，不允许有犹豫和耽搁的时间。治疗初期有 SLE 活动和重症肺部感染、呼吸衰竭并存的情况，需兼顾原发病和感染的治疗；治疗过程中出现 CMV 感染及其导致的 HLH，病情在短暂好转后又一度恶化，此时，尽早识别 HLH、寻找 HLH 病因以及确立病因后尽快对因治疗、迅速控制 HLH 进一步发展显得格外重要；病情得到初步控制后，由于合并 PBC，免疫抑制剂的选择也需斟酌。此种复杂病情下，既需对原发病进行积极控制，又要给予针对性的抗感染治疗，还要及时发现凶险的并发症，治疗兼顾其他合并症，最终有效控制患者病情进展，挽救患者生命，进而改善患者长期预后。

（景光婵　王　立）

专家点评

本例患者为诊断明确的初治 SLE 患者，又是一个难治的 SLE 患者，表现在肌肉、血液、肾脏、眼等多个重要系统/脏器受累；其肝脏受累和血液系统受累使免疫抑制药物的使用受到了限制；其合并重症感染，肺部表现为 I 型呼吸衰竭，又限制了原发病的加强治疗；出现严重合并症噬血细胞综合征，更增加了治疗的难度。本例患者治疗成功的经验在于不管是原发病还是感染等合并症，都需要早期诊断、早期治疗，在权衡原发病和感染等合并症的主要矛盾和次要矛盾不断转化过程中，采取了最恰当的治疗方案。

（苏金梅）

第19例 肢带型肌营养不良1例

病例摘要

患者女性，44岁。因"下肢无力10年，加重2年"入院。患者10年前起出现双小腿无力，走平地500米后症状明显，休息后可基本缓解，无明显晨轻暮重。2017年下肢无力感加重，蹲起及上台阶困难，伴双肩、双肘、双膝关节酸痛，无关节肿胀。病程中无肌肉疼痛、压痛，无上肢抬起困难，无呼吸困难、吞咽困难、饮水呛咳，无发热、皮疹、雷诺现象、口眼干、口腔溃疡。外院查血生化：LDH 472U/L，CK 3136U/L，CKMB 40.2ng/ml，MYO 309ng/ml，cTnI 0.057ng/ml。肌炎抗体谱（抗Jo-1、抗PL-7、抗PL-12、抗EJ、抗OJ、抗SRP、抗HMGCR、抗TIF1γ、抗SAE1、抗Mi-2、抗NXP2、抗MDA5抗体）（-）。肿瘤标志物（-）。肌电图：肌源性损害。考虑多发性肌炎，予泼尼松20mg qd治疗，肌无力症状无明显改善，血CK无明显下降。激素治疗后出现背部酸痛乏力。既往史、个人史、家族史均无特殊。入院查体：T 36.7℃，HR 70次/分，BP 117/73mmHg，SpO_2 97%（自然状态）。未见向阳疹、Gottron疹、V区红斑、技工手、毛细血管扩张、皮肤硬化。双下肢近端肌力Ⅴ⁻级，双上肢近远端及双下肢远端肌力Ⅴ级。心脏、肺及腹部查体（-）。

诊治经过：入院后完善检查：血常规：WBC $4.14×10^9$/L，

NEUT# 1.84×10^9/L，Hb 115g/L，PLT 208×10^9/L。尿常规、大便常规无异常。CRP 1.27mg/L，ESR 27mm/1h。ANA18 项：ANA（+）散点型 1:160，抗 CENP-B 抗体（++），余（-）。抗 ENA 均（-）。RF（-）。血清肿瘤标志物（-）。胸部高分辨 CT 大致正常。超声心动图、心脏 MRI、Holter（-）。肌酶谱：CK 1293~614U/L，CKMB 15.8 ～ 4.4μg/L，cTnI 0.169 ～ 0.271μg/L，Myo 313 ～ 102μg/L。复查肌炎抗体谱（-）。双大腿 MRI：双侧臀部及大腿肌群萎缩，伴脂肪浸润，未见明显肌肉水肿。双小腿 MRI：双侧小腿肌群萎缩，部分脂肪浸润，未见明显肌肉水肿。背部软组织 MRI：背部脊柱旁肌群萎缩，伴脂肪浸润，未见明显肌肉水肿。局麻下行左小腿腓肠肌活检术，病理回报：肌纤维明显大小不等并普遍钝圆，散在一些中-重度萎缩形肌纤维，未见束周萎缩，肌内膜及束膜轻度增厚，未见单个核炎性细胞灶性浸润。免疫组化：肌内膜散在少数 CD4$^+$、CD68$^+$ 细胞，未见 CD8$^+$ 细胞，未见 CD20$^+$ 细胞，肌纤维膜 MHC-I 表达无增加。考虑患者特发性炎性肌病证据不足，遗传代谢性肌肉疾病可能性大。遂送检 NGS 全外显子基因测序，结果示：DYSF 基因存在两处杂合突变（c.965T>C chr2-71747946，c.1180+5G>A chr2-71753481）。行家系验证，示该患者父母分别携带其中一个突变基因，患者两个女儿分别携带其中一个突变基因，患者父母及两个女儿均未见肌无力症状。结合病史、查体及辅助检查，该患者诊断肢带型肌营养不良（2B 型）。随访 9 个月，患者下肢无力症状逐渐加重，神经内科门诊规律随诊中。

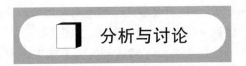

分析与讨论

肢带型肌营养不良（limb-girdle muscular dystrophy，LGMD）

包括一组在病理生理机制、临床表现、疾病严重程度等多方面存在广泛异质性的遗传病。多数 LGMD 病例呈现常染色体隐性或常染色体显性遗传特征。LGMD 的临床特征表现是进行性肌无力及肌肉萎缩，主要累及肢带肌（如肩胛带肌、骨盆带肌，或二者均受累）。最常见的 LGMD 亚型如下：LGMD2A（钙蛋白酶病，CAPN3 基因突变）（占 15%~40%），LGMD2B（dysferlin 肌病，DYSF 基因突变）（占 5%~35%），LGMD2C-LGMD2F（肌聚糖病，α、β、γ、δ 肌聚糖基因突变）（占 10%~20%），LGMD2I（肌营养不良蛋白聚糖肌病，FKRP、GMPPB、ISPD、LARGE、POMGnT1、POMT1、POMT2 等基因突变）（占 20%~40%），LGMD2L（anoctamin 5，ANO5 基因突变），LGMD1B（核纤层蛋白病，LMNA 基因突变）（占 5%~10%）。组成 LGMD 的一组疾病是肌无力疾病谱中第 4 常见的遗传性原因，其患病率约为 1/20000，其发病年龄从儿童早期至成年期不等。

Dysferlin 基因（DYSF）突变可导致两种主要类型的肌营养不良（LGMD2B 型和 Miyoshi 远端型肌病），并可导致从无症状高肌酸激酶血症到快速进展致严重功能缺失的广泛临床表型的肌肉疾病。LGMD2B 的发病年龄从 15 岁至 35 岁不等，通常以下肢近端肌无力症状起病，亦可累及远端肌肉，患者可能出现进展性上肢无力，但无面肌无力或吞咽困难。如果仅累及肢体远端的肌肉，称之为 Miyoshi 远端肌病。LGMD2B 患者心肺受累少见，常无症状，多在疾病病程的晚期出现。血清肌酸激酶的水平可能显著升高，从 1000~40000U/L 不等。肌电图显示存在小幅多相电位的肌病改变。受累肌肉活检病理及免疫组化提示存在肌纤维变性及再生的营养不良性改变。在 40% 以上的病例中，肌肉活检亦可显示存在炎性特征。肌肉活检有助于诊断，但确诊依靠基因检测。LGMD 需要与主要累及近端肢体肌肉的相关疾病鉴别。LGMD2B 通常缓慢进展，在起病 10~20 年后需使用轮椅。治疗以支持治疗为主，目前尚无可改变病情的治疗方法。治疗目的包括维持肌肉运动功能，治疗相关并发症，提高生活质量。

风湿免疫科经常收治的多发性肌炎患者，成人发病的高峰年龄为 40~50 岁，但任何年龄均可受累。大多数患者表现为对称性近端骨骼肌无力。常有间质性肺疾病、吞咽困难、多关节炎以及全身症状，部分患者会出现雷诺现象。辅助检查常见肌酶升高，自身抗体阳性（包括抗核抗体、肌炎特异性自身抗体），血清和尿液肌红蛋白水平增高。目前临床常参考 1975 年的 Bohan& Peter 分类标准辅助诊断：①对称性近端肌无力；②血清肌酸激酶水平升高；③肌电图提示肌源性损害；④肌活检有特征性异常表现，且无其他肌病的组织病理学表现。典型肌肉活检病理表现包括：炎症细胞浸润主要位于肌束内，无束周萎缩，肌纤维损伤由包围及侵犯肌纤维的 CD8$^+$ 细胞毒性 T 淋巴细胞介导，肌纤维中 MHC-I 的表达增强。可见，多发性肌炎与肢带型肌营养不良与从发病年龄、受累肌群、肌电图表现上均较为相似，两者的肌肉活检病理常常缺乏特异性表现，而临床常用的分类标准也难以将两者明确区分开来。因此，当风湿免疫科医师在临床中遇到肢体近端肌无力起病的患者，需考虑到肢带肌营养不良等遗传代谢性肌病，必要时可进一步行相关致病基因检测。结合本例患者，从症状角度分析，患者病程长但无上肢肌肉受累，除肌肉病变外，无其他结缔组织病常见表现；从辅助检查角度分析，患者缺乏结缔组织病特异性较强的抗体，亦无肌炎特异性抗体，肌肉 MRI 未见肌肉水肿而脂肪浸润重；从肌肉病理分析，无多发性肌炎典型表现，甚至无明显炎细胞浸润；从治疗反应分析，激素治疗后病情反而加重。以上均为特发性炎性肌病的不典型之处，为减少误诊、漏诊，避免长期应用激素及免疫抑制剂相关副作用，临床医师应充分鉴别其他类似疾病，包括 LGMD、抗肌萎缩蛋白病（DMD 和 BMD）、获得性肌肉疾病（如中毒性、内分泌源性）、非肌肉疾病（如重症肌无力及脊髓性肌萎缩）等。2017 年 ACR/EULAR 联合提出了特发性炎性肌病的新分类标准，敏感性和特异性均较 Bohan& Peter 分类标准有所提高，可以作为不典型患者鉴别诊断时的辅助工具。以本患者为例，按照有肌肉活检的计分系统，18~40 岁间起病积 1.5 分，对称性下肢肌无力积 0.5 分，腿部肌无力近端重于远端积 1.2 分，肌酶升高积 1.4 分，共 4.6 分，<6.5 分，其诊断特发性炎性肌病的概率<50%，因此可分类为非特发性炎性肌病患者。由此可见，新分类标准在不典型患者的诊断方面存在着一定的指导意义。

（吴　迪）

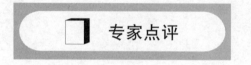

专家点评

本例报道的诊疗过程并不复杂曲折，诊断似乎是迎刃而解、水到渠成的，但却体现了临床医学的两个重大特点：①现代医学专科细化导致了巨大的知识盲点。专科越来越细，专科医师对本领域以外的医学知识越来越生疏，在诊断上容易先入为主、囿于成见，导致误诊。这就需要临床医师，一方面在平素有意识的扩展自己的知识面；一方面遇到患者，不能只着眼于符合本专科诊断的临床特点，还要关注不符合本专科诊断的临床特点。②临床医学的进步高度依赖医学科技的进步。本患者之所以在发病 10 年后得以诊断，与近年来高通量基因测序技术的普及直接相关。没有便捷的基因测序技术，该患者单纯依据临床特点进行诊断将是非常困难的。综上，本病例不仅让我们了解了 LGMD 的临床特点与诊断方法，更重要的是提醒我们在临床实践中，要有意识地跳出自己专科的固有思维，还要积极的学习应用新的医学科技手段。

（张奉春）

第20例 多关节肿痛-皮下结节-左膝关节囊肿、褐色积液

病例摘要

　　患者女性，52 岁。因"多关节肿痛 24 年，皮下结节、左膝关节肿痛加重 1 年余"入住北京协和医院风湿免疫科。患者 24 年前开始先后出现双手多个近端指间关节（PIPJ）、掌指关节（MCPJ），双侧腕、肘、肩、踝、膝等关节肿痛，晨僵约 30 分钟。此后症状反复出现逐渐加重，出现双手、足小关节畸形，未正规诊治，间断用"民间偏方"治疗。2010 年 3 月左膝关节红、肿、热、痛加重，影响日常活动，双前臂伸侧近肘关节处出现皮下结节。2011 年 9 月左膝关节红肿热痛加重，当地医院膝关节正位片示左膝关节间隙重度狭窄，骨质破坏，行左膝"关节腔冲洗术"，冲洗出 100ml 深褐色积液，关节肿痛仍进展，穿孔部位皮肤红肿、破溃，无发热，予青霉素、左氧氟沙星抗感染治疗 10 余天无效，为进一步诊治入住北京协和医院。患者起病来体重无变化。丈夫 10 年前曾患肺结核，正规抗结核治疗后已痊愈。其他既往史、个人史、婚育史、家族史无特殊。入院体格检查：轮椅入室，痛苦病容；T 37.2℃，HR 92 次/分，R 20 次/分，BP 123/80mmHg；双颊潮红，心、肺、腹未见异常。双手尺侧偏斜，双手示、中指见"天鹅颈征"，各 MCPJ 及第 $PIP_{2-4}J$ 肿、压痛阳性，双腕、肘

及肩关节压痛阳性，无肿。双肘关节伸侧可及硬性皮下结节，直径约1cm，活动性好，压痛阳性。左膝关节内侧皮肤瘀斑、结痂，关节肿大明显，关节周围囊肿，波动感，浮髌征阳性，凉髌征阴性；右膝关节压痛阳性，无肿。双足姆外翻。实验室检查：血常规：WBC 12.28×10^9/L，Hb 111g/L，PLT 468×10^9/L。生化正常。hsCRP 79.5mg/L；ESR 78mm/1h；IgG 18.3g/L，IgA 4.13g/L，IgM 2.53g/L。RF 1650×10^{3}U/L；抗CCP抗体235×10^{3}U/L；补体、ANA、抗ENA、ACL、肿瘤指标正常。心电图、心脏、腹部及妇科超声：未见异常。双手正位片：双手MCP、PIP、双腕关节间隙狭窄。双膝关节正位片：左股骨关节面下骨质硬化、骨质破坏，左膝关节间隙变窄、周围软组织肿胀、密度增高。双足正侧位片：左侧第一跖趾关节，右侧第五跖趾关节半脱位，关节间隙狭窄，关节面下骨质侵蚀。骨扫描（图1）：左腕、左膝和右踝关节炎性病变。左膝关节超声（图2）：关节周围低至无回声，滑膜囊肿伴出血感染可能。左膝关节囊肿穿刺得褐色黏稠混浊液体20ml，常规WBC 25～30个/高倍视野，RBC 0～3个/高倍视野，细菌涂片培养、真菌涂片培养及抗酸染色阴性。诊断类风湿关节炎（RA）、肺间质病变。予甲泼尼龙80mg/d静脉输注、甲氨蝶呤10mg/w、雷公藤多苷20mg 3次/天治疗，关节症状稍好转，类风湿结节变小，复查hsCRP降至9.05mg/L，ESR降至25mm/1h。激素减量至泼尼松40mg/d口服，甲氨蝶呤加量至12.5mg/w。结核杆菌酶联免疫斑点试验（T. spot. TB）：（A）992SFC/10^{6}M，（B）1400 SFC/10^{6}M；结核菌素皮肤试验：阴性；胸部CT（图3）示：双肺间质病变，双肺小结节，右侧胸膜增厚。呼吸内科会诊活动性肺结核证据不足。考虑陈旧性结核不除外，加用异烟肼、利福平及乙胺丁醇治疗并出院。患者出院1个月后，囊肿积

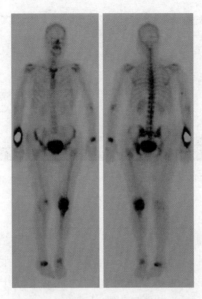

图 1　骨扫描示左腕、左膝和右踝关节炎性病变

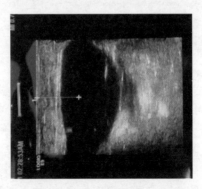

图 2　左膝关节超声示关节周围低至无回声

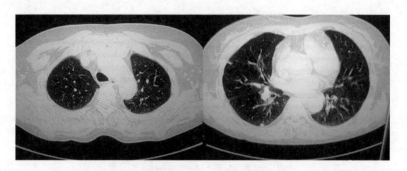

图 3 胸部 CT 示双肺间质病变，双肺小结节，右侧胸膜增厚

液分枝杆菌培养回报阳性。诊断 RA，左膝关节结核感染。联系患者复诊，逐渐将激素减量，抗结核药物加用吡嗪酰胺、莫西沙星。目前随诊 2 年余，抗结核药、激素已停用，关节情况恢复良好，因经济原因未再复查胸部 CT。

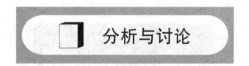

分析与讨论

患者以对称性外周多关节肿痛起病，大小关节均有受累，尤其双手多个 MCP、PIP 受累，伴晨僵约 30 分钟，病变迁延不愈，反复发作，病程超过 20 年，已导致双手尺侧偏斜、"天鹅颈""蹈外翻"等畸形，并出现关节伸侧皮下结节。入院后查 RF、抗 CCP 抗体阳性，影像学示关节面下骨质侵蚀、关节间隙狭窄，RA 诊断明确。且同时出现类风湿结节、肺间质病变，提示已出现关节外表现，病情活动。病房给出的治疗方案为甲泼尼龙 80mg/d、甲氨蝶呤 10mg/w、雷公藤多苷 20mg 3 次/天。

病程中左膝关节症状加重与皮下结节出现基本平行，由于患者长期未接受正规诊治，似乎可以用疾病进展和活动来解释，但仔细分析，患者左膝关节病变有些疑点：①非对称性：左膝关节受累为主；②关节周围：病变不止局限于膝关节，还扩展至关节周围；③红、肿、"热"：关节表面红、肿突出，相较而言"热"的特征并不突出；④褐色积液：关节囊肿抽出的积液为混浊、黏稠的褐色液体，与无菌性炎症关节积液特点不符；⑤不伴全身症状：病程中无发热、盗汗等全身中毒症状；⑥影像学特点：左膝关节既有骨质硬化，也有骨质破坏，且关节间隙变窄、周围软组织肿胀；⑦抗生素、激素治疗效果欠佳：患者在院外用过青霉素、氧氟沙星等抗生素 10 余天无效，入院后使用大剂量糖皮质激素，在皮下结节好转的同时，关节症状缓解情况不满意。所有这些特点均提示，左膝关节病变可能无法用原发病活动来解释，也无法用普通的病原学感染解释。

因此，除了对原发病的评价，病房重点针对左膝关节周围囊肿进行了感染方面的病原学检查。病史方面，患者无疫区疫水接触史，爱人曾患结核病，已痊愈。血液标本的细菌、病毒、真菌、布氏杆菌凝集试验等检查均为阴性，左膝关节囊肿积液的细菌涂片、培养，真菌涂片、培养及抗酸染色也为阴性，分枝杆菌培养时间较长，住院期间未能拿到结果。但是，我们得到了 T. spot. TB 高效价阳性的结果。T. spot. TB 是 γ-干扰素释放试验的一种，其原理为利用致病性结核分枝杆菌的 2 个特异片段与患者外周血单个核细胞共培养，如患者有活动性或潜伏性结核感染，记忆性 T 淋巴细胞在抗原刺激下会产生 γ-干扰素，通过 γ-干扰素释放数量反映患者结核感染现状。风湿免疫病患者在糖皮质激素、免疫抑制剂治疗中处于免疫低下状态时，T 淋巴细胞功能受抑，可能无法在抗原刺激下活化和释放 γ-干扰素，造成假阴性结果。该患者 T. spot. TB>2000；有结核接触史；胸部 CT 可见双肺小结节，右侧胸膜增厚，虽活动性肺结核证据不足，但陈旧性结核不除外；同时左膝关节红、肿突出，"热"并不突出；关节积液褐色、混浊、黏稠；影像学示骨质硬化和破坏共存；激素、抗生素治疗无效。虽暂无抗酸染色或分枝杆菌培养阳性等结核感染"金标准"证据，但仍考虑合并关节结核感染可能性大。因此，在原发病治疗基础上，同时给予了三联抗结核治疗，患者好转出院。出院后 30 天，分枝杆菌培养结果阳性，最终证实了关节结核的诊断。

骨关节结核占所有结核感染的 2.2%~4.7%，多由全身血行播散而来，故多见于血供丰富且负重大或运动多的关节，以脊柱、髋关节和膝关节发生率最高。结核感染通常不仅累及关节，还累及关节囊、滑膜、关节周围韧带、椎间盘甚至肌肉等，可形成"冷脓肿"，甚至破溃形成窦道。关于 RA 合并骨关节结核的报道不多，多是 RA 经激素、免疫抑制剂或生物制剂后出现潜伏结核感染的激活或播散的研究，因此目前推荐在肿瘤坏死因子抑制剂治疗前应常规筛查结核，尤其结核杆菌皮肤试验、T. spot. TB、X 线胸片等检查。本患者虽未经正规治疗，但常使用民间偏方缓解症状，这些药物可能也包含糖皮质激素、雷公藤多苷等成分，使机体处于免疫抑制状态，从而激活原有的潜伏感染，并血行播散至左膝关节，导致左膝关节的结核感染。

对本例的思考：①虽"一元论"是临床思维的基本思想，但当病情复杂，病情全貌无法用"一元论"解释时，需更宽更广的思路，必要时"二元论"甚至"三元论"可能才是最终正确诊断。②我国的结核疫情仍不容乐观，结核无处不在，尤其在免疫抑制状态下潜伏结核可被激活，且肺外结核某些时候不伴有全身发热、盗汗等症状，容易被忽略或误诊。③骨关节结核具备特定的临床和影像学特点，对骨、软骨、关节、关节周围软组织"通吃"，常形成"冷"脓肿。④T. spot. TB 高效价阳性对诊断和筛选结核感染者意义重大。结核分枝杆菌培养虽耗时较长，但对于高度怀疑结核分枝杆菌感染的患者，务必反复留取标本进行分枝杆菌培养。

（王　立　吴庆军）

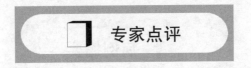

专家点评

　　此例患者为诊断明确的 RA 患者，病史 20 余年，而未正规治疗，目前疾病活动。近 1 年出现单关节为主的关节红肿热痛的炎症表现，局部治疗及短期常见细菌抗生素治疗效果不佳。通过病史中有结核接触史，化验 TBSPOT 明显升高，局部关节液的分枝杆菌培养阳性最终确定为 RA 合并关节结核。RA 表现为关节炎，关节结核也表现为关节炎，合并出现时易造成误诊，到底是原发病活动还是合并感染？这一鉴别诊断是一直需要贯穿患者随诊始终的。当想到需要鉴别时，诊断就不难了。

（苏金梅）

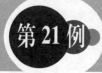

第21例 抗环瓜氨酸肽抗体阳性银屑病关节炎伴肺间质病变1例

病例摘要

　　患者女性，62岁。6年前背部、臀区、四肢出现大片皮疹，诊断为"银屑病"，未治疗。半年前无明显诱因出现反复干咳，伴胸闷。1个月前出现多关节肿痛，累及颞颌关节、双手多个近端指间关节、掌指关节、双腕、双膝、双足跖趾关节，伴晨僵，持续约0.5小时，活动后好转。查体：双手背、肘部、臀区可见斑丘疹伴鳞屑样脱屑（图1），双肺可闻及爆裂音，心、腹查体无特殊。双手近端指间关节、双腕、左膝关节及双足跖趾关节肿胀、压痛，双手指甲可见顶针样改变。辅助检查：血、尿、便常规及生化检查未见异常，ESR 65mm/1h，CRP 24.1mg/L（正常值<7.9mg/L），IgG 20g/L，抗CCP抗体阳性128.96U/ml（正常值0~20U/ml），RF、抗角蛋白抗体、抗核周因子、ANA、抗ENA等阴性。双手正位片示骨质疏松。胸部高分辨CT示双肺胸膜下多发斑片索条影，部分呈网格状改变，可见胸膜下线影，左侧胸膜多发局限性增厚钙化（图2）。肺功能示限制性通气功能障碍，弥散功能减低[肺总量TLC（Act1/Pred）73.9%，弥散量44.9%]。纤维支气管镜检未见异常；灌洗液涂片示大量肺泡上皮细胞、吞噬细胞，少量淋巴细胞及中性粒细胞，个别嗜酸性粒细胞及红细胞。诊断银屑病关节炎PsA（对称性多关节炎型）、肺间质病变。

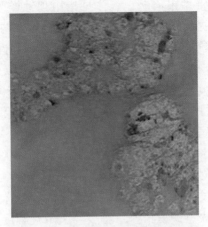

图1 皮肤斑丘疹伴鳞屑样脱屑皮疹

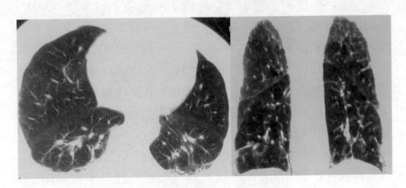

图2 胸部高分辨CT示肺间质病变

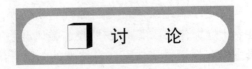

讨 论

本例患者临床特点：①全身四肢、躯干大面积皮疹伴鳞屑样脱屑，为寻常型银屑病，查体见指甲顶针样改变；②干咳、胸闷，影像学提示双肺胸膜下斑片及索条影、网格状改变、胸膜下线，肺功能检查有弥散功能障碍，符合肺间质病变表现；③关节症状表现类似类风湿关节炎的对称性多关节炎，且关节症状出现于肺间质病变之后；④抗 CCP 抗体阳性，抗核抗体、类风湿因子阴性。患者有明确的银屑病史，之后相继出现肺间质病变和关节病变，考虑银屑病关节炎（PsA）。

PsA 分为 5 型：单/寡关节炎型、远端指间关节炎型、残毁性关节炎型、对称性多关节炎型、脊柱关节炎型。7%~42% 的银屑病患者会发生关节炎，斑块状或寻常型银屑病是 PsA 患者最常见的皮肤表型，皮损严重程度与关节炎程度无相关性。多数 PsA 患者关节症状出现于皮肤表现多年后，但 35% 的患者同时发生皮肤病变和关节症状；另约 15% 的患者以关节炎起病，后出现银屑病，其发病机制尚不清楚，可能与遗传、环境及免疫等多种因素有关。

CCP 是环状聚丝蛋白的多肽片段，抗 CCP 抗体在类风湿关节炎的阳性率达 90% 以上，是类风湿关节炎诊断及预后判断的重要指标，高效价抗体患者更易出现骨侵蚀。但抗 CCP 抗体并非类风湿关节炎的特异性抗体，干燥综合征、系统性红斑狼疮、PsA、多中心网状组织增生症等也可见到抗 CCP 抗体，尤其是有骨侵蚀性病变的患者。抗 CCP 抗体在银屑病关节炎的阳性率 7%~17.5%，抗 CCP 抗体阳性患者易出现多关节受累、早期关节侵蚀及功能受限和影像学快速进展，是预后不佳的危险因素。

肺间质病变是结缔组织病常见的肺脏受累表现，常见于系统性硬化症、干燥综合征、皮肌炎/肌炎、类风湿关节炎等。在脊柱关节炎中也有报道，如强直性脊柱炎的上肺纤维化空洞样表现，常见于病程较长、炎症控制不佳的患者。强直性脊柱炎患者上肺纤维化多在关节症状 5 年后出现，原因不明，考虑与胸廓活动度受限、顶端机械应力变化引起呼吸力学改变有关。但银屑病关节炎相关肺间质病变报道少见。Carlos 等总结了 1472 例脊柱关节炎患者，其中 271 例 PsA 患者中仅 1 例出现肺间质病变；日本有寻常型银屑病合并肺间质病变的个案报道。另有银屑病应用甲氨蝶呤、肿瘤坏死因子抑制剂治疗后出现肺间质病变的报道。本例患者无上述药物使用史，不支持药物所致肺间质病变。PsA 相关肺间质病变的发病机制尚未见文献报道，有待进一步研究。

（刘　晶　王　立）

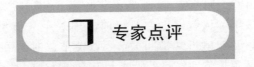

专家点评

银屑病关节炎和类风湿关节炎都会造成关节破坏，但是每种疾病也有各自的特点，例如银屑病关节炎主要受累部位为远端指间关节，可以出现银屑病和指甲病变；类风湿关节炎主要受累部位为近端指间关节，可以出现 RF、CCP 抗体阳性，以及类风湿结节、肺间质病变等关节外表现，这些是典型疾病的鉴别要点。当银屑病关节炎患者表现为多个关节受累，皮疹出现晚或不明显时，不易与类风湿关节炎鉴别。此例患者银屑病典型，关节表现为多关节炎，首先考虑银屑病关节炎。患者同时出现 CCP 抗体阳性及双下肺的间质病变，到底是用一元论（银屑病关节炎）解释，还是二元论（银屑病关节炎和类风湿关节炎）解释还有待随诊观察。

（苏金梅）

第22例　多关节肿痛-腰背痛-全身多发包块

病例摘要

　　患者男性，54岁。因"多关节肿痛8年，腰背痛、全身多发包块2年"入院。患者8年前出现双手掌指关节持续肿痛，逐渐累及双侧近端指间关节、腕关节、肘关节、肩关节、踝关节、颞颌关节，伴双手晨僵大于1小时，同时出现双肘关节伸面质韧结节，直径1cm，无痛，无发热、咳嗽、胸闷。就诊外院，查血常规、肝肾功正常；ESR 45mm/1h，CRP 53.51mg/L，RF 101.6U/ml；双手正位片未见异常；胸部CT示双下肺轻度间质病变，诊断"类风湿关节炎"，间断中药、NSAID、来氟米特、雷公藤治疗，关节肿痛、晨僵缓解，但监测ESR、CRP仍持续明显升高，胸部CT示肺间质病变缓慢加重。2年前起无明显诱因出现腰背部胀痛感，屈曲位可部分缓解，否认肢体无力、麻木、二便异常。外院行腰椎MRI示腰2、3水平椎管内硬膜外囊样信号，伴椎管明显狭窄。1年前出现双手腕关节多发囊性包块，逐渐增大至数厘米大小，质软无压痛，后逐渐累积近端指间关节、胸锁关节、胸骨柄体交界处进行性增大，部分可自行消失，局部无皮温升高，无明显关节肿痛，患者无发热。就诊于结核病专科医院，查结核抗体（-），T. spot. TB（-）；胸部CT：双侧间质性改变大致同前（图1），所及胸锁关节、胸骨局部骨质破坏，伴局部邻近软组织肿胀（图2）。全脊髓

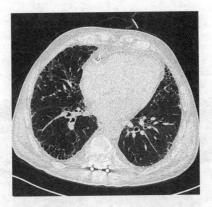

图1 胸部CT示双下肺间质病变

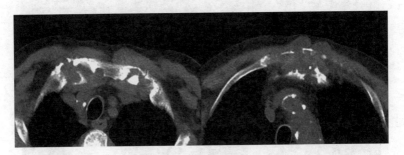

图2 胸部CT示双侧胸锁关节、胸骨骨质破坏、软组织肿胀

磁共振提示胸8、9椎体改变伴多发周边软组织异常信号影（图3），考虑椎体感染征象，结核软组织脓肿形成可能性大，腰2、3椎体椎管内硬膜外囊样信号同前（图3），颈、胸背部软组织改变，结核伴脓肿形成可能性大。考虑脊柱结核，予以异烟肼、利福平、乙胺丁醇抗结核，并对胸8、9椎体及腰3、4椎管肿物行手术治疗，椎体组织及椎管内肿物病理：抗酸染色（－），局部坏死组织中见大量泡沫样细胞、胆固醇结晶及风湿小体，结合临床，符合风湿性关节炎。患者术后疼痛好

转，继续抗结核治疗。但颈部及上胸部皮下肿胀加重，行全脊柱磁共振示：颈背部多发椎体水平皮下软组织见不规则异常信号，以长 T_1、长 T_2 信号为主（图4），抑脂像呈高信号。予以

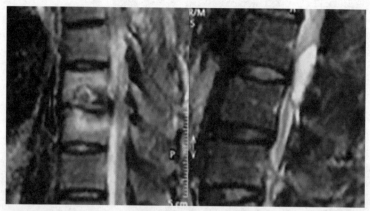

图3 脊柱 MRI 示胸8、9椎体病变，腰2、3椎体椎管内硬膜外囊样信号

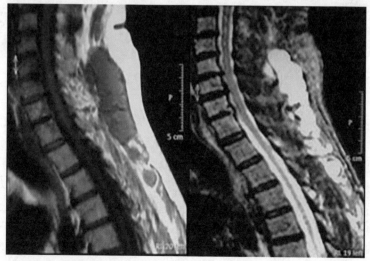

图4 颈背部皮下软组织异常信号，以长 T_1、长 T_2 信号为主

超声引导下穿刺引流，送检引流液各项病原学检测均阴性，引流口持续不愈合，间断外渗黄色脓液。为进一步诊治收入病房。患者否认发热、脱发、皮疹、光过敏、口眼干、猖獗齿、口腔、外阴溃疡等。患者病来精神可，精神睡眠饮食可，二便同前，近期体重无明显变化。既往史无特殊；个人史：吸烟30年，每天10支，不酗酒；家族史无特殊。入院查体：生命体征平稳，双下肺闻及少量爆裂音，双下肢无水肿。胸锁关节、胸骨柄体交界处可见多发包块（图5），质软无压痛，颈部及上背部弥漫性肿胀，边界不清，质软，无压痛，皮温不高，右肩胛区可见

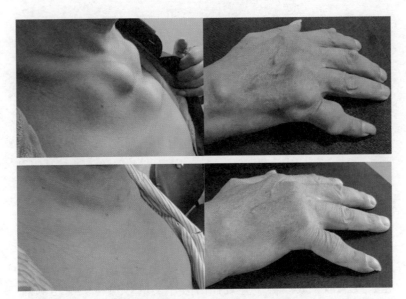

图5　全身多发包块，治疗前后对比（激素治疗后颈胸部皮下脂肪明显增多）

引流口窦道，有黄色脓液渗出。双上肢肘关节伸面可触及皮下实性结节，无压痛及皮温升高，肘关节伸展活动受限。左侧腕关节伸面见两包块、右侧腕关节见一包块；双腕活动受限，右手 MCP 2~5 J，PIP 2~3、5 J 可触及囊性包块，质软无压痛，MCP 关节活动受限（图6）。

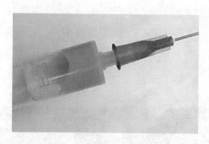

图6　左侧胸锁关节包块穿刺抽出淡黄色脓液

诊治经过：入院后完善检查：血常规、尿常规、肝肾功能、尿酸、Ig、补体无异常；大便常规及潜血（－）；ESR 85mm/1h，hsCRP 90.87mg/L；RF 224.7U/ml，抗 CCP 368U/ml；ANA、抗双链 DNA、抗 ENA、ANCA（－）；ASO 正常；CA 系列、血清免疫固定电泳（－）；T. spot. TB、真菌 D-葡聚糖（G 试验）（－）。右手指间关节、腕关节、左侧胸锁关节、背部窦道脓液送检（图6，抽干囊液后肿物数天内即恢复原始大小）：偏振光显微镜下未见双振光晶体；细菌、真菌、奴卡菌、放线菌、分枝杆菌涂片及培养均（－），分枝杆菌核酸测定（－）；心电图、心脏彩超（－）；腹部 B 超及增强 CT（－）；体表肿物超声检查示，肩背部混合回声区，考虑脓肿伴部分液化。全身骨显像，第8、9胸椎病变性质待定，余脊柱异常所见良性病变可能性大，四肢大、小关节异常所见炎

性病变可能性大。胸腰椎增强 MRI 示病变大致同前。右手 X
线及 MRI 示骨侵蚀及骨关节周囊袋样包裹性肿物（图7）。我
院病理科会诊外院活检切片：局灶退变坏死，坏死周边有组织
细胞围绕，形态符合类风湿结节，其周纤维组织间大量泡沫细
胞聚集及胆固醇结晶，考虑黄色瘤样反应。免疫组化：
CD68（+），S-100（-）；PAS、抗酸、六铵银（-）。专业组
查房，考虑患者类风湿关节炎（RA）诊断明确，存在类风湿
结节、肺间质病变等关节外表现，全身多发包块无感染证据、
抗感染无效，考虑为 RA 导致多发滑囊囊肿，建议予大剂量激
素联合免疫抑制剂全身治疗，观察囊肿变化，若治疗效果不
佳，可于影响功能处予以局部激素+MTX 治疗，停用抗结核药
物。遂予 MP 40mg qd po，CTX 0.4g iv qw，3 周后激素逐渐减
量。治疗后患者全身包块迅速减小至消失（图5），背部窦道
愈合，复查 ESR、CRP 恢复正常。门诊随访至今半年，无发
热、关节肿痛，包块无复发，ESR、CRP 持续正常，复查胸部
CT 示胸骨周围软组织明显吸收、骨质破坏同前，复查胸腰椎
MRI 示胸椎椎体病变无明显变化，腰椎无新发病变。

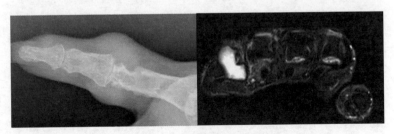

图7 右手 X 线及 MRI 示骨侵蚀及骨关节周囊袋样包裹性肿物

分析与讨论

患者为中年男性，慢性病程，其临床表现可分为两个阶段。第一阶段为 8 年前至 2 年前，患者关节肿痛，累及双侧多发大小关节，伴明显晨僵，有无痛性皮下结节，炎症指标升高，RF 阳性，胸部 CT 示肺间质病变，NSAID 及 DMARD 有效。第二阶段为 2 年前至今，患者出现腰背部痛，影像学是胸椎椎体破坏、腰椎椎管内肿物，手关节、胸骨周围多发囊性包块伴周围骨质破坏，颈背部皮下液性肿物，各肿物及包块的活检、引流液病原学均阴性，抗结核治疗无效。患者第一阶段是非常典型的 RA 表现，诊断 RA 明确，不仅存在关节表现，还存在类风湿结节、肺间质病变等关节外表现。患者既往 RA 治疗不规律，虽然关节肿痛症状不明显，且无明显感染迹象，但 ESR、CRP 持续偏高，仍考虑存在 RA 的全身炎症活动。第二阶段的临床表现是患者本次入院的主要原因，可以概括为三个方面：①脊椎：胸椎破坏，腰椎管内囊性占位；②皮下：多发关节周围皮下囊性包块，右颈背部皮下囊肿；③外周骨：胸骨、胸锁关节、指骨多发骨破坏。

针对患者的临床表现，有以下鉴别诊断：

患者长期不规律 DMARD 治疗，不除外存在免疫抑制，目前出现全身骨质破坏、皮下脓肿，首先应高度怀疑感染。考虑到患者第二阶段病史已近 3 年、虽病变广泛而无发热、病变局部无红热等炎症表现，普通细菌感染基本除外，应考虑结核分枝杆菌、非结核分枝杆菌、奴卡菌、放线菌以及真菌等。但患者 T. spot. TB、G 试验均（−），多部位取材（椎体、椎管内肿物、多个皮下包块脓液）病原学涂片、培养、核酸检测均（-），抗结核治疗 3 个月病变无改善，无任何感染证据。为充分除外感染，临床医师特别与细菌室医师进行了沟通，采用了床旁接种、延长培养时间等方法，仍无阳性发现。这就促使我们考虑感染之外的其他可能性。患者年龄偏大、长期吸烟史、多发骨质破坏，亦应除外恶性疾病，特别是多发骨髓瘤及实体瘤骨转移。但本患者无胃肠道症状、大便常规及潜血（-）、胸腹部影像学未见占位、CA 系列正常、骨扫描未见恶性病变、血清免疫固定电泳（-）、胸椎椎体活检未见恶性细胞，恶性疾病无证据。患者手术活检的外院病理报告称可见风湿小体，符合风湿性关节炎。风湿小体即 Aschoff 小体，是一种肉芽肿性病变，是风湿热的特征性改变，且被视为病情活动的指标。风湿小体中心有纤维素样坏死，周围环绕巨噬细胞或多核巨细胞、淋巴细胞和浆细胞。但结合患者发病年龄大、既往持续性关节肿痛、发病前无发热或上感病史、无心脏病变、ASO 正常，不符合风湿热表现，而全身持续性多发囊性包块、骨破坏亦无法用风湿热解释。请我院病理科会诊，提示可见类风湿结节，均符合 RA 表现。类风湿结节是 RA 最常见的皮肤表现，典型病理表现为：中心区纤维素样坏死，外围的栅栏样巨噬细胞包绕，最外层是淋巴细胞包绕。可见，风湿小体和类风湿结节都是特殊的肉芽肿性病变，细胞组成和结构也相似。如果单纯依赖镜下病理表现，两者是有可能混淆的，但如果结合临床表现，则很容易将两者区分开。患者右手小指 PIP 存在虫蚀样骨破坏，病变边缘有细小骨质突出，应除外痛风性关节炎。但患者多次尿酸正常，无足部受累及痛风石，受累关节无红肿热痛等活动性炎症表现，病变周围囊液未见双折光晶体，痛风可能性小。

至此，我们基本除外了感染和肿瘤，而活检病理又提示 RA 与脊椎病变密切相关。当我们从一元论的角度出发，思考一位长病程 RA 患者出现全身多发无菌性囊性肿物的病因时，一个少见的疾病进入了我们鉴别诊断的视野。多发滑囊囊肿（multiple rheumatoid bursal cysts，MRBC），是 RA 的一种罕见并发症，首先由 Yasuda 等人于 1989 年命名，至今仅报道 10 余例，几乎均来自日本，我国尚未见报道。MRBC 患者的性别比例与 RA 相似，滑囊囊肿出现时的年龄为 48～79 岁，此前均明确诊断为 RA。患者的临床表现为全身多发皮下囊性包块，大小数厘米至数十厘米不等，可累及关节外滑囊、关节囊和关节周围的腱鞘，囊内存在无菌性乳糜样囊液，局部占位可导致骨关节破坏。多数患者存在活动性关节炎，但亦可有关节症状不明显者，多数患者存在肺间质病变。患者均有 RF（+），ESR 增快，囊肿壁活检病理显示滑膜增生、玻璃样变性，可见类风湿结节及黄色瘤样细胞。治疗方面，局部治疗包括手术、囊内激素及硬化剂注射，但复发率高，全身性药物治疗可能有效，但仅为个案报道。本患者存在 RA 基础病，囊肿出现时年龄为 51 岁，椎管内、皮下、关节周围多发囊性包块，囊液为无菌性乳糜样，存在肺部间质病变，RF（+）、ESR 升高，活检病理符合 MRBC。患者的临床表现与 MRBC 高度一致，因此考虑 MRBC 诊断明确。但患者胸 8、9 椎体病变，周围并未见明确囊性病变，难以用 MRBC 解释。检索文献，我们发现，自 1952 年第一次报道以来，间断有类风湿结节累及椎体导致严重病变的报道，结合本患者椎体组织的病理可见类风湿结节，从一元论原则出发，仍考虑椎体病变继发于 RA 可能性大。患者经大剂量激素及免疫抑制剂治疗后，全身囊性包块迅速消失，未见复发，椎体病变稳定，进一步证实了我们基于一元论所作出的诊断。

（吴　迪）

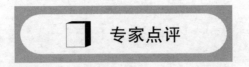

专家点评

　　此例患者为诊断 RA 明确的患者，关节炎的表现和实验室检查典型，但也有其自身的特点：病史 8 年，治疗不正规，近 2 年出现全身多发包块。而包块的鉴别是本例患者的难点，风湿科医师重点与感染、肿瘤做了鉴别，包括局部组织的细菌、真菌、奴卡菌、放线菌、分枝杆菌等培养和活检病理检查。在充分除外感染及肿瘤的情况下，按原发病加强治疗包块得以控制，最终确定是 RA 的少见并发症类型。这一临床分析、诊断治疗的思路值得我们学习。

（苏金梅）

第23例　肢体麻木-行走不稳-二便失禁

病例摘要

患者男性，61岁。主因"四肢和躯干麻木2个月，加重伴行走不稳、二便失禁1个月"就诊。患者于2个月前无明显诱因出现四肢和躯干麻木，以双上肢、双侧肩部和中上腹皮肤为主，对症进行推拿理疗效果不佳，症状渐加重，出现行走不稳症状，就诊于当地医院并行颈椎磁共振检查，示 $T_1 \sim T_9$ 胸椎管内长条样信号影，相应节段椎管狭窄。1个月前行手术治疗，切除胸椎相应段部分占位组织，减压内固定术。术后病理：结缔组织及脂肪组织中均见显著淋巴细胞、浆细胞、嗜酸性粒细胞及组织细胞浸润，细胞质可见到吞噬的淋巴细胞，有淋巴细胞伸入现象，伴局灶纤维化，结合免疫组化考虑为 Rosai-Dorfman 病。术后患者恢复不佳，四肢仍感麻木，且逐渐出现大小便失禁。术后 MRI 示：$T_1 \sim T_9$ 颈椎管内长条样信号，较前未有明显减轻，$C_2 \sim C_6$ 可见新发长条信号影。患者就诊于北京协和医院，实验室检查：三大常规正常；肝肾功能正常；炎症指标升高，ESR 80mm/1h，CRP 110mg/L，IgG 8.6g/L，IgA 1.57g/L，IgM 0.64g/L；IgG 亚类：IgG_1 5380mg/L，IgG_2 5960mg/L，IgG_3 420mg/L，IgG_4 5800mg/L；抗核抗体阴性。病理会诊结果：组织中有多量浆细胞增生，免疫组织化学染色：CD3（多量+），CD20（多量+），CD38（多量+），CD138（多量+），LCA（多量+)，Ki67（30%），Pax5（+），S-100（个别），Kappa（多量+），Lambda（多量+），IgG$_4$ 阳性细胞 > 50 个/高倍视野，IgG$_4$/IgG 约 40%，符合 IgG$_4$ 相关硬化性疾病的诊断。既往史：鼻窦炎。临床诊断：IgG$_4$ 相关性硬脊膜炎。给予患者甲泼尼龙 500mg qd 冲击治疗 3 天，后改泼尼松 50mg/d 口服，1 个月后逐渐减量，同时联合 CTX 800mg 静滴，每月一次，共 18 个月，之后改为硫唑嘌呤 100mg/d。治疗 1 个月后复查 MRI：胸椎椎管内病灶范围缩小，颈椎椎管内病灶基本消失。患者已治疗 2 年，症状一直稳定，除腰部束带感外，无明显四肢麻木及下肢行走困难症状，每天可以行走 7 里路左右，病情控制良好，生活质量较佳。

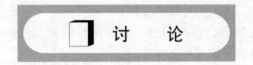

讨 论

Rosai-Dorfman 病（RDD）是一种罕见疾病，分析文献可以发现如下特征：①多见于儿童及青年。②双侧颈淋巴结无痛性肿块，伴发热、ESR 增快、中性粒细胞增多及多克隆性高球蛋白血症。淋巴结肿大表现为单个或多结节性包块，大者直径可达 5~6cm，质地较硬。③病理表现：淋巴结结构部分或不全破坏，淋巴滤泡消失。突出形态为淋巴窦明显扩张，窦内充满组织细胞及少量小淋巴细胞、中性粒细胞。组织细胞有明显吞噬现象，吞噬淋巴细胞（噬淋巴细胞现象）、红细胞、核碎片、脂质（泡沫细胞），组织细胞分化成熟，偶有轻度异型，核分裂象罕见，S-100 蛋白呈强阳性。细胞的明显吞噬现象，核无沟、扭曲及分叶，CD1a 阴性。约 40% 的病例累及结外其他器官（几乎可以累及任何器官），单纯发生于脊髓的罕见。文献报道，

RDD 可以模拟多种其他疾病，包括肿瘤、木村病以及 Castleman 病，甚至包括更为罕见的 IgG_4-RD。IgG_4-RD 以 50 岁以上中老年为主，男性多见。主要特征表现为受累器官或组织局限性或弥漫性肿大伴有硬化，进而导致压迫症状或器官功能障碍，血清 IgG_4 水平升高以及受累脏器中大量淋巴细胞和 IgG_4^+ 的浆细胞浸润。该病诊断标准包括：①临床检查：1 个或多个器官特征性地弥漫性/局限性肿大或肿块形成；②血液学检查：血清 IgG_4 升高（>135mg/dl）；③组织学检查：A：大量淋巴细胞和浆细胞浸润，伴纤维化；B：组织中浸润的 IgG4$^+$浆细胞与浆细胞的比值>40%，且每高倍镜视野下 IgG4$^+$浆细胞>10 个。诊断需排除肿瘤、血管炎、结节病等疾病。此外，对糖皮质激素治疗反应好，病变组织伴有席纹状纤维化、阻塞性静脉炎、嗜酸性粒细胞浸润等均为本病的特点。IgG_4-RD 患者可有一个或多个器官受累，常见受累器官包括泪腺、唾液腺、胰腺及胆管、后腹膜、甲状腺、肾脏、肺等多个器官。

RDD 和 IgG_4-RD 均为罕见疾病，两种疾病在临床及病理表现上有相似之处，如淋巴结肿大、ESR 增快及多克隆性高球蛋白血症、淋巴细胞及浆细胞浸润等。如 RDD 仅为淋巴结受累，诊断更容易框定于血液系统增殖性疾病，不易在初期疑诊为 IgG_4-RD。而淋巴结外 RDD 一般在病变部位形成肿块或呈息肉样突起，与 IgG_4-RD 中出现器官肿胀、硬化的临床表现类似。RDD 结外受累以皮肤最常见，也有中枢神经系统、鼻咽、乳房、睾丸、肾脏、甲状腺及阑尾等多器官累及，而 IgG_4-RD 受累的常见器官包括泪腺、唾液腺、胰腺、胆管、后腹膜、甲状腺、肾脏、肺等。我们总结了我院 6 例模拟 RDD 的 IgG_4-RD 患者，均为结外病变，5 例表现为中枢神经系统受累，包括硬脊膜、硬脑膜等，2 例有皮肤受累，还有 1 例有肝脏占位。IgG_4-RD 虽也可有中枢神经系统受累，但发生率低，更常见的是泪腺、唾液腺、胰腺、腹膜后等部位受累，可作为两种疾病的鉴别点。该组患者有 1 例出现泪腺肿胀，容易诊为 IgG_4-RD。

实验室检查方面：IgG_4-RD 主要的血清学特点为 IgG_4 升高，但是该特点敏感性和特异性都不够高。$IgG_4 > 1350mg/L$ 的敏感性为 90%，特异性为 60%；如将 IgG_4 设定为 $>2700mg/L$，特异性可提高至 91%，而敏感性则降至 35%。临床中还发现，如有 IgG_{1-4} 几种亚型的普遍升高，对诊断 IgG_4-RD 的意义有限；而在其他几种亚型相对正常情况下，如 IgG_4 "一枝独秀"，甚至高于 IgG_1 或 IgG_2，则更有诊断意义。该组患者 4 例的血清 IgG_4 显著升高，且部分患者高出正常高限 3 倍以上，也是疑诊 IgG_4-RD 的原因之一，另 2 例患者血清 IgG_4 正常。研究发现，某些结缔组织病、慢性感染、白血病、淋巴瘤、Castleman 病、木村病等均可出现血清 IgG_4 升高，因此诊断 IgG_4-RD 不能仅依靠血清 IgG_4 水平的升高，还需结合临床表现和病理特点。

近年来发现，相当一部分 RDD 病理中也有 IgG_4^+ 的浆细胞浸润，文献报道，73% 的 RDD 病理中每高倍视野有超过 10 个 IgG_4^+ 的浆细胞，46% 可高达 30 个 IgG_4^+ 的浆细胞，甚至与 IgG^+ 浆细胞比例可达到 IgG_4-RD 的水平，猜测二者可能属于同一谱系疾病，或为重叠关系。但是也有研究认为，RDD 病理中 IgG_4^+ 浆细胞数量、IgG_4/IgG 比值以及 $foxp3^+$ 的调节性 T 细胞（Tregs）与反应性增生的淋巴结类似，均低于经典的 IgG_4-RD，因此认为 RDD 并不属于 IgG_4-RD 疾病谱。由于 IgG_4 产生和纤维化都可由 Th2、Treg、滤泡样辅助 T 淋巴细胞（Tfh）及其相关的 IL-10、TGF-β 等细胞因子诱导，可能提示组织细胞、IgG_4^+ 浆细胞和 Treg 之间可能存在一定的关系，但是 RDD 为何会出现 IgG_4^+ 浆细胞增多和 Treg 的异常，目前尚不清楚，可能提示 RDD 是 Th2 细胞介导的疾病。该组患者有 3 例 IgG_4^+ 浆细胞数量 $>50/HP$（高倍镜），2 例 IgG_4/IgG 达到 40%，其他均未达到此水平，而多数明

确的 IgG_4-RD 可达到此水平，与文献报道相符。另外，IgG_4-RD 还具有其他特异性病理表现，如席纹状纤维化、阻塞性静脉炎、嗜酸性粒细胞浸润等，这些多数是 RDD 不具备的，而在 IgG_4-RD 的病理诊断专家共识中强调，只有在这些特异性病理特点基础上有 IgG_4^+ 浆细胞增多或比值升高才有意义，且诊断 IgG_4-RD 需除外 RDD、Castleman 病等。因此这些特异性病理表现也可以作为鉴别点，支持两者并不属于同一疾病谱。

本例 60 岁老年男性，脊髓占位性表现，手术切除后病理切片出现罗道病的特征，如组织中显著淋巴细胞、浆细胞、嗜酸性粒细胞及组织细胞浸润，细胞质可见到吞噬的淋巴细胞，有淋巴细胞伸入现象，病理组化 S-100 蛋白阳性。然而，病理又具有 IgG_4-RD 的特点，且 IgG_4^+ 细胞>50 个/高倍视野，IgG_4/IgG 约40%，同时患者血清 IgG_4 水平也明显升高，但是患者病理中缺乏席纹状纤维化、阻塞性静脉炎、嗜酸性粒细胞浸润等 IgG_4-RD 的特征性改变，考虑患者临床诊断为 RDD 模拟 IgG_4-RD。

多数 RDD 呈现自限倾向，80%患者无须治疗，也有部分呈现持续性或复发性的倾向。但本院总结的 6 例患者均为结外受累，且 5 例中枢神经系统受累，造成严重的神经系统症状、体征，因此治疗均采取了较积极的手段，多数联合了较强的免疫抑制剂治疗，甚至有 1 例采取了化疗、鞘注等联合治疗，该例患者就使用了大剂量糖皮质激素冲击联合 CTX 的治疗。IgG_4-RD 则多数对中等剂量激素即敏感，部分需要联合免疫抑制剂治疗，难治型或复发型可考虑利妥昔单抗。误诊为 IgG_4-RD 的 RDD 似乎更加难治，预后可能比 IgG_4-RD 较差。

（张正宇　王　立）

专家点评

　　IgG_4-RD 是近年来新认识的一组疾病群谱，随着对该疾病研究和认识的深入，发现该疾病可能与许多疾病有重叠或临床表现互相模拟，其中包括 Castleman 病、木村病、RDD、系统性血管炎等，这些疾病在疾病进程中可能也会出现 IgG_4 的升高及类似 IgG_4-RD 临床表现的症状，但是由于不同疾病的诊断、治疗、预后可能有所不同，需要在临床中进行鉴别。RDD 在临床和实验室检查上虽可出现与 IgG_4-RD 类似的表现，但目前证据从临床病程、病理特点、预后等方面的差异分析，更多倾向于两者并不属于同一疾病谱，诊断 IgG_4-RD 需除外 RDD。鉴别需注意血清 IgG_4 水平及与其他亚类的关系，病理除关注 IgG_4^+ 浆细胞的数目和比值外，还需注意有无 IgG_4-RD 特征性的席纹状纤维化、阻塞性静脉炎等表现及免疫组化中 S100 等组织细胞染色的阳性及"伸入现象"，必要时需与病理科医师及时沟通和讨论，以最终从病理上鉴别 RDD 与 IgG_4-RD。随着对疾病发病机制的进一步深入研究，可能会从病因及病理生理机制上更清晰的阐述这些疾病与 IgG_4-RD 的关系。

（张　文）

第24例　贫血-血小板减少-活动后气促-淋巴结无痛性肿大

病例摘要

患者男性，38岁，因"发现贫血、血小板减少4年，加重半年"入院。患者4年前常规体检中发现Hb 96g/L，PLT 70×10^9/L，WBC无异常，无发热、乏力，无鼻出血、牙龈出血。就诊外院，查大便常规及潜血（-），网织红11%，TBil 53μmol/L，DBil 10μmol/L，LDH 572U/L，考虑Evans综合征。建议患者行激素及免疫抑制剂治疗，患者拒绝。近半年患者逐渐出现活动后乏力气短，逐渐加重，遂就诊我院。病程中无皮疹、关节肿痛、口眼干、腮腺肿大、口腔溃疡、雷诺现象、脱发、光过敏等症状。我院查WBC 6.67×10^9/L，LY% 70.0%，NEUT% 26.3%，Hb 63g/L，PLT 67×10^9/L，Coombs试验（+），ANA S 1:80，抗Ro52（+++）。既往史：自幼颈、腋窝、腹股沟多发淋巴结无痛性肿大，近年无明显变化，20岁体检发现肝大脾大，无明显不适。个人史：自幼为弃婴。家族史不详。入院查体：T 36.3℃，HR 102次/分，BP 107/70mmHg，SpO$_2$ 98%（自然状态）。面色苍白，睑结膜苍白，皮肤无紫癜、瘀斑，双侧颈部、腋窝、腹股沟多发淋巴结肿大，质软，1~3cm，可融合，无压痛，表面皮肤无红肿、窦道，心肺无异常，腹软无压痛，肝脏肋下3指，无压痛，脾脏肋下4指，无压痛。神经系统查体无异常。

诊治经过：患者入院后完善检查：血常规：WBC 8.82×10^9/L，LY% 65.8%，NEUT% 31.9%，LY# 5.80×10^9/L，NEUT # 2.81×10^9/L，Hb 59g/L，MCV 110.1fl，MCH 29.9pg，PLT 70×10^9/L，网织红 19%；尿常规、大便常规及潜血无异常；肝肾功能：ALT 56U/L，TBil 74μmol/L，DBil 12μmol/L，GGT 26U/L，LDH 854U/L，Cr 46μmol/l；凝血：PT 14.0 秒，INR 1.16，APTT 38.4 秒；铁蛋白、血清叶酸正常，维生素 B_{12} 1396pg/ml。血细胞形态学分析：中性分叶 32%，淋巴细胞 66%，形态未见异常。血清蛋白电泳正常，血清免疫固定电泳（－）。CRP 2.7mg/L，ESR 30mm/1h；IgG 25.70g/L，IgA、IgM 无异常；C3 0.422g/L，C4 0.027g/L；ANA18 项：ANA（＋）S 1:160，抗 Ro52（＋＋＋），余（－）；抗 ENA 均（－）；RF（＋）；Coombs 试验（＋）。血 CMV-DNA、EBV-DNA 均（－）；血结核 T.spot.TB（－）；血清 ACE 正常；血 IgG_4 58mg/L。血清肿瘤标志物（－）。腹部 B 超：肝剑突下 6.5cm，肋下 6.0cm，右肝斜径 14.1cm，左叶厚 7.7cm；脾大，厚 8.8cm，长径 21.6cm，肋下 10.7cm。腹腔多发肿大淋巴结，较大者 3cm×1cm。胸腹盆加强 CT：双下肺近胸膜片状磨玻璃影，肝大、脾大、纵隔、腹腔、腹膜后、盆腔、腹股沟多发肿大淋巴结。肺功能无异常。骨穿：符合溶血骨髓象，巨核细胞成熟障碍。眼科、口腔科会诊：不符合干燥综合征。耳鼻喉科会诊：鼻咽部淋巴样组织增生，表面充血，双侧扁桃体肥大，舌根淋巴组织增生。行扁桃体及鼻咽部活检，病理：被覆鳞状上皮黏膜之淋巴组织显慢性炎，伴淋巴组织高度增生，免疫组化 AE1/AE3（上皮＋），CD20（部分＋），CD3（部分＋），CD21（部分＋），Ki-67（index 10%）。行右颈部淋巴结活检，病理：淋巴结反应性增生伴 T 区不典型增生，免疫组化：CD20（灶＋）、CD3（部分＋）、CD21、（FDC＋）、CD30 散在（＋）、Bcl-2（部分＋）、Ki67（20%＋）。

儿科、血液科会诊：首先应除外淋巴增殖性疾病，建议行骨髓白细胞免疫分型及基因分型；亦不除外自身免疫性淋巴增殖综合征（autoimmune lympho proliferative syndrome，ALPS），建议行NGS全外显子测序。遂行全外显子测序，显示患者存在FAS基因杂合突变：c.721A>C（p.225T>P），既往文献报道该突变为致病性。骨髓白细胞免疫分型及基因分型未见异常。行外周血淋巴细胞亚群分析，CD3$^+$CD4$^-$CD8$^-$占淋巴细胞12%。考虑患者ALPS诊断明确，予大剂量激素联合他克莫司治疗，溶血及血小板减少缓解，目前规律血液科门诊随诊中。

分析与讨论

本例患者特点：慢性病程，存在血液系统（溶血性贫血、血小板减少）、肺部（双下肺磨玻璃影）、网状内皮系统（肝脾淋巴结肿大）等多系统受累，多次检测均发现ANA、抗Ro52、RF、Coombs试验等多种自身抗体阳性，IgG明显升高，补体下降，无感染及肿瘤证据。面对此类患者，风湿免疫科医师会首先考虑到CTD的诊断。具体到本例患者，因其存在多种自身抗体阳性，血两系减少，补体下降，高度提示SLE的可能。但进一步分析，患者存在诸多SLE或CTD的不典型之处：①起病年龄小，病程漫长，但除血液系统外，无其他CTD常见症状（如皮疹、关节肿痛、雷诺现象、口干、眼干等）及脏器受累（如SLE常见的肾脏、中枢神经系统）；②患者淋巴增殖表现非常突出，有别于一般CTD患者；③患者虽有多种自身抗体阳性，但缺乏特异性较强的CTD抗体，如抗ds-DNA、抗Sm、抗rRNP、抗SSA、抗RNP等，而单纯抗Ro52阳性对于CTD诊断的价值已有争议；④患者溶血较重，但全身炎症反应轻（CRP 正常，ESR 仅轻度升高，考虑与 IgG 升高有关）。这些不典型之处就促使我们开阔鉴别诊断的思路，以尽量避免误诊、漏诊。本例患者的诊断过程中，儿科、血液科的会诊至关重要。两位会诊医师均注意到了患者多次血常规检查提示淋巴细胞比例明显升高，而该患者自幼即存在网状内皮系统增殖，如此长的病程，感染、肿瘤的可能性均较小，于是两位会诊医师都考虑到了 ALPS 的可能性，从而有针对性地进行了基因检测，最终诊断终于水落石出。本例患者的诊治过程充分体现了风湿免疫科临床实践中多学科协作的重要意义：既有利于多脏器受累患者获得最佳治疗，又有利于罕见病患者获得正确诊断。

自身免疫性淋巴增殖综合征（autoimmune lymphoProliferative syndrome，ALPS）是一类罕见的遗传性疾病，患者的淋巴细胞凋亡途径障碍，淋巴细胞稳态失平衡，导致自身反应性淋巴细胞蓄积。患者最典型的临床表现为幼年起病的非感染、非肿瘤性肝脾淋巴结肿大，以及自身免疫性表现，其中又以自身免疫性血细胞减少最为常见。该病于 1967 年由 Canale VC 和 Smith CH 首次报道，20 世纪 90 年代逐步明确了其致病基因。至今全世界报道约 500 例，而国内仅有零星个案报道。随着对发病机制研究地深入，目前根据其致病基因突变的不同，分为以下主要类型：ALPS-FAS（TypeIA），FAS 基因杂合突变，表现为常染色体显性遗传，是最为常见的类型；ALPS-sFAS（TypeIm），FAS 基因体细胞突变；ALPS-FASLG（TypeIB），FASL 基因杂合突变；ALPS-CASP10（Type Ⅱ A），CASP10 基因突变；Type Ⅱ B，CASP8 基因突变。但仍有 1/3 左右的患者没有鉴定出突变基因。患者一般在幼年即发病，男女比为（1.6~2.2）：1。ALPS 最先也是最常见的临床表现为慢性非感染非肿瘤性淋巴细胞增殖。第二大类临床表现为自身免疫性表现，几乎可以导致任何脏器受累，最常见于血液系统，出现自身免疫性溶血性贫血和/或自身免疫性血小板减少。ALPS 患者易继发肿瘤，特别是淋巴瘤。患者的常规实验室检查常出现淋巴细胞总数增多、血清维生素 B_{12} 升高、白介素-10 升高，以及多种自身抗体阳性。ALPS 特异性的检查包括：外周血双阴性（CD3$^+$ TCRαβ$^+$ CD4$^-$ CD8$^-$，double negative T，DNT）淋巴细胞增多，体外 Fas 介导的淋巴细胞凋亡功能缺陷。目前 ALPS 的诊断依据 2009 年美国 NIH 修订的 ALPS 诊断标准（表1）。本患者满足 2 条必要标准、1 条首要辅助标准、2 条次要辅助标准，因此 ALPS 诊断明确。ALPS 的治疗原则：若患者仅表现为淋巴结或肝脾大，或轻度的血象改变，仅需密切随访；若合并较严重自身免疫表现，尤其是较为严重的血细胞减少，才需要使用激素、IVIG、吗替麦考酚酯或西罗莫司（雷帕霉素）等免疫抑制剂以及利妥昔单抗；应尽量避免脾脏切除；严密监测淋巴瘤的发生。唯一可治愈 ALPS 的方法为造血干细胞移植，但较少使用。

表 1　2009 年美国 NIH 修订的 ALPS 诊断标准

必要标准

1. 慢性（>6 个月）、非恶性、非感染性的淋巴细胞增生和/或脾大

2. 外周血中 DNT 细胞比例大于总淋巴细胞的 1.5% 或总 CD3$^+$T 淋巴细胞的 2.5%

辅助标准

1. 首要辅助标准

（1）体外淋巴细胞凋亡功能缺陷（2 次独立检测）

（2）存在体细胞或胚系 FAS、FASL、CASP10 基因突变

2. 次要辅助标准

（1）至少一种血浆中细胞因子（sFASL、IL-10、IL-18、维生素 B_{12}）升高

（2）淋巴结活检存在典型的免疫组织学表现

续　表

（3）发生自身免疫性血细胞减少同时伴有血清 IgG 水平增高

（4）有非恶性非感染性淋巴细胞增生相关疾病的家族病史

确诊（definitive）：满足 2 条必要标准及至少 1 条首要辅助标准

高度疑诊（probable）：满足 2 条必要标准及至少 1 条次要辅助标准

（吴　迪）

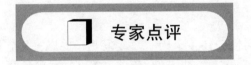

专家点评

　　本例患者临床表现为多系统受累、多种自身抗体阳性，非常类似于 CTD 患者的一般性特点。但由于存在多种 CTD 的不典型表现，特别是淋巴增殖异常明显，引起了临床医师的警惕，经多科会诊，最终获得了正确的诊断。粗看之下，患者诊断 CTD 或诊断 ALPS，免疫抑制治疗方案是一致的。但实质上，由于我们明确了患者的致病性基因突变，便可以为患者制订更为个性化的诊疗方案：①应用更有针对性的药物甚至是新的靶向治疗，例如近期的研究显示西罗莫司可能是 ALPS 患者首选的长期免疫抑制；②考虑到患者存在遗传性疾病，提示医师在长期治疗中应避免治疗不足或治疗过度；③因为 ALPS 具有罹患淋巴瘤的高风险，在随诊中应更为有意识的进行监测；④可以为患者提供更有针对性的生育指导。总之，明确患者的诊断是为患者提供个性化治疗的基石。

（张奉春）

第25例 反复发热-皮疹-关节肿痛

病例摘要

患者男性，31岁，因"反复发热、皮疹、关节肿痛29年，头痛19年"入院。患者29年前（2岁时）起反复发热，多于受凉后出现，冬季发作频率明显增多。每次发热，Tmax 38～38.5℃，伴畏寒、寒战，伴全身充血性风团样红斑，伴双踝、膝、肘、手足PIP、MCP等多关节肿痛，关节表面皮温升高，常伴球结膜充血。每次发热、皮疹持续数小时至1天可自行缓解，关节肿痛数天内亦自行好转。发作时查WBC升高，血尿酸无异常。每年发作10余次，发作间期无不适。19年前（12岁时）逐渐出现额枕部持续性隐痛，NRS 4～6分，与发热无明显相关性，伴双耳听力下降，无嗜睡、意识障碍、恶心、呕吐、抽搐、晕厥等不适。头痛及听力下降逐渐加重。10年前曾就诊于我院，查WBC $15.95×10^9$/L，Neu 87.3%，Hb 143g/L，PLT $490×10^9$/L；ESR 64mm/1h，CRP 9.83mg/L；IgG 25.7g/L，IgA 6.23g/L，IgM正常。自身抗体均阴性。血莱姆病抗体IgG 1:32，IgM（+）。脑脊液莱姆抗体（-）。腰穿：颅压305mmHg，白细胞0；蛋白0.59g/L，病原学均阴性。头颅MRI平扫+增强示幕上脑沟裂增宽，侧脑室及第三脑室扩大，脑实质未见明显异常，头颅MRA+MRV未见异常。考虑莱姆病可能，予多西环素、头孢曲松抗感染4个月，并加用中等剂量泼尼松，患者头痛仍逐渐加重，遂行脑室-腹腔分流术，术后头痛有所缓解，其他症状无改善。间断复查 WBC（17.16～18.29）×10^9/L，NEUT% 75.5%～82.1%；ESR 53mm/1h，CRP 54.8mg/L；IgG 20.4g/L，IgA 5.55g/L。考虑感染可能性小，加用泼尼松 50mg qd，间断发热无明显改善，但发作时皮疹、关节肿痛有减轻。激素逐渐减量，每于减量至 20mg qd 时症状加重。遂再次收入我院。个人史无特殊。家族中无类似疾病史。入院查体：T 36.8℃，HR 80 次/分，BP 149/78mmHg，SpO_2 98%（自然状态）。皮肤黏膜无异常，浅表淋巴结未触及，双耳听力下降，心肺腹无异常，病理征、脑膜刺激征（-）。

诊治经过：入院后完善检查：WBC 14.15×10^9/L，NEUT% 93.7%，PLT 453×10^9/L，Hb 141g/L；ESR 67mm/1h，hsCRP 45.28mg/L；血、脑脊液抗莱姆病抗体（-）；免疫球蛋白、补体、抗核抗体谱、抗 ENA、RF、ANCA（-）。复查腰穿：颅压 158mmH_2O，常规、生化、病原学（-）。头颅 MRI：右侧额叶引流管走行，幕上脑沟裂增宽，脑室扩大。耳鼻喉科会诊：双耳感音神经性听力下降。眼科会诊未见结膜水肿及眼底病变。行风湿免疫科、儿科、神经内科多科会诊，考虑患者无感染、肿瘤及常见风湿免疫病线索，结合间断受凉后发热、荨麻疹样皮疹、多关节炎、无菌性脑膜炎、感音神经性耳聋，诊断考虑自身炎症性疾病，特别是冷炎素相关周期性综合征（cryopyrin-associated periodic syndromes，CAPS）中的 Muckle-Wells 综合征（MWS）可能性大，建议行基因检测。遂行 NGS 全外显子测序，显示患者存在 NLRP3 基因杂合突变：c.1043C>T（p. T348 M）。既往文献报道该突变为致病性，该突变携带者多表现为发病早、持续慢性炎症、听力下降以及中枢神经系统受累，与本患者临床特点一致。至此，本患者诊断 MWS 明确。MWS 等 CAPS 的一线治疗是白介素-1 拮抗剂，但由于此类药物获得困难，目前尚难以应用。在等待基因结果期间，患者出现左眼视力在 1 天之内迅速下降至指数，右眼视力无变化，无眼痛、头痛、恶心、呕吐、发热。眼科检查提示左眼缺血性视神经病变，考虑与原发病相关。予大剂量激素冲击并联合环孢素 A 治疗，患者视力无明显改善。此后激素逐渐减量，患者其他症状有所改善，目前规律门诊随诊中。

分析与讨论

本患者的临床特点：婴幼儿发病，慢性病程，存在全身、皮肤、关节、中枢神经系统、耳鼻喉、眼等多系统受累，部分症状呈间歇性，辅助检查提示慢性持续性炎，自身抗体阴性，无明确感染证据且抗感染无效，无肿瘤线索，激素治疗有一定效果。既往，此类患者常难以获得明确诊断。即使疑诊成人斯蒂尔病（AOSD），但由于该患者是间断发热，并非持续高热，因此与典型的 AOSD 相距较远，且 AOSD 很难解释除皮肤、关节之外的其他系统损伤。然而，近年随着医学的进步，这类非感染、非肿瘤、非经典风湿免疫病的慢性炎性疾病，逐渐揭开了神秘的面纱。以本患者为例，由于其临床表现，特别是发热、皮疹、关节炎，具有明确的间断性及自限性，经多科会诊，将诊断方向聚焦于自身炎症性疾病（autoinflammatory disease, AID），最终经基因检测得以确诊。

AID 是近年被逐渐认识的一组罕见疾病，多数属于单基因病，因基因突变导致以固有免疫系统为主的免疫紊乱，引起全身性炎性反应。AID 的发病机制，使其有别于传统的自身免疫性疾病。自身免疫性疾病的主要发病机制是人体特异性免疫系统紊乱,出现自身抗体或自身反应性 T 淋巴细胞。AID 患者大多发病较早,婴儿期至青少年期发病多见,少数成年后发病。其临床表现多为复发性全身性炎性反应,多数患者表现为突发的间歇性发热、皮疹、浆膜炎、滑膜炎及淋巴结肿大,同时伴有急性期反应物升高,并往往存在无症状的发作间期。

冷炎素相关周期性综合征(CAPS)是一组 NLRP3 基因突变导致的常染色体显性 AID,法国的患病率为 36 万分之一。NLRP3 基因突变导致炎症小体过度激活,产生过量的白介素-1β,进而引发全身性炎症。依临床表现不同,CAPS 可分为 3 种逐渐加重的临床表型:家族性寒冷性荨麻疹(FCAS)、Muckle-Wells 综合征(MWS)以及慢性婴儿神经皮肤关节综合征(CINCA),又称为婴儿发病多系统炎性疾病(NOMID)。3 种临床表型的具体临床表现难以截然分开,常互有重叠。2018 年国际专家组建议将 CAPS 更名为 "NLRP3 相关自身炎症性疾病(NLRP3-associated autoinflammatory disease,NLRP3-AID)",其 3 个临床表型分别用轻型、中型、重型指代。MWS,即中型 NLRP3-AID,典型的临床表现是间断发热、皮疹、多关节痛或关节炎、结膜炎。其发作一般持续 1 天左右,但也可长达 2 周。发作可由寒冷诱发,亦可无关。无症状的发作间期多为数周至数月。一部分患者出现进行性感音神经性耳聋,少数患者还可以出现肾脏淀粉样变性及慢性无菌性脑膜炎。2016 年制定的 CAPS 诊断标准(表 1),要求 CAPS(包括 MWS)的诊断必须满足 1 条必备标准和 6 种典型症状中的至少 2 条。是否检测 NLRP3 基因突变并不影响该标准的效力。2019 年制定 Eurofever/PRINTO 新分类标准,提出三条症状:荨麻疹样皮疹、眼红(结膜炎、表层巩膜炎、葡萄膜炎)、感音神经性耳聋。若存在明确的 NLRP3 基因突变,则具备上述 1 个症状即可分类为 CAPS,若无明确基因突变,则需要具备至少 2 个症状。本患者符合上述 2 项标准，结合其典型的临床症状，MWS 诊断明确。目前 CAPS 的治疗首选抗白介素-1 治疗，但由于目前难以获得，暂时只能使用激素联合传统 DMARD 治疗。该治疗靶向性弱，因此有效性和安全性均不尽如人意。

表 1　2016 年 CAPS 诊断标准

必备标准	炎症指标升高：CRP/SAA
≥2 项典型症状/体征	由寒冷/应激诱发的发作
	荨麻疹样皮疹
	肌肉骨骼症状（关节痛/关节炎/肌痛）
	感音神经性耳聋
	慢性无菌性脑膜炎
	骨骼畸形（骨骼过度生长/前额凸出）

（吴　迪）

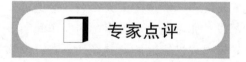

专家点评

在风湿免疫科的临床实践中，部分患者由于存在诸多不典型的临床表现，难以确诊为已知的风湿免疫疾病，但又存在较严重的脏器受累，需要尽快免疫抑制治疗。面对此类患者，临床医师往往会在尽力除外感染性和肿瘤性疾病后，果断地为患者冠以某种疑诊诊断，而后开始激素等免疫抑制治疗，以保存患者的脏器功能甚至生命。但本例患者 29 年的病史、在我院辗转 12 年的诊治经过提示我们，在这类患者的诊治过程中，不能仅满足于的药物的疗效，或仅满足于莫须有的疑诊疾病，更要反复回顾患者的完整病史，结合最新的医学进展，不懈的寻求最终的正确诊断，从而为患者提供更有效、更有针对性的治疗。对于本例患者而言，我们热切的期待抗白介素-1 药物能够尽快上市，为此类罕见病患者带来福音。

（沈　敏）

第 二 章

循序渐进(step by step)

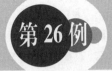

第 26 例　睾丸肿痛-发热-肢体偏瘫-癫痫

病例摘要

　　患者男性，14 岁。因"睾丸肿痛、发热 1 个月，右侧肢体活动障碍 4 天，抽搐 1 天"入我院风湿免疫科。1 个月前患者全身肌肉胀痛伴轻度睾丸疼痛，伴发热，体温 38.4~39℃，有畏寒，无寒战，并逐渐出现右上肢麻木。就诊于当地医院，查血常规：WBC 12.1×10^9/L，NEUT 8.69×10^9/L，Hb 118g/L，PLT 143×10^9/L；hsCRP：76.8mg/L。睾丸超声检查：双侧睾丸内多发点状强回声，右侧睾丸回声不均。头颅 CT 未见异常。诊断"睾丸炎"，予静脉点滴阿莫西林 0.5g，3 次/天，抗感染治疗 1 周后症状稍好转，但仍有发热。4 天前突发右侧肢体活动障碍，右上肢肌力降至 0 级，右下肢肌力降至 Ⅱ 级，并再次出现睾丸肿痛、无法耐受，需间断肌注哌替啶 50~100mg 镇痛。头颅 MRI 示左侧基底核区梗死，右侧小脑缺血改变。1 天前突发双眼上翻，口吐白沫，伴双上肢、颜面不自主抽搐，意识丧失，3 分钟后可自行缓解。发病以来饮食、睡眠差，体重减轻 5kg，1 个月前因双足踇趾甲沟炎行切开引流术。个人史：无特殊。家族史：母亲患类风湿关节炎。

　　入院查体：T 38.5℃，HR 97 次/分，R 25 次/分，BP 133/105mmHg；痛苦面容，大声喊叫，查体欠合作；眼球活动度好，对光反射正常；双侧软腭抬举对称，悬雍垂居中，伸舌偏右；心、肺、腹（-）。右上肢近、远端肌力 0 级，右下肢近、远端肌力 Ⅰ 级，左侧上、下肢肌力 Ⅴ 级，肌张力正常；双侧桡动脉及足背动脉搏动对称可及，双下肢未见水肿；双侧跟腱反射、膝反射正常；双侧 Babinski、Gordon 征（-）；双侧睾丸红肿，皮温高，拒按。

少年男性，亚急性进行性病程，多系统受累：①全身症状：发热，抗生素治疗无效；短期内体重下降明显；WBC、超敏 CRP 等炎性指标升高；②肌肉：四肢肌痛；③生殖系统：睾丸肿痛；④中枢神经系统：以右侧肢体肌力下降为主要表现的偏瘫，影像学示左侧基底节区梗死；癫痫；⑤心血管系统：血压升高（135/100mmHg）。

患者临床受累系统及受累表现主要围绕血管病变及其导致的缺血改变出现，诊断首先考虑血管病或系统性血管炎。血管病包括动脉纤维肌营养不良（FMS）、动脉粥样硬化、血栓性闭塞性脉管炎（Buerger 病）等。患者发病年龄小，与动脉粥样硬化、Buerger 病等疾病发病年龄不符，且不具相关危险因素；FMS 多以大动脉及其一级分支串珠样扩张为主要表现，无炎症表现，与本例患者不符。

除外血管病后，系统性血管炎的鉴别诊断包括：①模拟系统性血管炎的疾病：如感染性心内膜炎（患者起病前曾有皮肤感染史）、左房黏液瘤等；②继发系统性血管炎：如系统性红斑狼疮（SLE）、抗磷脂综合征（APS）、恶性肿瘤等继发；③原发系统性血管炎：如大动脉炎（TA）、结节性多动脉炎（PAN）、贝赫切特综合征（又称白塞病）等。需行凝血功能、自身抗体、超声心动图等检查以明确诊断。

患者有癫痫发作，癫痫病因复杂，主要包括脑瘤、脑外伤、中枢神经系统感染、脑血管疾病、寄生虫、遗传代谢性疾病、神经系统变性疾病（如多发性硬化等）、脑病（如缺血缺氧性脑病、一氧化碳中毒）、皮质发育障碍及全身性疾病（如 SLE、甲状旁腺功能亢进、低钙血症、糖尿病等）、电解质紊乱、药物等。需再次复查头颅磁共振、电解质，并尽快行腰椎穿刺完善脑脊液检查以明确病因。

入院后辅助检查：血常规：WBC $13.63\times10^9/L$，中性粒细胞 $10.49\times10^9/L$，Hb 112g/L，PLT $152\times10^9/L$；尿、粪常规正常；肝肾功能、血脂、血糖、电解质正常，Alb 27g/L；ESR 57mm/1h；hsCRP 49.83mg/L；PT 13.2 秒，Fbg 4.13g/L，APTT 44.4 秒，D-二聚体 3.91mg/L；补体 C4 0.107g/L（↓）、补体 C3 正常；IgG 20.3g/L（↑）；ANA 均质型 1:1280，抗双链 DNA 抗体 1:10/203U/ml，抗 ENA、ANCA 阴性；抗心磷脂抗体（ACL）96U/ml，抗 β_2GP_1 抗体 96RU/ml；LA 96.3 秒。超声心动图示少量心包积液，无赘生物。阴囊彩色多普勒超声示双侧睾丸回声不均，血流信号明显减少。血涂片未见破碎红细胞。

腰椎穿刺检查：脑脊液清亮透明，压力 $180mmH_2O$（$1mmH_2O = 0.076mmHg$）。脑脊液常规：细胞总数 $18\times10^6/L$，白细胞总数 0；脑脊液生化：蛋白 0.31g/L，氯化物 118mmol/L，糖 3.0mmol/L；脑脊液寡克隆区带分析、细胞学：阴性；髓鞘碱性蛋白 2.53nmol/L（↑）。头颅 MRI（图 1）：左侧基底核至侧脑室体旁、内囊后肢亚急性期脑梗死；右侧小脑半球、两侧额叶、颞枕叶皮层及皮层下异常信号，可逆性后部白质脑病综合征可能。头颅磁共振动脉、静脉成像未见明显异常。

初步检查基本除外心脏来源的栓子可能；患者虽有体重下

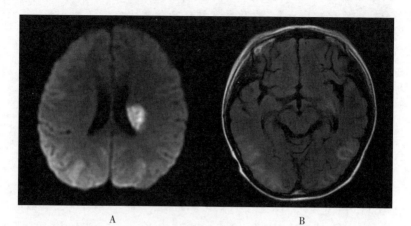

A   B

图1　治疗前头颅 MRI（A. 左侧基底核至侧脑室体旁、内囊后肢亚急性
　　　期脑梗死；B. 两侧额叶、颞枕叶皮层及皮层下异常信号，PRES
　　　可能）

降、睾丸病变、舒张压升高等提示 PAN 的表现，但 PAN 等原发
性系统性血管炎需除外继发因素，患者 ANA、抗双链 DNA、
ACL 等自身抗体阳性，可将诊断归于结缔组织病范畴，不再考
虑原发性血管炎。

　　患者有浆膜炎、中枢神经系统表现及 ANA、抗双链 DNA 抗
体阳性、补体下降，符合 2011 年修订的 SLE 分类标准。同时患
者有睾丸缺血、脑梗死等多处血栓病变及 ACL、抗 $\beta_2 GP_1$ 抗体、
LA 阳性，符合 APS。

　　诊断：SLE、APS

　　SLE、APS 患者发生癫痫主要考虑：①狼疮脑病（NPLE）：
尤其是脑血管病变或继发血栓性血小板减少性紫癜（TTP）所
致；②继发中枢神经系统感染；③高血压等病因导致的可逆性

后部白质脑病综合征（posterior reversible encephalopathy syndrome，PRES）；④药物因素；⑤代谢性因素：如电解质紊乱等。经检查，本例患者无电解质、酸碱紊乱，近期无特殊用药，故除外代谢、药物因素；脑脊液常规、生化检查大致正常，基本可以排除中枢神经系统感染；血涂片未见破碎红细胞，无PLT下降、贫血等表现，故TTP可能性不大。癫痫的病因可能为后PRES/NPLE。

PRES是一组由高血压脑病、免疫抑制药（如环孢素、他克莫司）等导致的以头痛、迅速进展的颅高压症状、癫痫发作、视觉障碍、精神异常等为主要表现的综合征，影像学特点为可逆性大脑后部白质损害。近年来，PRES在SLE中的发病率逐年升高，可与NPLE重叠或相关，部分继发于肾脏病变或环孢素使用导致的高血压。从临床及影像学表现判断，患者可能存在PRES。患者无环孢素等药物使用史，可能与高血压、脑血管病变或NPLE相关，因此需严格控制血压、脱水降颅压等治疗，同时积极控制原发病，防止中枢神经系统病变进展。

至此，患者诊断SLE、APS、NPLE、PRES明确，由于患者起病年龄较小，疾病进展快，脏器受累多为重要脏器且病变程度重，应采取积极、有力的治疗手段。

治疗：甲泼尼龙1g/d静脉点滴冲击治疗5天，改静脉点滴甲泼尼龙40mg/d。静脉推注环磷酰胺0.2g、隔日1次，羟氯喹0.2g、2次/天。血浆置换3次。腰穿鞘内注射地塞米松10mg每周1次，共4次。低分子肝素抗凝，阿司匹林抗血小板，金纳多、甘露醇对症治疗，肠内营养支持，曲马多镇痛。控制血压在130/80mmHg以下。

经治疗患者一般情况改善，睾丸肿痛好转，右侧肢体肌力逐渐恢复至右上肢Ⅱ级、右下肢Ⅳ级，未再癫痫发作。2周后

ESR 降至 2mm/1h，超敏 CRP 降至 0.11mg/L，Alb 升至 38g/L。ACL 降至 25U/ml，抗 β_2GP_1 抗体、抗双链 DNA 抗体转阴。3 周后复查头颅 MRI（图 2），与之前比较：原右侧小脑半球、两侧额叶、颞枕叶皮层及皮层下异常信号已消失，符合 PRES 改变；原左侧基底核至侧脑室体旁、内囊后肢亚急性期脑梗死呈亚急性晚期−慢性期改变。

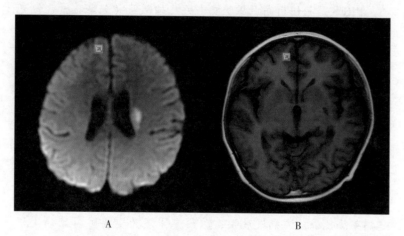

图 2 治疗后头颅 MRI（A. 原左侧基底核至侧脑室体旁、内囊后肢亚急性期脑梗死呈亚急性晚期−慢性期改变；B. 原两侧额叶、颞枕叶皮层及皮层下异常信号消失）

1 个月后患者继续好转，定期康复理疗训练，口服泼尼松 45mg/d 出院。后泼尼松规律减量；环磷酰胺 0.4~0.6g 每两周 1 次，1 年后改为口服硫唑嘌呤 50mg/d。目前随诊近 2 年，患者病情稳定，右侧肌力恢复至上肢 IV 级、下肢 V 级，泼尼松已减至 5mg 隔日 1 次。随诊期间多次复查 ACL、抗 β_2GP_1 抗体、抗双链 DNA 抗体阴性。

深入分析病情，患者短期内出现睾丸、大脑等多处重要脏器重要血管受累，不除外灾难性抗磷脂抗体综合征（CAPS）。CAPS 病死率及致残率均较高，需更积极的对症治疗，如血浆置换、抗凝等，以尽快改善高凝所致血栓形成。针对患者严重的中枢神经系统损害，全身使用糖皮质激素、免疫抑制剂等药物进入血-脑屏障困难，可使用糖皮质激素/甲氨蝶呤鞘内注射。

从治疗前后患者头颅 MRI 的变化分析，治疗后小脑半球、两侧额叶、颞枕叶皮层及皮层下异常信号迅速吸收，变化速度快、恢复程度好，符合 PRES "可逆性"的特点；另外，患者血压控制稳定后未再癫痫发作，这些均支持 PRES 的诊断。

（王 立）

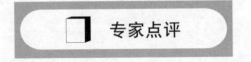

专家点评

年轻男性 SLE 患者的病情常来势凶猛、进展迅速，需要医师在较短的时间内做出判断，犹豫不决就可能耽误治疗和转归。本例患者起病后短期内病情急速进展，重要脏器受累多而杂乱，容易混淆判断，临床医师需要在纷繁复杂的表象中迅速抽提出对诊断有意义的线索，理清诊断思路，尽快完成必要检查以明确诊断，第一时间给出"稳""准""狠"的治疗，以保证患者病情得以积极有效的控制。结缔组织病虽是"慢性病"，但有些严重并发症如心肌受累、弥漫性肺泡出血、狼疮脑病（癫痫、脑血管病、意识丧失）等也属急重症范畴，需借鉴"时间就是心肌""时间就是大脑"的观念，积极控制这些危及患者生命的急重症刻不容缓。

（张　文）

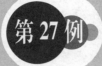

第27例　**无脉-肢体活动障碍-胸痛**

病例摘要

患者女性，47 岁。因"无脉 10 余年，右侧肢体活动障碍 5 年，胸闷 2 年，加重伴胸痛 1 个月余"入住我院风湿免疫科。患者于 2002 年体检时发现双上肢无脉，就诊于阜外医院，诊断为"双锁骨下动脉闭塞、椎动脉狭窄"，行"椎动脉扩张术"。2007 年出现右侧肢体障碍，当地医院诊断为"脑梗死"，予阿司匹林等治疗后症状好转，自行停药。

患者为中年女性，病史 10 余年，以发现双上肢无脉起病，之后又出现脑血管事件，检查发现双侧锁骨下动脉闭塞、椎动脉狭窄。患者的主要临床特点为血管缺血表现，提示病变主要在大动脉及其一级分支。鉴别诊断包括：①累及大动脉的血管炎，如大动脉炎、巨细胞动脉炎、贝赫切特综合征等；②累及大动脉的血管病，如动脉纤维肌发育不良、动脉粥样硬化、先天性主动脉缩窄等；③其他原因，如梅毒、风湿热等导致的主动脉炎或主动脉病变。追问病史，患者无梅毒、风湿热等病史；幼时无相关症状，无先天性疾病证据；患者女性，体型、血脂、血糖等正常，尚未停经，无吸烟史，缺少动脉粥样硬化危险因素；阅其外院血管造影资料，受累血管无纤维肌发育不良典型的"串珠样"改变。这些病史复习使诊断最终集中在血管炎方面，而患者否认长期口腔溃疡、外阴溃疡、皮疹、针刺反应等病史，贝赫切特综合征诊断证据不足；患者发病年龄 30~40 岁，而巨细胞动脉炎多发生于 50 岁以上人群，大动脉炎则常见于50 岁以下人群，且女性多见，故患者诊断大动脉炎可能性大，病变血管以主动脉弓分支为主，考虑分型为主动脉弓型，还需进一步检测炎性指标，评估其他血管以最终确诊。

2011 年起患者自觉乏力、活动耐量下降、胸闷，上两层楼即喘憋，休息后可缓解。2012 年 8 月出现活动后胸痛，持续3~5 分钟，休息或含服硝酸甘油可缓解，反复发作，无心悸、端坐呼吸、夜间阵发性呼吸困难等。就诊于我院急诊，心电图Ⅰ、Ⅱ、AVF、$V_2 \sim V_6$ 导联 ST 段压低。血 CK 56U/L，CKMB3.5μg/L，（cTnI）0.24μg/L（升高），为进一步诊治入院。既往史、个人史、家族史无特殊。入院查体：双上肢血压测不到，右下肢血压 145/75mmHg，左下肢血压 135/60mmHg，左颈部可闻及收缩期血管杂音，左足背动脉搏动弱，右足背动脉搏动可触及。端坐位，痛苦貌，双肺底可闻及少量湿啰音，双下肢不肿。

该患者本次入院的主要问题为胸痛，临床上胸痛病因复杂，包括胸壁病变（如带状疱疹、肋软骨炎等）、胸膜受累（胸膜炎、间皮瘤等）、肺部病变（大叶性肺炎、肺栓塞等）、心血管病变（主动脉夹层、冠状动脉病变）等。由于胸痛的大部分病因属于急症范畴，病情进展快，对患者危害大，因此，需尽快完善检查以明确病因，同时密切监测患者生命体征及病情变化，保证患者安全。大动脉炎患者出现胸痛，胸-腹主动脉型患者需警惕主动脉夹层，而对于主动脉弓型患者，则需警惕冠状动脉（冠脉）——主动脉的第一个一级分支受累，且多累及左主干，可导致严重的大面积心肌梗死，病情危重。通过对该患者心电图、心肌酶等检查，考虑为急性冠脉综合征（ACS）可能性大，由于患者缺少冠脉粥样硬化性心脏病危险因素，因此可能为大动脉炎所致。研究表明，具有高血压、病程较长等特点的患者更易出现冠脉受累。

入院后患者胸痛继续加重，复查心电图：Ⅰ、Ⅱ、AVF、$V_2 \sim V_6$ 导联 ST 段压低加深，AVR 导联 ST 段抬高（图1）。复查 CK 259U/L、CKMB 36.7μg/L、cTnI 1.84μg/L，均较入院前升高。大动脉炎给予甲泼尼龙 40mg/d 静脉输液，环磷酰胺 0.2g 隔日静脉推注；ACS 给予硝酸甘油静脉泵入，阿司匹林、波利维、他汀类等药物口服，低分子肝素皮下注射，患者胸痛症状稍缓解，CK 823U/L，CKMB 131.4μg/L，cTnI 16.52μg/L 逐渐达峰，逐渐停止硝酸甘油泵入。

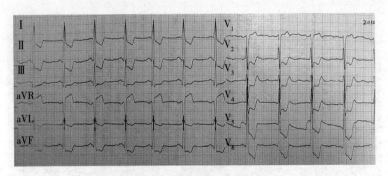

图1 患者心绞痛发作时心电图

关于大动脉炎的治疗，欧洲风湿病联盟推荐使用大剂量糖皮质激素［如泼尼松 1mg/（kg·d），必要时冲击治疗］作为诱导缓解，可同时联合免疫抑制剂如环磷酰胺、硫唑嘌呤、甲氨蝶呤等减少激素累积量。多数患者经过早期积极治疗，病情可得到满意控制。该患者10余年前即发现有双上肢无脉等血管病变，却未及时就诊、接受正规治疗，导致疾病迁延和进展。

对于传统治疗无效、出现重要动脉闭塞而导致脏器缺血坏死、功能衰竭等表现的患者，需考虑手术治疗。通常情况下，建议大动脉炎的手术避免在疾病活动期进行，否则再狭窄率较高，且血管内塑形和支架置入手术通常比外科重建手术有更高的再狭窄概率，多建议在积极保守治疗后在疾病缓解期时选择进行这些操作和手术。本例患者在积极治疗原发病的同时，虽已出现ACS，但首选保守扩冠、抗凝等治疗，改善心肌供血。

患者轻微活动（如厕时）后仍有胸痛反复发作，遂转入心脏监护病房，行冠脉造影，术中见左主干开口狭窄99%，余三支病变未见狭窄阻塞性病变，予左主干置入支架一枚（图2）。

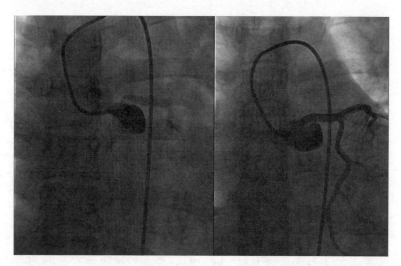

图2 冠脉造影及左主干支架置入术后

第27例 无脉-肢体活动障碍-胸痛 183

肾动脉造影未见明显狭窄。术后继续抗血小板、降脂等冠心病二级预防治疗，患者未再发作胸痛，且心功能恢复良好，逐渐可下地活动，步行 200 米无胸闷、憋气等不适。复查心电图 I、II、AVF、$V_2 \sim V_6$ 导联 ST 段回复（图3）。

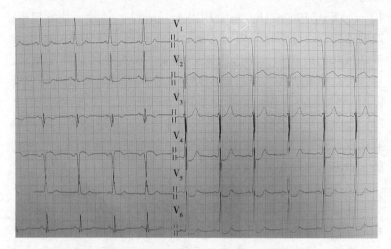

图3 患者左主干置入支架后心电图

患者本次入院时已出现冠脉受累的临床表现，且有心肌缺血坏死的表现，保守治疗无效，提示冠脉病变严重，需要进行动脉的重建或旁路移植手术以改善病情。冠脉病变有特殊性，尤其大动脉炎多累及大动脉一级分支的开口处，即冠脉的左主干，可导致大面积心肌梗死甚至危及生命，且介入治疗创伤小，可在积极治疗原发病的同时，不必严格等到疾病完全稳定时再干预。该患者病程中出现了顽固的不稳定型心绞痛，心电图提示受累血管很可能是左主干，常规保守治疗无效，与心内科医师讨论后及时进行了冠脉造影，明确病变并及时置入支架完成血管再通，恢复心肌供血，为患者心肌的保护和心功能的恢复起到了至关重要的作用。

患者术后转回风湿免疫科病房继续治疗，评估全身活动及血管受累情况：WBC $14.27 \times 10^9/L$，Hb 139g/L，PLT $164 \times 10^9/L$，ESR 10mm/1h，超敏 CRP 4.13mg/L。锁骨下动脉超声：双侧锁骨下动脉管壁增厚，右侧锁骨下动脉中段闭塞，左锁骨下动脉起始段狭窄，中远段管腔闭塞，双侧均可见侧支循环，符合大动脉炎表现。下肢动脉超声：左侧股总、股浅动脉近心段内-中膜增厚，管腔狭窄，左侧胫前动脉近、中段内-中膜增厚，管腔狭窄。心脏超声：升主动脉增宽，左房增大，主动脉瓣病变，轻-中度主动脉瓣关闭不全。胸腹主动脉 CTA：胸主动脉、腹主动脉及其主要分支无狭窄、闭塞。

经进一步检查发现，患者有 WBC 升高、超敏 CRP 升高等炎症证据，除主动脉弓有升主动脉、双侧锁骨下动脉甚至冠脉等血管受累，还有腹主动脉的左侧股总、股浅动脉等分支动脉管壁增厚、管腔狭窄或闭塞等血管病变。按照 2012 年 Chapel Hill 会议系统性血管炎分类标准，患者诊断大动脉炎明确，大动脉炎分主动脉弓型、胸-腹主动脉型、肾动脉型、肺动脉型及广泛型，该患者血管病变广泛，既有主动脉弓分支，又有腹主动脉分支受累，因此分型为广泛型。

患者住院期间同时发现其 HBsAg 阳性，HBVDNA 1.06×10^3 拷贝/ml，结核杆菌酶联免疫斑点试验（T. spot. TB）：（A）1788 $SFC/10^6M$、（B）512 $SFC/10^6M$，PPD 强阳性。胸部 CT 示双肺多发小索条影。加用预防性抗结核异烟肼 0.3g/d 和抗病毒拉米夫定 0.1g/d 治疗。患者病情稳定，泼尼松、环磷酰胺改为口服出院。目前随诊 1 年余，泼尼松已减至 5mg/d，原发病和心脏情况稳定，停止抗结核治疗。

患者 HBsAg 阳性和 HBVDNA 拷贝异常，提示患者有慢性 HBV 感染。患者 T. spot. TB 明显升高，PPD 强阳性，虽影像学未发现明确病变，但仍提示患者有潜在的结核感染可能。大动脉炎在欧美国家少见，而在中国、日本等亚洲国家多见，其流行病学特点与结核有某种程度的重叠。研究也发现，结核感染与大动脉炎的发病机制有一定的相关性，相当一部分大动脉炎的患者有陈旧、潜伏或现症的结核感染，甚至有学者认为大动脉炎是结核感染的血管表现。

自身免疫性疾病多需要糖皮质激素和/或免疫抑制剂的治疗，这些治疗或多或少会使患者有各种感染的易感性，或者会导致患者潜伏的病灶复燃。因此，在免疫病与感染共存时，如必须进行大剂量激素和/或免疫抑制剂的治疗，患者又有明确的现症活动性感染，则需要同时进行积极的抗感染治疗；而如果患者存在潜伏感染，可同时进行保护性或预防性治疗。因此，该患者在大动脉炎使用糖皮质激素和免疫抑制剂治疗基础上，同时加用了抗 HBV 的治疗和单药异烟肼预防性抗结核治疗。

（王　立）

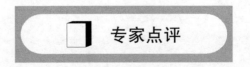

专家点评

大动脉炎累及冠脉的病例不多，但临床发现多为冠脉从主动脉发出后的开口处即左主干病变，该部位的病变由于位置特殊，常引发严重的冠脉缺血、心肌梗死，而积极有效地处理可迅速逆转上述情况，改善预后。本例患者即为大动脉炎冠脉受累的典型病例，处理时不应拘泥于必须将疾病活动度控制稳定之后，而应尽早及时介入干预。结核病和大动脉炎的关系密切，两者可能在发病机制的某些途径上有共同通路，如共存于同一患者，必要时需要双管齐下，同时治疗。

（郑文洁）

第 28 例　发热-肺空洞-肾脏占位

病例摘要

　　患者男性，51 岁。因"发热、咳嗽、咳痰 2 个月，加重伴胸痛 1 个月"入住北京协和医院风湿免疫科。患者既往有 2 型糖尿病及长期大量吸烟史，1 个月前发热，高峰见于晚间，最高体温 38℃，伴咳嗽、咳白痰，痰不黏、偶有血丝，无畏寒、寒战、腹痛、腹泻、尿频、尿急等不适。就诊于当地医院，查血常规：WBC $10.54 \times 10^9/L$，NEUT 71.3%，Hb 103g/L，PLT $463 \times 10^9/L$；血培养（-）；痰培养：肺炎克雷伯菌；胸部 CT：右肺上叶后段、右肺下叶基底段可见团片状密度增高影，边缘毛糙，病灶内可见空洞影（图 1A）。

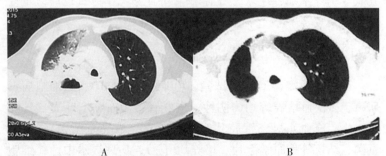

A　　　　　　　　　　　　　　　B

图 1　患者胸部 CT

患者中年男性，亚急性病程，临床主要表现为发热、咳痰，实验室检查有白细胞增多，影像学提示肺内空洞，由于病程较长，病因方面考虑：①感染：如肺脓肿。引起发热、咳痰并容易导致肺内空洞形成的常见病原体包括细菌（尤其是金黄色葡萄球菌和厌氧菌）、真菌、结核分枝杆菌等，患者有 2 型糖尿病基础，是肺部感染高危人群，痰培养提示肺炎克雷伯菌感染，需首先考虑细菌感染，可先予针对性抗感染治疗。同时继续寻找其他病原学证据，完善 1, 3-β 葡聚糖检测（G 试验）、半乳甘露聚糖抗原检测（GM 试验）、结核菌素皮试（PPD）、结核感染特异性 T 细胞检测（T. spot. TB）、痰抗酸染色等，必要时可行纤维支气管镜检查，寻找更明确的感染证据。②肿瘤：患者有长期大量吸烟史，某些生长迅速的肺部恶性肿瘤如肺癌、淋巴瘤等也可出现局部坏死、空洞及坏死吸收热或合并感染发热，需完善肿瘤筛查，必要时行纤维支气管镜下活检、CT 引导下经皮肺穿刺或外科开胸肺活检，获得病理学证据，明确病变性质。③免疫性疾病：如肉芽肿性多血管炎（GPA）、嗜酸性粒细胞性肉芽肿性多血管炎（EGPA）等系统性血管炎及结节病、类风湿关节炎等免疫性疾病亦会形成肺部结节、空洞，但这一类疾病通常除了肺部表现，还有耳鼻喉、周围神经系统、肾脏、关节、皮肤等全身系统性受累，并伴有某些自身抗体的出现。需追查其他系统受累证据，同时完善 ESR、hsCRP、免疫球蛋白、补体、类风湿因子、自身抗体等检查。

当地医院完善 G/GM 试验、PPD、T. spot. TB、巨细胞病毒 DNA、多次血培养等均为阴性；支气管镜示右肺上叶支气管黏膜增生、充血水肿、管腔狭窄，后段支气管完全阻塞，细菌、真菌、结核等病原学涂片、培养均（−），病理提示中性粒细胞浸润、小灶状坏死、炎性纤维性渗出。考虑肺脓肿可能性大，予美罗培南 1g 每 8 小时一次、万古霉素 1g 每 12 小时一次静脉输液治疗 1 周，患者仍持续发热，最高体温升至 39.8℃，咳嗽、咳痰较前加重，伴右侧胸部钝痛，咳嗽时为著。复查胸部 CT 提示右肺上叶、右肺下叶高密度影较前增大。因病变性质不明，行右肺上叶切除、右肺下叶楔形切除术。术中冰冻病理未见肿瘤细胞。

患者拟诊"肺脓肿"，经过一定疗程广谱强效抗生素治疗后，症状无明显改善，反而继续加重，表现为体温高峰升高、新发胸痛、CT 提示原有病变增大等。从治疗反应看似乎不支持细菌性肺脓肿诊断，且目前 G/GM 试验、PPD、T. spot. TB、痰抗酸染色、血培养、支气管镜涂片和培养回报均无阳性发现，其他非典型菌、结核、真菌等感染的证据不足，需继续寻求病原学证据。患者行病变肺叶切除术时，术中冰冻病理未见肿瘤细胞，肺部肿瘤诊断目前也暂不成立，需待术后石蜡病理证实。当感染和肿瘤可能性逐渐变小时，越来越多的证据似乎指向了 GPA、EGPA 等免疫性疾病，亟待进一步完善其他系统评估及相关全身检查以明确。

患者为明确诊断入我院继续诊治。追问病史：患者自 2005 年出现听力下降，左侧为著；曾出现左耳溢脓，无耳鸣；自发病以来否认肌痛、关节痛、皮疹、光过敏、口眼干、口腔溃疡等，否认血尿、尿中泡沫增多、水肿。近 1 个月体重无明显变化。入院查体：T 37.1℃，P 96 次/分，外耳道无异常分泌物，粗测左侧听力下降，鼻腔无异常分泌物，鼻窦无压痛，双肺呼吸音清晰，未闻及干湿啰音，右肾区轻度叩击痛，余查体均为阴性。辅助检查：血常规大致同前，尿常规及尿沉渣、尿白蛋白肌酐比阴性；肝肾功能：肌酐 41μmol/L，余均（-）；

ESR 114mm/1h，hsCRP 44.7mg/L，肿瘤指标、免疫球蛋白、补体、ANA（－），ANCA：（＋）胞质型 1：10，蛋白酶 3（PR3）-ANCA 59RU/ml。外院病理片我院会诊：肺组织大片坏死，多发性化脓性肉芽肿及灶性血管炎，病变组织符合肉芽肿性多血管炎。耳鼻喉科会诊：左耳轻度传导性耳聋，右耳中度传导性耳聋，考虑慢性化脓性中耳炎。鼻窦 CT 示鼻窦炎。

经评估，患者有耳、鼻、肺脏、肾脏等多系统受累表现，辅助检查提示 ESR、hsCRP 等炎性指标升高，ANCA 尤其是 PR3-ANCA 阳性，且感染、肿瘤证据不足，结合患者肺部病理有化脓性肉芽肿、血管炎及坏死等特点，诊断考虑 ANCA 相关性血管炎（AAV），分类为 GPA。AAV 是一组以小血管壁炎症、坏死为主，血清中 ANCA 阳性为特征的系统性血管炎，包括 GPA、MPA（显微镜下多血管炎）、EGPA 及其他单器官受累的 AAV（如肾脏局限性 AAV）。2012 年的 Chapel Hill 会议正式将韦格纳肉芽肿（WG）更名为 GPA，同时将 Churg-Strauss 综合征更名为 EGPA，实现了由人名荣誉命名到疾病病理病因学命名的转换。GPA 主要侵犯上、下呼吸道及肾脏，临床常表现为鼻炎、鼻窦炎、中耳炎、肺部结节、空洞及进行性肾衰竭，皮肤、眼、心脏、关节及神经系统亦可受累。病理改变为小动脉、小静脉血管炎，且在炎性血管周围有细胞浸润形成的肉芽肿及坏死。1990 年 ACR 关于 GPA（WG）的分类标准如下：①鼻或口腔炎症：逐渐加重的痛性或无痛性口腔溃疡，脓性或血性鼻腔分泌物；②X 线胸片异常：胸片示结节、固定浸润病灶或空洞；③尿沉渣异常：镜下血尿（红细胞>5/高倍视野）或出现红细胞管型；④病理：活检示肉芽肿性炎性改变，动脉壁或动脉周围或血管（动脉或微动脉）外区有中性粒细胞浸润。符合 2 条或 2 条以上可诊断 GPA（WG）。该分类标准敏感性88%，特异性

92%。GPA 可根据是否有肾脏受累分为全身型和局限型。根据该分类标准，患者诊断 GPA 基本明确。由于多次尿沉渣、血肌酐均正常，并无肾脏受累证据，因此初步诊断局限型可能性大。

常规行泌尿系超声：提示右肾中部中等回声，大小约 3.3cm×2.9cm，形态规整，边界尚清，边缘可见低回声晕，周边见环绕血流。腹部增强 CT：右肾占位，大小约 3.0cm×3.2cm，边界不清，等密度及低密度，内可见坏死，不明显强化（图 2）。

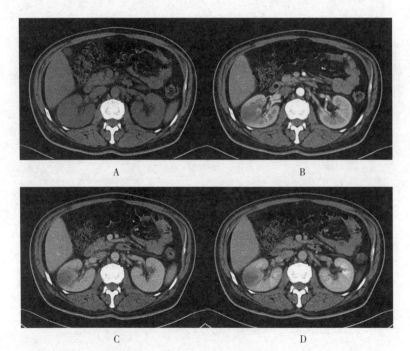

图 2 患者右肾占位增强 CT（A、B、C、D 分别为平扫期、动脉期、静脉期、延迟期）

GPA 累及肾脏常见表现为坏死性肾小球肾炎，肾脏占位性病变非常罕见。因此该患者肾脏占位性质尚不清楚，需进一步明确。从影像学特点看，为右肾单发实性占位，内有坏死，边界不清，有不明显强化，可能为肾脏肿瘤或炎性假瘤。进一步查阅文献，共 13 篇文献报道了 GPA 合并肾脏占位性病变（表1）。其中 9 篇文献报道了 GPA 合并肾脏病变确诊为炎性假瘤，3 篇报道了长期使用免疫抑制剂继发肾细胞肾癌，另有 1 篇文献报道 GPA 未经免疫抑制剂治疗并发的肾细胞肾癌。该患者肾脏占位性质亟须通过病理活检确定，如合并肾脏恶性肿瘤，需尽快手术以免贻误治疗时机，如为 GPA 相关性炎性假瘤或肉芽肿，则需加强原发病治疗。

表 1 GPA 合并肾脏占位性病变病例汇总

病例	病例报告	性别/年龄	是否进行免疫抑制治疗	确诊手段	肾脏占位诊断
1	2014，Ward	48/女	否	肾切除术	炎性假瘤
2	2014，Lo Gullo	38/男	否	肾脏穿刺	炎性假瘤
3	2011，D'Hauwe	14/女	否	肾脏穿刺	炎性假瘤
4	2009，Frigui	59/男	否	肾脏穿刺	炎性假瘤
5	2008，Roussou	72/女	否	肾切除术	炎性假瘤
6	2006，Negi	40/男	否	药物治疗	炎性假瘤[*]
7	2005，Krambeck	61/男	否	部分肾切除术	炎性假瘤
8	2000，Verswijve	24/男	否	肾脏穿刺	炎性假瘤
9	2000，Fairbanks	68/男	否	肾脏穿刺	炎性假瘤
10	2011，Bumbasirevic	55/男	是，CTX 150g	肾切除术	肾细胞肾癌

续　表

病例	病例报告	性别/年龄	是否进行免疫抑制治疗	确诊手段	肾脏占位诊断
11	2009，Deger	46/女	是，CTX 120g AZA 64.5g	部分肾切除术	肾细胞肾癌
12	1996，Odeh	72/男	是，CTX 70g	肾脏穿刺	肾细胞肾癌
13	1999，Villa-Forte	NA	否	肾脏穿刺	肾细胞肾癌

注：＊表示该例通过诊断性治疗后肾脏占位缩小提示为原发病相关的炎性假瘤）

　　患者行 CT 引导下肾脏肿物穿刺，病理结果回报：慢性肉芽肿性炎及局灶性血管炎，符合 GPA 表现（图3）。予甲泼尼龙80mg/d 静脉输液、环磷酰胺（CTX）0.8g/w 治疗，患者体温逐渐降至正常，咳嗽、咳痰减轻。2 周后复查 ESR 降至 40mm/1h，hsCRP 降至 16.26mg/L，胸部 CT 提示右肺空洞、结节较前明显缩小。患者病情平稳，激素改为泼尼松龙 60mg/d、CTX 150mg/d 口服出院，出院后激素规律减量，门诊随诊半年余，

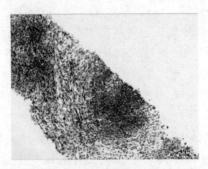

图3　患者右肾占位病理（肾组织显慢性肉芽肿性炎，局灶可见多灶小脓肿及血管炎，肾小球萎缩，部分肾小管内见蛋白管型）

病情稳定，复查胸部 CT 空洞、结节变小，胸腔积液吸收（图1B），肾脏占位无显著变化。目前泼尼松龙已减至 7.5mg/d。

经病理证实，该患者肾脏占位性质为炎性假瘤样改变，特点包括肉芽肿、血管炎等改变，与患者肺脏结节、空洞病理几乎完全一致，符合 GPA 病理特点，并无肾脏原发肿瘤证据，故考虑病变性质为 GPA 肾脏受累，因而该患者最终诊断为 GPA（全身型、双肺多发结节空洞、右肾炎性假瘤、慢性化脓性中耳炎）。GPA 的治疗与其他 AAV 类似，以糖皮质激素和 CTX 为代表的免疫抑制剂为主，尤其是肉芽肿性改变为主要改变时，CTX 地位尤其重要。在治疗过程中应在患者可耐受的前提下，及时、积极、大量、脉冲式使用 CTX 治疗，方可尽快达到诱导缓解的目的。对 CTX 治疗失败的患者，可以考虑多种免疫抑制剂联合使用，或使用 CD20 单抗等生物制剂。

从该病例的诊治过程，我们可以学习到：①临床上表现为发热、咳痰、肺部空洞的病例，不能仅片面考虑常见的肺脓肿等感染性疾病，还需思路开拓，基于详细系统的问诊、查体及辅助检查，筛查肿瘤、自身免疫性疾病肺部受累等情况。②GPA 是常见的引起发热、肺部空洞的系统性血管炎之一，其经典的三联征包括上、下呼吸道及肾脏受累，但肾脏受累出现占位性病变的并不多见，需在取得病理除外恶性肿瘤的前提下方可考虑原发病所致的炎性假瘤，如组织学可见炎性肉芽肿、小血管炎及坏死等特征性变化，则支持 GPA 原发改变。③GPA 的治疗中，CTX 的地位或高于糖皮质激素，脉冲式静脉 CTX 滴注对治疗肉芽肿性病变疗效更佳。影响疾病预后的主要因素是难以控制的感染和不可逆的肾脏损伤，早期诊断、早期及规范治疗对 GPA 患者尤为重要。

（钱君岩 姜 楠 王 立）

专家点评

这一 GPA 病例具有一定的代表性，既体现了 GPA 经典的诊断过程和思路，也展示了 GPA 少见的系统受累表现，不仅增进了临床医师在类似病例的诊断和鉴别诊断中的思维宽度和敏锐度，也加深和拓展了临床医师对 GPA 乃至对系统性血管炎的认知和了解。GPA 较具代表性的系统受累为 ENT（眼耳鼻喉）、肺和肾脏受累，起病模式多样，系统受累表现各异。如果 ENT 表现轻微常被忽略或被认为是孤立性专科疾患，而不易被纳入系统性疾病的局部表现。而对于肺部各种形式的病变伴随发热和呼吸道症状，把感染作为首要考虑是合理且在大多数时候都是正确的，相比较血管炎，感染是更为常见的疾病，从常见病到少见病的思维模式符合临床常规。如该例患者存在感染的易患因素（糖尿病），"感染"相关的常见症状（发热、咳嗽、咳痰），"感染"相关影像学表现（肺内片影、空洞）和实验室检查（血象增高、炎症指标增高，痰培养为肺炎克雷伯菌），似乎感染能够完美解释患者整个临床谱，然而治疗是反证诊断的重要标尺，强有力的抗感染治疗过程中病变仍在持续进展加重，迫使我们需要重新审视诊断，在经过一系列检查并未找到可解释病情的病原学和肿瘤相关证据的情况下，需要考虑非感染性非肿瘤性疾病，自身免疫病是这一类疾病的代表，故而一方面挖掘病史寻找其他系统受累或曾经受累的证据，一方面完善实验室检查查找有无疾病特异性自身抗体。当我们把目光聚焦在 GPA 时，GPA 同样可以完美的解释患者临床全貌。尽管 ANCA 有时也可以出现在感染和肿瘤性疾病中，但常见为 p-ANCA 阳性，C-ANCA 和 PR3-ANCA 则较为特异的见于 GPA 而几乎不见于其他疾病，此外最为重要的是治疗有效，当按照 GPA 应用激素、CTX 等治疗后，肺内病变显著吸收好转。本例较为特殊之处在于肾脏表现，不同于常见的血尿、蛋白尿和/或急性肾功能不全等肾小球肾炎表现，该病例表现为肾脏占位，GPA 固然可以出现肉芽肿性占位或炎性假瘤，但 GPA 合并肾脏恶性肿瘤亦有报道，病理检查是最可靠的鉴别肿瘤和良性占位的依据。该患者经肾穿病理检查证实有肉芽肿性炎和血管炎，为 GPA 典型病理表现。治疗后短期随诊无明显变化，考虑到部分炎性假瘤治疗反应相对迟滞，还需更长时间的随访观察。这一病例拓宽了临床思维，可为同类病例提供范本，以尽可能缩短诊断探索周期，加速诊断到治疗的步伐。

（赵丽丹）

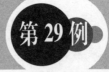

病例摘要

患者女性，32 岁。因"发热、意识障碍 10 天"入院。患者 10 天前发热，Tmax 38.7℃，伴畏寒，后意识障碍、言语不清，至我院急诊就医。查体：瞳孔大小不等，直接、间接对光反射迟钝；血常规：WBC $22.51×10^9$/L，NEUT 92.8%，Hb 42g/L，PLT $752×10^9$/L；网织红细胞 0.13%；肝肾功能：Alb 23g/L，Cr 224μmol/L，Urea 14.68mmol/L，TCO_2 14.3mmol/L，余正常；ESR > 140mm/1h，hsCRP 149.72mg/L。腰穿脑脊液压力 140mmH_2O（甘露醇脱水后）；常规：细胞总数 $20×10^6$/L，白细胞 $12×10^6$/L，单核 $2×10^6$/L；生化：Pro 0.77g/L（↑），Cl 118mmol/L，Glu 2.7mmol/L（即刻指测血糖 4.6 mmol/L）；细胞学：WBC 400 个/0.5ml，中性粒细胞为主；免疫组化染色、Hu. Yo. Ri、细菌、真菌涂片、抗酸、墨汁染色阴性。

入院查体：体温 36.5℃，呼吸 20 次/分，血压、心率分别为 120/80mmHg、85 次/分（卧位）和 95/60mmHg、105 次/分（立位），体重指数 20.2。营养中等，头发稀疏，无口腔溃疡、周身无皮疹，双侧腹股沟区可触及肿大淋巴结，大者 0.5cm×0.5cm，质韧、活动可，无压痛。双侧瞳孔等大正圆，对光反射灵敏。颈软、无抵抗，四肢针刺觉正常，双上肢肌力 V 级，双下肢肌力Ⅳ级，肌张力正常，腓肠肌压痛，双侧膝反射、跟腱反射减弱，双侧 Babinski、Chaddock 征（+）。

患者为青年女性，急性病程，表现为发热、意识障碍、两侧瞳孔不等大，结合脑脊液检查，其蛋白量、细胞数稍高，为炎性改变，但并不支持典型的化脓性或结核性脑膜炎表现，考虑中枢神经系统感染，病毒性脑膜脑炎不能除外。继续寻找病原学证据。

与此同时，无意间发现患者有重度的贫血和肾功能不全，似乎用中枢神经感染无法解释，需进一步明确贫血（营养性贫血、溶血性贫血或失血性贫血等）和肾功能不全（肾前性、肾性或肾后性等）的病因；或背后是否有其他疾病的可能。

血培养：无乳链球菌（15 小时报警）。予头孢曲松钠 2g/d 静注，阿昔洛韦 0.2g po，5 次/天，输血、降颅压等对症治疗，1 天后患者体温正常，神志逐渐清晰，定向力、记忆力恢复正常，计算力稍差，情绪间断异常。复查腰穿脑脊液压力 145mmH$_2$O；常规：WBC 0；生化：Pro 0.67g/L，Glu 4.8mmol/L；细胞学：WBC 10/0.5ml，病原学（−）。

输注红细胞 2 单位，复查血常规：WBC 7.62×10^9/L，Hb 80g/L，PLT 604×10^9/L。Coombs 试验（+），LDH、TBIL、DBIL 正常，血清铁 39.8μg/dl（↓），铁蛋白 524ng/ml（↑），叶酸、维生素 B$_{12}$正常。骨穿：增生活跃，粒红之比为 17.63∶1，粒系中幼粒细胞比例增高，部分细胞核可见多分叶现象。

尿常规：Pro 0.3g/L，RBC 58.8/μl，正常形态 100%；24hUP 2.75g；尿圆盘电泳：肾小管来源 45.7%，肾小球来源 54.3%。泌尿系超声：双肾弥漫性病变，双肾积水伴输尿管扩张，左输尿管扩张，膀胱壁不均匀增厚。导尿后血 Cr 降至97μmol/L。

患者的神经系统表现呈急性病程，抗感染治疗后体温很快得到控制，意识障碍显著好转，复查腰穿脑脊液基本恢复正常，支持神经系统病变由感染引起。

患者重度贫血为正细胞性贫血，输血后Hb稳定，鉴别诊断考虑：①出血，患者无相关表现；②溶血，尽管Coombs试验阳性，但胆红素、LDH、网织红细胞均不支持，可除外；③慢性病贫血，患者转铁蛋白饱和度不高、铁蛋白约500ng/ml，不能解释Hb 42g/L的重度贫血。患者成年发病，倾向于获得性纯红再障，病因包括特发性和继发性。继发性病因首先考虑感染，包括细菌、病毒、结核等；其次为淋巴增殖性疾病，包括慢性淋巴细胞白血病、Castleman病等，这些疾病除表现为纯红再障，可有多克隆高球蛋白血症、炎症指标升高等，Castleman病还可出现肾功能异常。但患者体表无明显淋巴结肿大、无肝脾肿大，骨穿活检无明确相关证据，暂不支持。

患者急性肌酐升高符合急性肾功能不全（AKI），而导尿后肌酐基本恢复正常。超声发现双肾积水伴输尿管扩张，提示肾后性梗阻因素在AKI中起到重要作用。另外，患者有大量尿蛋白，肾小球来源为主，肾脏超声也提示肾脏有弥漫性病变，可能同时存在肾实质病变，应进一步寻找肾脏实质病变的病因，必要时穿刺活检明确肾脏病变性质。

患者因中枢神经系统感染入院，但之后检查却发现了重度贫血、肾功能不全、大量蛋白尿等多系统受累情况，是否为自身免疫性疾病，如系统性红斑狼疮（SLE）、弥漫性结缔组织病、系统性血管炎等，需追查其他系统受累证据，同时完善自身抗体、免疫球蛋白、补体等检查。

进一步检查：补体（C3、C4）正常，IgG 31.52g/L（↑）；ACL 48PLIgG-U/ml（↑），抗 β_2GP_1 118RU/ml（↑）；ANA、抗dsDNA、抗 ENA、ANCA、LA、抗 GBM 等抗体、血尿免疫固定电泳均阴性；胸腹盆 CT：双侧胸腔积液，右下肺局部膨胀不全，双肾盂肾盏及双侧输尿管扩张，膀胱张力增大，右肾外侧及左肾后侧多发结节影；双侧腰大肌体积增大密度减低，腹腔少量积液。头颅 MRI：右侧颞枕叶小片状异常信号，新近梗死灶（亚急性期），脑干斑片状高信号，慢性缺血改变。

年轻女性、多系统受累，表现为发热、体重下降、脱发、多发脑梗、泌尿系病变（肾脏病变，表现为蛋白尿；肾后性病变，表现为肾盂、输尿管积水致肾功能不全）、重度贫血、多浆膜腔积液；有 ESR、hsCRP 等炎症指标明显升高，自身抗体示中高效价的抗心磷脂抗体、抗 β_2GP_1 抗体、Coombs 试验阳性及高球蛋白血症。如用一元论解释，可首先考虑 SLE，依据为：临床表现有：①多浆膜腔积液；②肾脏病变；③中枢神经系统病变，实验室检查符合：①2 个抗磷脂抗体阳性，②无溶血性贫血者直接 Coombs 试验阳性，符合 2011 年修订的 SLE 分类标准，疑诊 SLE 合并抗磷脂抗体综合征（APS），需重点关注既往史中有无皮疹、口腔溃疡等其他 SLE 表现，必要时可行肾穿刺检查，如有"满堂亮"表现更支持 SLE 诊断。

追问病史：患者小学起脱发，近 5 个月有口干，否认皮疹、光敏感、口腔外阴溃疡、肌肉关节痛等。2014 年底至今体重下降 65kg。患者有 2 型糖尿病（DM）家族史，患者入院前半年也诊断了 2 型 DM，当时肾功能正常，尿蛋白阴性，腹部超声提示肾盂、输尿管积水。个人史、婚育史、月经史：无特殊。

进一步查 HbA1c 9.1%，空腹 C-P 1.42ng/ml，INS 7.87μU/ml，

1 型 DM 自身抗体谱阴性。下肢动脉彩超：粥样硬化伴多发斑块形成。颈动脉 B 超：双侧颈动脉分叉处多发斑块形成，左侧椎动脉闭塞不除外。眼科：双增殖性视网膜病变，符合糖尿病眼底病变。肌电图：上下肢周围神经损害，上下肢交感神经电反应（SSR）异常，尿动力检查示神经源性膀胱。甲状腺功能大致正常。感染指标（巨细胞病毒、EB 病毒、血隐球菌、肥达外斐试验、结核）检查阴性。心脏彩超：左心房增大。腹部增强CT+三维重建：双侧腰大肌肿胀伴脓肿，其内可见环形强化低密度区，以左侧为著，较前显示清晰；双肾周片状低强化软组织密度影，左侧为著，局部与双侧腰大肌分界不清；腹膜后多发肿大淋巴结。

追溯病史：患者 2 年前有体重骤降史（2014 年末体重130kg，通过节食、运动或其他原因致体重骤降，目前体重65kg）。今年 5 月食欲下降、恶心，发现血糖升高，诊为 2 型DM，同时发现输尿管积水，当时尿蛋白、肾功能、血常规等正常。

患者有 2 型 DM 史及家族史，虽诊断时间较短，但从 HbA1c判断患者血糖控制极差，从眼科检查已有 DM 眼底病变推断患者 DM 病史可能已经较长，已出现较重的合并症。DM 若合并动脉粥样硬化可出现脑梗死，若 DM 肾病累及肾脏可表现为蛋白尿，DM 周围神经病变可以导致神经源性膀胱，可以解释患者的肾脏及肾后性病变。DM 血糖控制不佳容易合并感染，也可以解释患者的脑膜炎、感染导致的纯红再障。

新发现双侧腰大肌脓肿，是否也由于感染导致，可行穿刺培养。

腰大肌病变穿刺病原学培养无阳性结果，病理仅示慢性炎，不支持结核、淋巴增殖性急性疾病及 IgG4 相关疾病。

肾穿病理提示免疫荧光阴性，光镜见肾小球体积增大，基底膜增厚，伴肾小动脉玻璃样变，符合早期 DN。电镜结果支持 DN。此外，肾小管间质病变突出，可见密集的炎性细胞浸润，以髓质侧突出，小管萎缩，间质纤维化。

复查 ACL 59→阴性→14 PLIgG-U/ml，抗 β_2GP_1 73→阴性→31RU/m，ESR > 140mm/1h（↑）（持续）→80mm/1h（↑），hsCRP 72.90（↑）→1.77mg/L；C3 1.758（↑）→1.080g/L，导尿后肾功能恢复正常，血清蛋白 32g/L，24 小时尿蛋白定量波动于 0.49~5.04g。

患者虽疑诊 SLE，但仍存在疑点，并未急于进行激素、免疫抑制剂治疗，但患者病情及各项实验室指标都在逐渐好转，炎症指标逐渐下降，之前明确的抗体在复查时效价逐渐变低，肾脏病理并未出现典型的免疫荧光"满堂亮"。随着时间的推移、新证据的出现，患者 SLE 相关证据越来越不足，逐渐排除了 SLE 的诊断。除了抗磷脂综合征（APS）等自身免疫性疾病，很多感染性疾病如感染性心内膜炎、梅毒螺旋体感染、病毒感染、疟疾、利什曼疟原虫等可致抗磷脂抗体短暂出现，药物、肿瘤、DM 等情况下也可出现。故诊断 APS 需在 12 周后复查抗磷脂抗体效价，仍为中高效价阳性才有意义。Coombs 试验在少数正常人可阳性，如体内有抗磷脂抗体、AIDS、药物、高球蛋白血症、恶性肿瘤也可出现 Coombs 试验阳性。患者合并蛋白尿且蛋白定量波动较大，除外检测错误、留存方法的问题，考虑与泌尿系感染、神经源性膀胱无尿管时导尿不畅、体位影响等有关。

更多的证据指向患者诊断 2 型 DM 明确，明确存在大血管多发动脉粥样硬化，微血管病变方面存在已至增殖期的严重视网膜病变（DR）及糖尿病肾病（DN）可能（可行肾穿明确），合并周围神经及自主神经病变。根据脑梗 TOAST 分型，多发脑梗死考虑为 DM 相关小血管病所致。发热、意识障碍考虑细菌感染性脑膜炎；贫血考虑可能为病毒感染导致的纯红再障；各种自身抗体的一过性阳性可能与感染有关。患者各种症状更倾向于 DM 的并发症。

患者最终诊断为细菌感染：无乳链球菌败血症、无乳链球菌脑膜炎。该患有 2 型 DM、免疫力下降基础，可用一元论解释：DM 致神经源性膀胱，出现复杂尿路感染、肾盂肾炎，之后无乳链球菌感染，感染扩散继发败血症、中枢神经系统感染、腰大肌脓肿。无乳链球菌为 B 族链球菌，多在泌尿生殖道、胃肠道定植，为尿路感染常见病原菌，在妊娠女性、新生儿为重要致病菌。并发症包括败血症、肺炎、脑膜炎等。但该患尚有不典型之处：①脑脊液改变非典型化脓性表现，因无乳链球菌对多种抗生素敏感，患者发病后曾就诊当地医院并使用抗感染治疗，可能影响了我院化验结果；②腰大肌脓肿穿刺组织病理显示淋巴细胞、浆细胞浸润为主，但临床及病理并无结核或其他感染证据，可能是抗感染后病变慢性化的表现。

治疗方面：目前血流感染已控制，还需处理的问题：①腰大肌脓肿，可予头孢呋辛或阿莫西林等口服抗感染至脓肿消失；②尿路感染：充分抗感染后神经源性膀胱无好转可考虑留置导尿或膀胱造瘘，根据现有药敏结果予复方磺胺甲噁唑每天 2 片，长期抑菌治疗 3~6 个月。

患者病情稳定后带药出院，出院 1 个月后电话随诊，患者规律服用相关药物，无明显不适，但未遵医嘱导尿或造瘘，复查 Cr 升至 159μmol/L，泌尿系 B 超提示泌尿系积水。嘱其尽快到泌尿外科就诊。

（郑金相　王　立）

专家点评

内科疾病通常复杂且难以理清头绪，尤其当患者年轻、多系统受累，又恰巧出现某些自身抗体阳性时，容易"先入为主"考虑自身免疫性疾病。然而累及多系统的疾病有很多种，自身抗体的产生和测定也受到很多其他因素的影响，临床内科医师需牢记张孝骞前辈时刻"如履薄冰、如临深渊"的教诲，头脑清楚，梳理思路，认真仔细地收集病史，多考虑"常见病、多发病"，综合分析各方面的信息，慎之又慎地给出最后诊断，以免误诊、误治。

（张奉春）

第30例 腹痛-淋巴结肿大-发热-骨破坏

病例摘要

患者男性，45 岁，因"反复腹痛 16 个月、全身淋巴结肿大 10 个月"入院。患者于 1 年余前出现右下腹绞痛，无恶心、呕吐、腹泻、发热，当地医院考虑慢性阑尾炎，予抗感染治疗，行阑尾切除术，但患者仍有反复腹痛，逐渐出现双侧颈部、左颌下、左锁骨上、右侧腋窝淋巴结肿大。胃镜及结肠镜检查未见异常。行左颈部及左锁骨上淋巴结活检，病理示淋巴结反应性增生。2014 年 2 月就诊于我院，血常规：WBC 27.00×10^9/L，NEUT% 76.0%，Hb 101g/L，PLT 609×10^9/L；IgG 39.26g/L，IgA 4.70g/L，IgM 1.6g/L；血清 IgG 亚类测定 IgG_1 31000mg/L，IgG_2 11000mg/L，IgG_4 4730mg/L，IgG_3 909mg/L；ESR 81mm/1h，hsCRP 59.35mg/L；PET-CT 示右鼻咽旁间隙、双颈部、纵隔、右腋下、胰腺周围、腹主动脉旁、中下腹肠系膜区、左髂血管旁多个摄取增高结节，以右颈部、右中下腹肠系膜区最为密集，大小为 0.6~3.1cm，平均 SUV 2.1~10.2；双肱骨近端及股骨骨髓摄取增高，SUV 5.1；肝脾大且脾代谢增高（脾 SUV 3.1，肝 SUV 2.3），诊断考虑 IgG_4 相关疾病、淋巴瘤均不除外，曾予糖皮质激素，效果不佳。为进一步诊治收入院。自起病以来，患者食欲、睡眠、精神差，大小便正常，体重下降 10kg。**既往史、个人史：**无特殊，患者为广西人。

入院查体：T 36.5℃，BP 105/70mmHg，P 80 次/分。贫血貌。双侧颈部淋巴结肿大，以右侧为著，与右侧肿大的腮腺融合成团，直径约 5cm，质硬固定，压痛（+）。左锁骨上窝、右腋下淋巴结肿大，直径 1~2cm，质韧较固定，无压痛。腹软，右下腹压痛，无反跳痛、肌紧张，肝脾肋下未及。心肺（-）。

患者为中年男性，病程 1 年余。临床表现为反复腹痛、全身多发淋巴结肿大、肝脾大、消瘦，炎症指标升高。诊断从肿瘤、免疫、感染相关疾病着手：①淋巴增殖性疾病，如淋巴瘤或 Castleman 病。患者多次淋巴结活检阴性为不支持点。可再次行腮腺及腋窝淋巴结活检，必要时行腹腔深部淋巴结活检。②免疫病：如 IgG_4 相关疾病，该患者缺少 IgG_4 相关疾病特异性脏器肿大表现，且病理表现不支持。③感染：如结核感染，该患者无咳嗽、咳痰、发热等，为不支持点。可行血培养、结核感染 T 细胞检测（T. spot. TB）等。

辅助检查：血 WBC 20.78×10^9/L，NEUT% 78.0%，Hb 71g/L，PLT 521×10^9/L；尿、便常规（-）；肝肾功能：Alb 29g/L；凝血（-）；ESR >140mm/1h，hsCRP 93.07mg/L。血液学方面：Fer 858ng/ml；叶酸+维生素 B_{12}（-）；Coombs' 实验 IgG（+）；血、尿免疫固定电泳（-）；血轻链 KAP 2750mg/dl，LAM 1300mg/dl，κ/λ 2.12。感染方面：人免疫缺陷病毒（HIV）抗体、血 T. spot. TB、EBV-DNA、CMV-DNA 均（-）；TB 细胞亚群：$CD4^+$ T 细胞 647/μl，$CD8^+$ T 细胞 148/μl，$CD4^+$T/$CD8^+$T 4.37。免疫指标：抗核抗体谱、ACL、RF（-）。

肿瘤标志物（−）。影像学：颈部增强 CT：右侧腮腺、颌下腺增大、密度增高伴强化；颈部、锁骨区多发淋巴结增大（图 1）。胸腹盆增强 CT：两肺上叶胸膜下微小结节；纵隔及两侧腋窝、锁骨上窝多发淋巴结肿大。腹膜后、髂血管旁及肠系膜多发结节影，考虑肿大淋巴结；回盲周围肠壁可疑增厚（图 2 至图 5）。骨髓涂片及活检

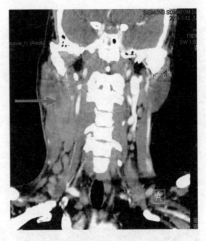

图 1　颈部 CT：腮腺肿大

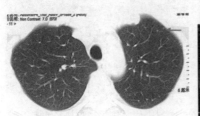

图 2　胸部 CT：肺内小结节

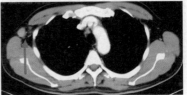

图 3　胸部 CT：腋窝淋巴结

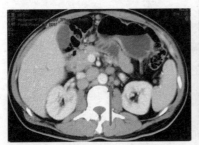

图 4　腹部 CT：腹腔淋巴结

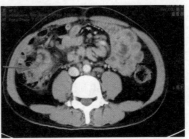

图 5　腹部 CT：回盲部管壁增厚

（-）。腋窝淋巴结活检病理（图6）：淋巴结反应性增生，以T区增生明显，滤泡萎缩，浆细胞明显多。免疫组化结果显示：CD10（+），CD15（+），CD20（+），CD21（+），CD3（+），CD30（Ki-1）（+），CD4（+），CD8（+），CD56（NK-1）（-）。原位杂交：EBER（-）。基因重排：TCRβ/TCRδ/TCRγ（-）。腮腺淋巴结活检病理（图7）：右腮腺T区不典型增生；免疫组化：CD15（+），CD20（+），CD21（灶+），CD3（Ki-1）（-），CD38（+），CD79a（+）。原位杂交：EBER（-）。基因重排：TCRβ/TCRδ/TCRγ（-）。未找到肿瘤证据。

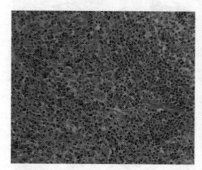 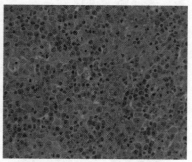

图6 腋窝淋巴结病理 HE ×400　　　图7 腮腺病理 HE ×400

　　患者入院后右颈部及腮腺淋巴结较前增大，局部红肿热痛；右上肢剧痛，先后给乐松、泰勒宁、曲马多、奥施康定镇痛。行全身骨显像：右肱骨上段、左股骨上段见放射性增高灶；股骨、肱骨X线正侧位：骨质形态结构完好。腹痛较前减轻，但右下腹出现一约5cm×5cm包块，质韧，较固定，压痛（+）。并出现发热，Tmax 38.2℃，外周血培养5天16小时报警为非结核分枝杆菌。加用克拉霉素0.5g bid、乙胺丁醇0.75g qd、阿米卡星 0.4g qd、左氧氟沙星（可乐必妥）0.5g qd。治疗 1 周后颈部及腮腺淋巴结较前缩小，疼痛减轻，腹部包块缩小，质地变软。

非结核分枝杆菌（disseminated nontuberculous mycobacteria，NTM）是指结核分枝杆菌复合群与麻风分枝杆菌以外的分枝杆菌。NTM 广泛分布在自然环境中。人可以从环境中感染 NTM 而致病，水和土壤是重要的传播途径。NTM 病指感染 NTM 并引起相关组织、脏器的病变。最常见的临床表现是肺病，其次为淋巴结病、皮肤及皮下软组织病变、播散性病变。

播散性 NTM 病（disease of disseminated NTM，DDNTM）指全身有 2 处以上的病灶或血培养 NTM 阳性，多见于人类免疫缺陷病毒（HIV）感染者，主要病原菌为鸟分枝杆菌复合物及堪萨斯分枝杆菌。DDNTM 临床表现多样，不易与其他感染区分。可有淋巴结病、骨病、肝病、胃肠道疾病、心内膜炎、心包炎和脑膜炎等。最常见的症状为发热、盗汗、消瘦、贫血；胃肠道症状有腹痛、腹泻等。诊断主要依靠血培养阳性，其次为骨髓、肝脏、淋巴结穿刺物培养阳性。NTM 缺乏标准治疗方案，目前多主张首选新大环内酯类（如克拉霉素），同时联合 4～6 种抗结核药，强化期 6～12 个月，巩固期 12～18 个月，NTM 培养结果转阴后继续治疗 12 个月以上。

该患者 HIV 抗体阴性、血培养 NTM 阳性，为非 HIV 感染者 DDNTM。非 HIV 感染者 DDNTM 少见，国内大陆至今仅有个案报道。我国台湾大学附属医院回顾了 1997～2004 年共 15 例非 HIV 感染者 DDNTM，平均年龄为 51 岁，8 例为免疫缺陷人群，12 例首发临床表现为发热，诊断主要依靠血培养（7 例）和骨髓培养（5 例），从发病至正确治疗的平均时间为 130 天。泰国报道了非 HIV 感染者 DDNTM 共 129 例，除 1 例儿童外均为成人。12% 的患者有基础疾病，如糖尿病、恶性肿瘤。46% 的患者合并其他机会性感染，如沙门菌、念珠菌、青霉菌、组织胞浆菌等。

患者服用奥施康定仍诉右上肢疼痛。DDNTM 可出现骨破坏，引起剧烈骨痛，但非 HIV 感染者 DDNTM 多有引起免疫缺陷的基础疾病，如肿瘤，或合并其他感染，本例是否能以一元论解释病情全貌，组织病理尤为重要。

行右上臂 MRI（图 8 至图 9）：右肱骨上段骨质破坏、骨膜增厚，相邻肱三头肌、大圆肌信号异常；下肢 MRI（图 10 至图 11）：双侧股骨、耻坐骨异常信号。行 CT 引导下右肱骨上段骨穿刺活检；骨组织真菌培养 10 天提示马内菲蓝状菌。病理（图 12）：少许纤维组织显急性及慢性炎，伴多量浆细胞浸润及散在吞噬细胞聚集。诊断明确，予伊曲康唑 20ml bid。患者出院时，右上肢、右颈部淋巴结及腮腺疼痛较前减轻，无腹痛、发热。查体：右侧颈部及腮腺淋巴结较前缩小；心肺（-）；腹软，无压痛、反跳痛及肌紧张，触诊右下腹肿物消失。

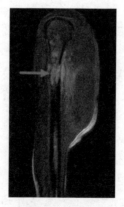 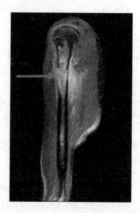

图 8　右上臂 MRI：骨破坏　　　图 9　右上臂 MRI：骨破坏

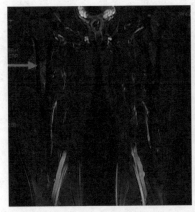 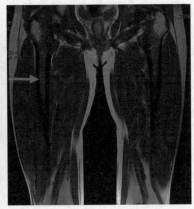

图 10 双下肢 MRI：股骨异常信号　　图 11 双下肢 MRI：股骨异常信号

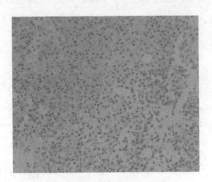

图 12 肱骨病理：HE ×400

马内菲蓝状菌病（PSM）是由马内菲蓝状菌（T. marneffei，TM，旧称马内菲青霉菌）引起的一种深部真菌感染。TM 为双相形真菌，在 25℃下呈菌丝相，在 37℃培养时呈酵母相。主要流行病区为越南、泰国、东南亚及我国的广东、广西地区。目前认为 TM 主要通过呼吸道传播，也可经皮肤外伤、消化道（食用带菌竹鼠）感染。HIV 抗体阳性者高发，HIV 抗体阴性者少见。PSM 临床表现为发热、咳嗽、皮疹、淋巴结肿大、消瘦、肝脾肿大、骨痛等。已证实 HIV 抗体阳性者 TM 的特异性抗原（Mplp）明显高于 HIV 抗体阴性者，而特异性抗体（抗 Mplp 抗体）则相反，提示二者机体免疫状态不同，故临床表现及实验室特点不同。HIV 阳性者常急性起病，病程短，病初多有高热，皮肤受累多表现为软疣样皮损；而 HIV 阴性者常隐匿起病，病程长，病程中有低热，表现为反复发热，皮肤受累多表现为皮下结节。HIV 阴性者淋巴结、肝脾肿大及骨痛更为常见。浅表淋巴结肿大多发生在胸锁乳突肌后缘及双耳前后。受累骨多为长骨、扁骨，临床表现为剧烈骨痛的溶骨性损害。HIV 抗体阴性的患者中，白细胞总数及中性粒细胞、淋巴细胞计数增高，CD4/CD8 比值>0.5。治疗上首选伊曲康唑或两性霉素 B，疗程至少为 12 周。HIV 抗体阴性者预后较好。

患者出院后停用阿米卡星，继续口服伊曲康唑和克拉霉素、左氧氟沙星、乙胺丁醇。出院半年随诊，临床表现良好，右上肢疼痛消失，右侧颈部及腮腺淋巴结肿大消失，无腹痛、发热。复查血常规：WBC 5.59×10^9/L，Hb 144g/L，PLT 256×10^9/L；ESR 12mm/1h，hsCRP 1.69mg/L。1 年后停用伊曲康唑，口服抗 NTM 药物使用 20 个月后停药。目前患者恢复工作，仍在随访中。

NTM 和 TM 均为巨噬细胞内的病原体。目前二者合并感染的病例国内尚无报道，泰国一项回顾性研究中提到非 HIV 感染者 DDNTM 共 129 例，合并 PSM 共 8 例。本文报道国内首例非

HIV 感染者 DDNTM 合并 PSM，以帮助临床医师增加经验，为诊断及治疗提供依据。

该患者感染两种胞内病原体，并未找到肿瘤及 HIV 感染证据。已有播散性 NTM 感染与原发免疫缺陷相关的报道。如 IL-12/IL-23-IFN-γ 轴系异常相关的原发性免疫缺陷。由于基因缺陷，此细胞因子通路功能异常，不能实现对胞内病原体的清除，从而出现多种机会性感染。累及该轴系基因突变所致的疾病称为孟德尔易感分枝杆菌疾病，以易患分枝杆菌属和沙门杆菌属感染为特点。目前已发现该轴系异常主要包括 5 种编码蛋白的基因缺陷（IL-12 RβI、IL-12 p40、IFN-γB1、IFN-γB2）和信号传导子及转录激活子（STATI）的缺陷。目前报道较多的是高效价抗 IFN-γ 抗体导致的 NTM 等机会性感染，部分难治病性病例需要 B 细胞清除治疗，如抗 CD20 抗体。本例治疗反应良好，我们将密切随访，必要时进行 IL-12/IL-23-IFN-γ 轴系基因突变及抗细胞因子自身抗体检测。

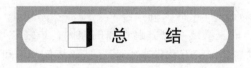

总　结

该患者为中年男性，广西人，慢性病程。以腹痛、全身淋巴结肿大起病，后期出现发热、骨痛、贫血、消瘦，经广谱抗生素及激素治疗无效。免疫及肿瘤指标阴性，HIV 抗体阴性，后期血培养 NTM 阳性、肱骨穿刺物培养 TM 阳性，予 3 联抗 NTM 及伊曲康唑治疗，随诊 1 年，治疗反应良好。通过本例诊治经过，我们总结以下两点经验：① DDNTM 多见于免疫缺陷人群。如果 HIV 抗体阴性、血培养 NTM 阳性，需寻找基础疾病及合并感染。②PSM 临床表现无特征性，可引起多脏器损害，对于无法解释的多系统损害且有南方 PSM 流行区生活史的患者，应高度怀疑 TM 感染，并及早进行病原学检查，以便及时诊断、治疗，从而降低病死率。

（刘爱玲　刘金晶）

专家点评

该病例的诊治过程可谓一波三折、跌宕起伏。患者以全身多发淋巴结肿大起病，病初并无发热，所以临床医师结合临床线索，着重从淋巴增殖性疾病和 IgG_4 相关疾病入手进行思考。但是淋巴结活检结果并未发现淋巴增殖性疾病的证据，而患者后期出现发热和剧烈骨痛，显然不好用 IgG_4 相关疾病完全解释，因此诊断思路调整至感染。临床医师首先找到了 NTM 的感染证据，但是患者骨痛并未缓解，因此医师并未满足于已经找到的 NTM 证据，而是继续寻找引起骨痛的原因，最终发现患者合并另一种特殊感染——马内菲蓝状菌。从该病例分析可见，其一，血清 IgG_4 水平升高只是 IgG_4 相关疾病可能出现的临床表现之一，并不是所有 IgG_4 升高的患者都是 IgG_4 相关疾病；其二，临床医师要高度重视患者的临床表现，抱着锲而不舍的态度寻究疾病的病因；其三，医学是一种哲学，多数情况下我们用一元论来解释患者所有症状，但是有时患者也会同时存在两种病因共同引起一组互相可能关联的症状，因此对临床思维的调整和优化非常重要；其四，患者并非免疫缺陷状态，为什么会患有如此特殊的两种感染？这一点其实还有待后续的不断随访来告诉我们答案。最后，我院曾经总结过 HIV 阴性播散型马内菲蓝状菌（原名马内菲青霉菌）的病例系列报道［中华全科医师杂志，2016，15（12）：955-957）］，读者们如果有兴趣可以自行查阅。

（沈　敏）

第31例 发热-乏力-气短

病例摘要

患者女性，14岁，因"间断发热7个月，活动后气短4个月，加重1个月"入院。患者7个月前开始出现间断发热，T 38.5℃，伴脱发、口腔溃疡、苍白、乏力，4个月前出现活动后气短，并逐渐加重，当地医院查血 WBC 2.01×10^9/L，Hb 51g/L；尿蛋白（+++），尿红细胞 62 个/μl，异型 44%。ESR 74mm/1h，C3 0.228g/L，C4 0.023g/L；ANA（+）S 1:320，抗 ds-DNA（+）1:320；Coombs'试验（+）；CXR：双肺渗出性病变。诊断系统性红斑狼疮（SLE），予泼尼松 60mg/d 及抗感染治疗，患者仍有乏力、活动后气短，为进一步诊治入院。既往史、个人史、家族史无特殊。入院查体：双肺呼吸音清，未及干湿啰音。心律齐，心前区未及杂音，腹平软无压痛，双下肢不肿。

患者为青年女性，临床有多系统受累表现，包括皮肤黏膜、血液系统、肾脏，结合 ANA 高效价阳性、抗 ds-DNA 阳性、血清补体降低，可诊断系统性红斑狼疮。下一步完善系统评估，评价主要脏器受累。

入院后完善系统评估：①肾脏：Cr 58μmol/L，尿 RBC

$77/\mu l$，异型 95%；血 Alb 23g/L，24 小时尿蛋白2.45g。②血液系统：Hb 65→42g/L，Ret 9.20%；复查 Coombs 试验（-）；血涂片（-）。③呼吸系统：不吸氧状态，动脉血气 pH 7.46，PaO_2 79mmHg，$PaCO_2$ 34mmHg，HCO_3^- 24mmol/L；胸部 HRCT：双肺弥漫磨玻璃影伴多发实变，双侧胸腔积液（图1A）。考虑不除外 PCP 肺炎，予加用磺胺，3 天后复查胸部 HRCT，双肺磨玻璃影及实变影较前加重（图1B）。④心血管系统：超声心动图提示少量心包积液。⑤中枢神经系统：头颅磁共振、腰穿均无明显阳性发现。

经系统评估，患者主要存在以下几个系统的问题：

1. 肾脏：以蛋白尿和镜下血尿为主要表现，尿蛋白量不足肾病综合征标准，肌酐不高，推测Ⅲ～Ⅳ型狼疮肾炎可能性大。根据 ACR 狼疮肾炎诊治指南，患者存在肾穿刺活检指征，因患者一般状况较差暂缓。推测Ⅲ～Ⅳ型狼疮肾炎，有激素冲击指征，免疫抑制剂方面首选环磷酰胺或霉酚酸酯。

2. 血液系统：患者临床表现乏力、活动后气短突出，化验检查提示中重度贫血。SLE 导致贫血最常见原因包括：慢性病贫血、营养性贫血、自身免疫性溶血性贫血、肾性贫血以及药物诱导的骨髓抑制。此外，失血、再生障碍性贫血、骨髓纤维化、微血栓性溶血性贫血、噬血现象等亦非罕见。本患者网织红细胞升高明显，呈高增生性贫血，故需重点考虑溶血及失血。如前所述，SLE 所致溶血性贫血，包括自身免疫性溶血性贫血及微血栓性溶血性贫血，患者入院后 Coombs 试验（-）、无黄疸和胆红素升高等，可除外前者；血小板正常，无神志异常、肌酐升高等微血栓形成表现，血涂片未见破碎红细胞，可除外后者。溶血性因素除外后，需考虑失血。患者无明显失血部位，但动脉血氧分压偏低，胸部 HRCT 提示双肺弥漫磨玻璃影及实变影，需考虑肺泡出血。

3. **呼吸系统**：患者动脉血氧分压偏低，胸部 HRCT 异常，需考虑肺部感染或原发病累及肺脏。感染方面，患者肺部影像不支持普通细菌感染，且经头孢哌酮/舒巴坦+甲硝唑+阿奇霉素治疗效果不佳，可除外绝大部分社区获得性病原。结合患者存在 SLE 基础病、免疫抑制状态，病原需重点考虑 PCP 和真菌。此外，原发病肺脏受累亦需考虑。SLE 的肺脏受累包括胸膜炎、肺间质病变、狼疮肺炎、弥漫性肺泡出血、肺血管病变（包括急性可逆性低氧血症、肺动脉高压、肺血栓栓塞）、气道疾病（FEV_1/FVC 降低、隐源性机化性肺炎）、膈肌功能异常（肺萎缩综合征）等。结合本患者影像学表现，需重点考虑狼疮肺炎和弥漫性肺泡出血。患者血红蛋白下降明显，首先考虑肺泡出血。

弥漫性肺泡出血见于 4% 的 SLE 住院患者。临床上，咯血为较具特异性的症状，但无咯血并不除外本病，事实上 1/3 的患者无咯血表现。此外，还可能存在发热、胸痛、咳嗽、呼吸困难等非特异性表现。实验室检查方面，除原发病相关实验室检查结果异常，主要表现为血红蛋白下降。影像学表现不具特异性，早期可呈局灶或弥漫的磨玻璃样改变或实变，可见支气管充气征；2~3 天后可见小叶间隔增厚、铺路石样改变；慢性反复发作者可类似肺间质病变。支气管镜是必要的，一则肺泡灌洗见血性液体，有助于与狼疮肺炎鉴别诊断；二则有助于除外肺部感染。病理可表现为弥漫的肺泡破坏、机化性肺炎及非特异性炎症，可有免疫复合物沉积。弥漫性肺泡出血是 SLE 的严重脏器受累，若不积极治疗，死亡率高达 50%。治疗方面，大剂量激素及免疫抑制剂是必需的，病情危重者可考虑激素冲击治疗、静脉丙种球蛋白。对上述治疗反应不佳者，可考虑血浆置换。

考虑系统性红斑狼疮、肺泡出血，予甲泼尼龙 1g qd×3 天冲击治疗，继以甲泼尼龙 40mg qd 序贯；静脉丙种球蛋白 20g qd×3 天；免疫抑制剂方面予 CTX 0.4g/w。加用预防量磺胺抗 PCP 治疗。同期行支气管镜检查，见各级支气管腔内活动性血迹，右肺中叶灌洗出血性液体，支气管毛刷、肺泡灌洗液病原学检查（-），证实肺泡出血诊断。

住院期间患者出现发热，Tmax 38.8℃。考虑院内获得性感染，加用美罗培南+万古霉素，继续口服预防剂量磺胺。患者仍每日发热，复查 CT 提示肺内渗出加重（图 1C）。2 天后患者出现咯血，不除外原发病控制不佳，再次予甲泼尼龙 1g qd×3 天冲击治疗，继以甲泼尼龙 80mg qd iv，并予血浆置换 3 天。冲击结束后 3 天患者再次高热，Tmax 39℃，咯血量增多，Hb 81→53g/L，Ret 6.2%。复查胸部 CT（图 1D）：两肺下叶部分病变范围较前增大，密度较前增高。痰病原学无阳性发现，血清 GM 试验（-），病毒血清学指标筛查（-）。

由于患者原发病有多系统受累并高度活动，需要积极治疗，但随着病情进展和治疗后反应，以及强化治疗后并发症的出现，致使病情更加复杂，因此在病程的不同阶段需要随时对病情和治疗选择进行及时的分析和调整。尤其在患者经过两次激素冲击治疗及血浆置换、免疫抑制剂治疗后，仍出现新发咯血伴发热，还需考虑原发病之外的原因。除原发病外，肺泡出血还可见于：①导致肺动脉压增高的病因：包括左心衰、肺栓塞、高海拔肺水肿、肺静脉闭塞性疾病等；②病变累及肺血管：包括肺部感染、肿瘤、肺毛细血管瘤、结节病、肺淋巴管平滑肌增生症等；③弥漫性肺损伤：包括药物及毒物、弥漫性肺泡损伤、气压伤等；④出凝血功能异常等。结合本患者，激素冲击治疗后出现发热伴咯血，则需重点排查肺部感染。细菌、真菌、结核、多种病毒等多种病原均可能导致肺部感染。患者免疫抑制状态，在广谱抗生素使用过程中出现肺内病变加重，尤其需注意真菌、病毒、结核。而病毒方面难以获得确凿证据，影像学表现不符合结核的典型表现，故真菌感染可能性最大。真菌感染中，以侵袭性肺曲菌病最易导致肺泡出血，因此宜采用能覆盖曲霉菌的广谱抗真菌药物。

曲霉菌是一类机会性病原。根据机体免疫状态，曲霉菌的肺部感染可表现为四种形式：曲菌球、变态反应性支气管肺曲霉菌病、慢性坏死性肺曲霉菌病和侵袭性肺曲霉菌病。对于本患者，需考虑侵袭性肺曲霉菌病。该病的主要危险因素包括器官移植或造血干细胞移植、中性粒细胞减少、长期应用糖皮质激素及巨细胞病毒感染。典型的肺部 CT 表现，早期表现为肺内结节及结节周围磨玻璃影，后者为受累肺组织出血所致，称为"晕轮征（halo sign）"。后期，结节内可形成空洞，形成"新月征（air crescent sign）"。组织培养及组织病理为确诊依据，但组织常难以获得；血清半乳甘露聚糖检测（GM 试验）有助于早期诊断，但敏感性亦不高。治疗方面，首选静脉用伏立康唑，亦可选用两性霉素 B 脂质体、泊沙康唑；普通两性霉素 B 副作用较大，且起效缓慢，常不作为一线用药。本患者激素冲击及大剂量激素治疗后，存在曲霉菌感染的高危因素，且患者肺内影像不能除外曲霉菌感染，可考虑加用抗真菌药物，首选静脉用伏立康唑。

考虑侵袭性肺曲菌病可能性大，予加用伏立康唑抗真菌治疗，继续美罗培南+万古霉素治疗。患者体温正常，未再咯血。原发病治疗方面，甲泼尼龙减量至口服 48mg qd，规律减量；环磷酰胺累积至 0.8g，因白细胞下降未继续使用，改为霉酚酸酯 0.75g bid 治疗。复查补体正常，抗 ds-DNA 阴性。2 周后复查胸部 CT，双下肺斑片影较前好转，新发左肺上叶舌段实变（图 1E）。停用美罗培南、万古霉素、伏立康唑，改为头孢他啶+阿奇霉素，1 周后复查左肺上叶实变影进展，并出现空洞样改变（图 1F）。患者行支气管镜：镜下未见明显异常，支气管毛刷、左舌叶灌洗液病原学检查均为阴性。经皮肺穿刺活检病理示：慢性炎症，可见成片坏死，肺泡腔内纤维素，可见可疑闭塞坏死血管；病原：细菌、真菌、结核、奴卡菌、放线菌涂片及培养均阴性。T. spot. TB 阴性。活检后加用两性霉素 B，逐渐加量至 0.6mg/（kg·d）。

患者经上述原发病和抗感染治疗后，病情一度稳定。但很快出现新发左上肺实变影，性质不明。考虑：①新发感染：目前抗生素组合可覆盖绝大多数常见院内获得性病原，但不覆盖非典型病原，如衣原体、支原体、军团菌、结核菌等。易形成肺内空洞的病原包括：a. 细菌：可见于普通细菌，以肺炎克雷伯菌和金黄色葡萄球菌最常见，亦可见于放线菌、奴卡菌、类鼻疽伯克菌、马红球菌、结核、非结核分枝杆菌等；b. 真菌：可见于曲霉菌、接合菌、芽生菌、隐球菌、青霉菌、耶氏肺孢子菌等；c. 寄生虫：如肺吸虫。结合本患者抗生素应用史和流行病学史，可排除上述绝大部分病原，重点考虑真菌、结核和非结核分枝杆菌。患者痰及肺穿刺活检抗酸染色及结核培养、T. spot. TB 均为阴性，结核或非结核分枝杆菌感染证据不足。另外，伏立康唑虽为广谱抗真菌药物，但对接合菌覆盖不佳。此外，曲霉菌亦存在伏立康唑耐药的问题。相对于伏立康唑，两性霉素 B 具有更广的抗真菌谱，尤其是对接合菌具有很好的抗菌活性，故调整抗真菌药物为两性霉素 B。但两性霉素 B 起效缓慢，需密切监测药物副作用。②原发病不稳定：狼疮肺炎、肺泡出血均可能导致类似表现，但患者原发病经积极治疗，血清学指标及其他脏器受累均提示病情稳定，原发病活动的依据不足。为此，在积极寻找病原、病理学证据的前提下，给患者经验性调整了抗生素，覆盖非典型病原并换用两性霉素B抗真菌治疗。

两性霉素B使用2周后（累积0.3g时）复查胸部HRCT：左上叶空洞较前增大（图1G）。继续使用两性霉素B，此后每月复查胸部CT，左上肺空洞逐渐缩小（图1H）。后因肌酐升高两性霉素B减量至0.4mg/（kg·d），患者肌酐水平可逐渐降至正常。

患者经两性霉素B治疗，肺内空洞逐渐增大。进一步考虑：①两性霉素B累积剂量不足；②其他病因所致的肺内空洞。可能导致肺内空洞的原因，包括：感染性疾病；恶性肿瘤；自身免疫性疾病，多见于肉芽肿性多动脉炎和结节病，此外亦偶见于SLE、类风湿关节炎等其他自身免疫性疾病；其他：可见于肺栓塞、闭塞性细支气管炎、机化性肺炎、朗格罕斯组织细胞增多症。针对本患者，首先考虑感染因素。维持两性霉素B治疗，观察胸部影像学变化。

此后每两个月复查胸部CT提示肺内病变逐渐缩小（图1I和图1J），逐渐将两性霉素B过渡到口服抗真菌药物，半年后停药。同时，激素逐渐减至小剂量维持，规律门诊随诊病情稳定。

最终诊断：SLE，肺泡出血，狼疮性肾炎；肺内真菌感染

这个病例的发病、进展和诊治过程，均提示风湿科疾病的复杂性和多变性，需要我们风湿科医师能在临床中思路清晰，

密切观察病情变化，抓住各阶段的主要矛盾，经过细致观察和调整治疗，最终患者的原发病和并发症均得到了有效的控制，达到了病情的稳定和缓解。

（乐　偲　吴婵媛）

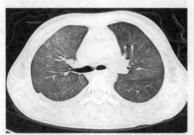

A（12-12-7）：双肺多发磨玻璃影及斑片影

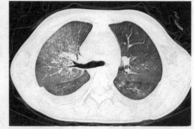

B（12-12-10）

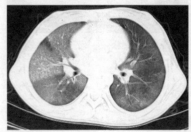

C（12-12-15）

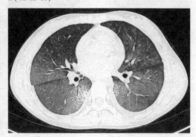

D（12-12-24）：双下叶部分病变范围增大密度增高

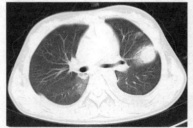

E（13-1-6）：双肺斑片影好转，新发左上叶实变影

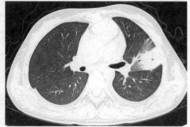

F（13-1-15）：左上叶实变进展，初现空洞样改变

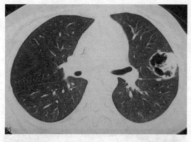
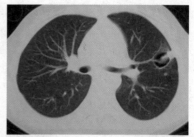

G（13-2-5）：左上叶空洞增大 H（13-3-25）：左上叶空洞较前缩小

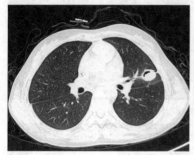
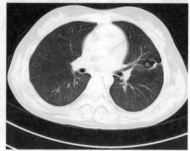

I（13-4-18） J（13-6-20）

图 1　患者胸部 CT 演变

专家点评

　　患者系统性红斑狼疮诊断明确，病情活动，氧合下降，血红蛋白迅速下降，双肺弥漫磨玻璃影伴多发实变，符合"系统性红斑狼疮、肺泡出血"的主要特征，给予甲泼尼龙冲击、大剂量丙种球蛋白等治疗，CT 提示肺内渗出加重，再次给予甲泼尼龙冲击、血浆置换等，肺泡出血得以控制。临床中 SLE 合并弥漫性肺泡出血在第一次应用大剂量激素冲击之后，肺泡出血有时得不到改善甚至加重，病房主治医师准确判断病情，及时给予第二次冲击治疗，SLE 活动得到控制。

SLE 合并肺泡出血患者很容易继发感染，尤其是真菌感染。该患者在两次大剂量激素冲击治疗后出现高热，肺部病变范围增大，血红蛋白下降，由于之前肺泡出血病程较长，并应用很强的针对原发病的治疗，本次肺泡出血的加重伴高热，继发于感染可能性大，在广谱抗生素的基础上联用抗真菌药物后病情再次好转。

在临床工作中，SLE 合并肺泡出血以及继发感染需要得到各位临床医师的重视。

（费允云）

第 三 章

内科大查房及多学科
综合治疗 (MDT)

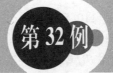

第 32 例　活动后憋喘-嗜酸性粒细胞增多-皮疹

病例摘要

患者女性，33 岁。因"活动后喘憋 3 年，嗜酸性粒细胞（Eos）升高 2 年，加重伴皮疹 1 个月"入北京协和医院风湿免疫科。患者 3 年前出现活动后憋喘，活动耐量下降，伴口干、声嘶。当地医院查 RF 升高；唇腺病理见 6 个淋巴细胞增殖灶；胸部 CT 示间质性肺炎、肺动脉高压；颈部淋巴结穿刺病理示反应性增生。诊断：干燥综合征（SS）、间质性肺炎。予泼尼松（40mg/d）、硫唑嘌呤（100mg/d）、羟氯喹（200mg/d）治疗，泼尼松逐渐减量至 20mg/d 时自行停药。2 年前出现恶心、纳差、体重短期内下降 5kg，当地医院查血常规：WBC 10.7×10^9/L，Eos% 13%，Hb 91g/L；骨髓涂片示骨髓增生活跃；IgE 升高；ANA 斑点型 1:80，抗 dsDNA、抗 ENA 阴性；右心导管示静息状态下临界肺高压；肺动脉造影大致正常。予泼尼松 50mg/d，静脉滴注环磷酰胺 0.6g/月治疗，症状好转，外周血 Eos 降至正常。泼尼松逐渐减量为 20mg/d 维持。1 个月前憋气加重，伴干咳、眼干、眼睑红肿及视物模糊；口鼻黏膜破溃和疼痛；面部痛性溃疡，全身大片荨麻疹，瘙痒明显，为进一步诊治入北京协和医院风湿免疫科。患者自患病来精神、食欲可，睡眠差，二便正常，体重无明显变化。**既往史**：5 年前双小腿被蚊虫叮咬后出现皮肤溃烂，且不易愈合，留有色素沉着。**月经及婚育史、**

个人史、家族史无特殊。

入院查体：T 36.6℃，HR 90 次/分，BP 110/55mmHg，SpO_2 98%；上肢、躯干遍布直径 1～4cm 丘疹，伴散在直径 0.5cm 的赘生物，质软无压痛；双下肢胫前皮肤发黑、变硬；右颌下触及 1cm×1cm 肿大淋巴结，质韧无压痛，活动差，与周围组织无粘连；双眼睑水肿；肺动脉瓣区可闻及Ⅲ级收缩期喷射样杂音，主动脉瓣区可闻及舒张期叹气样杂音，$P_2>A_2$。肝肋下 4cm 可触及，质韧，无压痛，未及结节；脾未触及。

辅助检查：血 WBC $15.7×10^9/L$，Eos $2.4×10^9/L$，Hb 96g/L，PLT $288×10^9/L$。尿常规+沉渣、粪常规+潜血+找寄生虫均阴性。血涂片、骨髓涂片示 Eos 增多；肝肾功能、血糖、血脂及电解质正常；HBV、HCV、梅毒、巨细胞病毒（CMV）、EB 病毒检测均阴性。ESR 33mm/1h，hsCRP 14.8mg/L。补体、IgA、IgM 及血免疫电泳正常，IgG 20g/L（参考值 7～17g/L）。ANA 斑点型 1∶80，抗 SSA 双扩散法原倍阳性；RF、抗 CCP、ACL、ANCA 均阴性。血清 AFP、CEA、CA125、CA242、CA199 正常。超声心动图提示升主动脉及主动脉根部扩张，主动脉瓣重度关闭不全，主肺动脉及左、右肺动脉增宽，轻度肺动脉高压（肺动脉收缩压 46mmHg）。肺功能示通气、弥散功能障碍。胸腹 CT 示双肺散在小结节、索条影，纵隔、双腋下多发肿大淋巴结，胸膜增厚，心包少量积液，肝脾大。甲状腺、子宫及双附件超声和双下肢动静脉多普勒超声未见异常。鼻窦 MRI 示双侧上颌窦、筛窦及右侧额窦黏膜增厚。唾液流率正常；腮腺造影示主导管正常，分支末梢无扩张，排空完全。角膜染色阴性，泪膜破碎试验（双眼）>5 秒。皮肤活检示表皮轻度角化过度，棘层萎缩变薄；真皮浅层淋巴细胞、组织细胞带状浸润，少许 Eos 和浆细胞；免疫组化示 CD45RO（+++）。

第一次临床讨论

风湿免疫科医师：患者为青年女性，慢性病程，有口干、眼干症状，虽口腔、眼的客观检查支持证据较少，但双扩散法检测抗SSA抗体阳性，同时有ANA阳性、肺间质病变、肺动脉高压、IgG升高、RF阳性，唇腺病理见灶性淋巴细胞浸润，考虑SS诊断成立。患者同时有耳、鼻、喉受累，升主动脉增宽，浸润性皮疹等，可能存在继发性血管炎。另外，患者Eos升高较突出，SS无法解释，而造成Eos升高的常见免疫病如嗜酸性肉芽肿性多血管炎（EGPA）、结节性多动脉炎（PAN）等证据不足，需除外寄生虫感染、嗜酸性粒细胞增多综合征（HES）及血液系统肿瘤等。

北京市友谊医院热带病研究所医师：患者居住地非疫区，无生食肉类、海鲜等特殊饮食嗜好，Eos升高已近2年，糖皮质激素（以下简称激素）治疗有效，寄生虫感染可能性不大。需要除外的寄生虫感染包括：①丝虫：有发热，下肢淋巴结肿大，淋巴水肿等，目前我国已较少见；②管圆线虫：虫体多寄生于肺、脑等血供丰富组织，头痛常非常剧烈；③肺吸虫病：我国尚有局部地区流行，多有生食螃蟹史。上述寄生虫均可查相关抗体明确。

耳鼻喉科医师：本例患者声音嘶哑，憋气，鼻腔干燥、疼痛，检查见鼻腔黏膜干燥，有血痂，无溃疡、新生物，咽部正常，软腭苍白、肿胀，喉镜示会厌苍白、肿胀，声带、披裂肿胀。不支持局部病变，考虑由全身性疾病导致的可能性大，且肿瘤证据不足。

血液内科医师： Eos 升高的鉴别诊断包括：①过敏性疾病；②寄生虫感染；③恶性肿瘤及血液系统疾病；④自身免疫病；⑤免疫缺陷性疾病及移植后排异后反应；⑥肾上腺皮质功能减退等。

经过筛查，过敏性疾病、寄生虫感染、免疫缺陷病、肾上腺皮质功能减退等疾病无证据。患者血乳酸脱氢酶虽正常，骨髓、血涂片等检查未发现血液系统肿瘤证据，但患者有多发淋巴结肿大、浸润性皮疹，仍需警惕淋巴瘤的可能。另外，可查 F/P 融合基因，除外骨髓增殖型 HES。

诊断考虑结缔组织病、SS 可能性大，继发性血管炎。静脉滴注甲泼尼龙 80mg/d 后序贯口服泼尼松 60mg/d、环磷酰胺 0.6g/w 治疗，症状好转，血 Eos 降至 $0.2×10^9/L$。出院后泼尼松规律减量，半年后减为 15mg/d，继续环磷酰胺 0.4～0.6g/2w，此时活动后憋喘再次加重，活动耐量下降；皮疹复发，加重遍布全身，反复破溃、中心结痂，遗留色素沉着（图 1），同时血 Eos 再次升高。2012 年 8 月查 WBC $15.7 × 10^9/L$，Eos $7.4 × 10^9/L$；hsCRP 12.21mg/L，ESR 14mm/1h；补体 C4 0.093g/L（0.1～0.4g/L），IgG 23g/L；复查抗 ENA 阴性。超声心动图示肺动脉

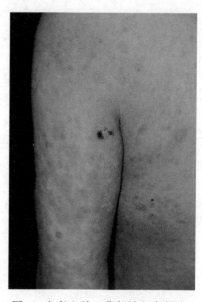

图 1　患者上肢、背部淡红色浸润性皮疹，部分破溃、结痂

高压（肺动脉收缩压 80mmHg），左右心房、右心室增大；二尖瓣、三尖瓣关闭不全。泼尼松加量至 50mg/d，皮疹未减轻，为进一步诊治再次入院。

入院后查血淋巴细胞亚群示 CD4$^+$ T 3379/μl，CD8$^+$ T 116/μl，CD4$^+$ T/CD8$^+$ T 29.1，CD19$^+$ B 26/μl，CD16$^+$ 56$^+$ NK 132/μl。F/P 融合基因阴性。血涂片示 Eos 8%~29%。骨髓涂片提示骨髓增生活跃，Eos 增多。骨髓活检病理示造血组织中 Eos 略增多（14%），免疫组化示 CD15（+），CD20（±），CD3（灶性+）。PET-CT 示双侧颈部、腋窝、腹股沟数个代谢增高淋巴结（SUV 1.2~2.6），肝脾增大，脾脏代谢稍高。

第二次临床讨论

风湿免疫科医师：患者诊断考虑 SS、继发性血管炎，予大剂量激素联合环磷酰胺治疗，疗效不满意。患者本次入院：①难治性 Eos 升高；②顽固性皮疹；③肺动脉及升主动脉病变加重；④抗 SSA 抗体转阴，补体水平下降，持续多发淋巴结及肝脾大等，均提示患者病情可能发生了变化。另外，外周血淋巴细胞亚群示 CD4$^+$T 细胞压倒性升高，而 CD8$^+$T、NK、B 细胞则明显受抑制，与 SS 的 B 细胞增生、活化优势不符，提示可能存在 T 细胞异常克隆增殖性疾病。但复查骨髓及血涂片未见明显异常，PET-CT 检查也未发现实体肿瘤，需从浸润性皮疹的再次活检及外周血、组织的淋巴细胞瘤全套检查、T 细胞受体（TCR）重排等检查入手，寻找恶性肿瘤尤其淋巴瘤的证据。SS 发展为淋巴瘤的概率较健康人明显升高，多为 B 细胞淋巴瘤，T 细胞淋巴瘤相对较少。此外，主动脉病变能否用一元论解释，需请心内科医师协助明确。

心内科医师：本例患者心脏超声特点：①升主动脉及根部明显扩张，两年前宽约5cm，目前进展至6cm；②主肺动脉及左右肺动脉明显扩张；③肺动脉压中度升高；④冠状动脉左主干、前降支明显扩张；⑤头臂干、左锁骨下及左颈总动脉均明显扩张，肺静脉及下腔静脉、胸腹主动脉管径正常；⑥主动脉瓣反流，左室偏大。Eos增多对外周血管的影响主要是血栓形成、动脉或静脉狭窄，而患者多处动脉扩张，与Eos增多导致的血管病变不符。主动脉扩张的原因主要有两大类：①先天性疾病：最常见的是马方综合征，但患者无明显眼睛及骨骼改变；少见的有Adam综合征，而患者无典型皮肤及关节表现，不支持该诊断；其他如主动脉瓣二瓣化畸形、主动脉缩窄等，超声心动图并无相关提示。②获得性因素：梅毒通常不会导致多处血管受累，可排除；高血压、动脉粥样硬化等，本例为年轻患者，且动脉改变不像动脉粥样硬化改变；原发性血管炎，如大动脉炎等，患者血管扩张改变与大动脉炎血管狭窄、闭塞表现不符。综上所述，患者血管受累部位多，首先考虑自身免疫病导致血管炎的可能。治疗方面鉴于升主动脉已接近6cm，易形成夹层或破裂，且伴重度主动脉瓣关闭不全，有手术指征。

血液内科医师：首先，本例患者皮疹明显加重，初发时为蚊虫叮咬后皮疹，临床上需高度怀疑T细胞或NK-T细胞淋巴瘤。2008年WHO分类中有一类蚊虫叮咬后超敏反应症，属外周T细胞淋巴瘤的一种；因此临床上对蚊虫叮咬后痛性迁延不愈的皮肤溃疡需高度怀疑T细胞淋巴瘤的可能。其次，患者外周血CD4$^+$T细胞增多。外周血淋巴细胞种类和数量变化常提示可能存在淋巴增殖型疾病。如B淋巴细胞增多至占总淋巴细胞数目40%以上，需高度怀疑B细胞增殖性疾病，可通过流式细胞分析或免疫球蛋白重链（IgH）重排明确。如T淋巴细胞增

多，可通过 TCR 重排来协助判断：如重排结果证明存在克隆性
T 细胞，且以 CD4$^+$T 细胞为主，则多见于蕈样肉芽肿或 Sezary
综合征、T 细胞幼淋细胞白血病或成人 T 细胞淋巴瘤白血病等；
如以 CD8$^+$T 细胞为主，则多见于大颗粒淋巴细胞白血病；如为
非克隆性 T 细胞则为反应性 T 细胞增多，常继发于各种炎性病
变。但 TCR 重排的假阳性率及假阴性率均较高，可靠性差，最
终仍需依赖病理及临床表现进行判断。从患者临床特点看，考
虑 T 细胞淋巴瘤可能性大，病变主要局限于皮肤，虽有肝脾、
淋巴结肿大，但 PET-CT 显示 SUV 值不高，另外病程呈惰性，
推测可能为原发于皮肤的 T 细胞淋巴瘤，结合高 CD4$^+$T/CD8$^+$T
比值，淋巴瘤亚型上考虑皮肤蕈样肉芽肿可能性大。

皮肤科医师：患者 5 年前起双小腿反复蚊虫叮咬后皮肤溃
烂，愈合后有色素沉着；之后面部溃疡，全身大面积荨麻疹，
皮肤病理有少许 Eos 及浆细胞，CD45RO 强阳性；随后全身散在
淡红色丘疹，逐渐扩大，中心结痂、坏死。患者皮疹浸润性强，
进展快，坏死多，分布弥漫，且有中央坏死、周围结痂的特点。
皮肤病理特点：从表皮至真皮深层浸润明显，表皮内有单核细
胞浸润，表皮浅中层至下层弥漫性细胞浸润，累及小汗腺和血
管周围，细胞形态不规则，染色深，个别有核分裂象，表皮基
底层有密集淋巴细胞浸润，即淋巴细胞的亲表皮性，为皮肤 T
细胞淋巴瘤特征性表现。免疫组化染色：表皮内及真皮浅中层
有强染色的"贺氏颗粒"，CD3、CD4 阳性，CD8 少量阳性，
CD20 阴性。结合患者皮肤及系统表现、皮肤病理及组化特点，
主要考虑：①皮肤 T 细胞淋巴瘤，临床上分红斑期、斑块期、
肿瘤期，进展缓慢。②CD30 阳性 T 细胞淋巴增生性疾病，如淋
巴瘤样丘疹病，临床特点为反复、成批出现的皮疹，从小至大，
反复坏死、结痂。③成人 T 细胞淋巴瘤性白血病。如果考虑为
皮肤 T 细胞淋巴瘤，需根据皮肤表现、淋巴结、外周血及内脏

受累情况进行分期，分期决定预后，具体分类、分期可进一步行皮肤基因重排。

病理科医师： 患者血液标本主要检测 TCR 基因重排，共检测了 β、γ、δ 3 条链，β 链 PCR 管中可见明确的锐利条带，落在目的大小片段内，因此在 β 链上有克隆性重排。但基因重排为辅助检查手段，需结合临床、病理组织形态学及免疫组化进行判断，可协助判断是 B 细胞还是 T 细胞来源的单克隆病，是原发还是继发，并辅助判断肿瘤分期，但单克隆疾病不等同于恶性肿瘤。

患者皮肤病理最终结果（图 2）：皮肤局部破溃伴炎性渗出及坏死，真皮层较多淋巴细胞浸润，血管内皮增生，可见嗜上皮现象，符合 T 细胞淋巴瘤。免疫组化：CD20（+），CD3（++），CD30（Ki-1）（-），CD4（+），CD56（-），CD8（散在+）。

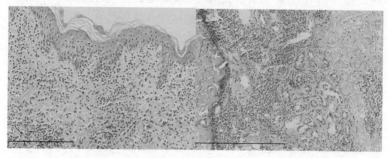

图 2 患者皮肤病理（皮肤局部破溃伴炎性渗出及坏死，真皮层较多淋巴细胞浸润，血管内皮增生，可见嗜上皮现象，符合 T 细胞淋巴瘤）

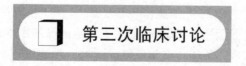

第三次临床讨论

普通内科教授： 本例患者皮肤 T 细胞淋巴瘤诊断明确，但其血管和心脏病变难以用淋巴瘤解释，可能在疾病过程中存在免疫因素或尚不清楚的机制介导的血管病变，治疗上除针对皮肤病变，应着眼于遏制或延缓内脏病变进展。SS 是淋巴增殖性疾病，需排除恶性疾病及其他结缔组织病继发方可诊断，淋巴细胞增殖存在由良性向恶性转化的可能，因此 SS 发展为淋巴瘤的概率比较高。在激素、免疫抑制剂治疗过程中应不断关注疾病进展，必要时积极行病理检查，以明确病情是否已发生了质的变化。

皮肤科医师：皮肤 T 细胞淋巴瘤在早期甚至 T_3 或 T_4 期，皮肤科可采用传统方法光疗+干扰素或维甲酸诱导治疗。但患者除皮肤受累，尚有大血管、心脏等多系统受累，单纯依靠皮肤治疗可能不够，必要时需全身化疗。

血液内科医师：本例患者皮疹面积超过 80%，淋巴结和肝脾病变不明确，病变至少为 $T_4 N_x M_0$ 期。可先使用甲氨蝶呤及干扰素治疗 2~3 个月观察其耐受性及疗效，根据皮肤进展情况决定下一步治疗方案。目前皮肤 T 细胞淋巴瘤治疗效果较差，各种方案维持无进展的时间均不超过 1 年。关于干细胞移植，自体移植无效；异基因干细胞移植对于该病治疗经验较少，且患者有心脏、血管病变等高危因素，风险较大，需谨慎进行。

心内科医师：本例患者目前主动脉明显扩张，随时可导致动脉夹层、破裂，甚至有生命危险，首要应手术解决主动脉扩张问题。

最终诊断：T 细胞淋巴瘤，干燥综合征，升主动脉扩张，主动脉瓣关闭不全。

患者及家属拒绝进一步治疗，出院失访。

（王　立）

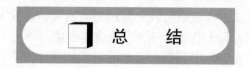

总　　结

大内科主任（风湿免疫科）张奉春教授：纵观患者的诊治全过程，主要有两点值得关注：①患者皮肤病变、顽固性 Eos 增多、肺动脉及主动脉病变均非 SS 常见表现，难以用 SS 解释，即使之前临床诊断 SS，但应时刻关注病情变化，搜寻可能潜在的其他疾病。②自身免疫病治疗过程中效果欠佳需重新思考诊断的正确性，并警惕向恶性疾病转变的可能性。该患者在激素、免疫抑制剂治疗过程中症状有一定改善，但皮肤、单核-吞噬细胞系统增生及血管、心脏等脏器损害仍进行性加重，且 Eos 顽固升高、自身抗体从有到无，均提示病情可能发生了变化，经病理证实，终于明确诊断为皮肤 T 细胞淋巴瘤。因此，对不能完全解释的临床现象或治疗效果不佳的难治病例要及时思考诊断和治疗的合理性，抓住重点，获取病理，为患者争取正确诊断、早期治疗的机会。

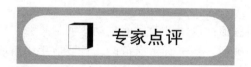

专家点评

这是一个复杂的病例，患者历经了一个从良性疾病到恶性疾病的发展过程。从最初的高度怀疑但查无实证，到后面病情进展找到证据，经历了一年多的时间。风湿免疫病合并肿瘤的风险增加，在干燥综合征的患者中，淋巴瘤的风险较普通人群高 44 倍，以 B 细胞淋巴瘤为主，尤其在老年人、持续腮腺肿大、抗 SSA 抗体转阴、出现单克隆免疫球蛋白的患者中。该患者干燥综合征诊断明确，但在疾病的治疗过程中出现了以原发病无法解释的临床表现，治疗从有效到无效，此时，临床医师就不应局限于"一元论"的观念，需想到其他可能的原因。但如疾病处于"on the way"，我们的检查并不能发现其他原因时，作为风湿免疫科的医师仍需要积极治疗原发病，但同时需密切关注其他病因，以助于患者及时诊断和治疗。

（徐　东）

第33例 消瘦-脊柱后突-喘憋

病例摘要

患者男性，27岁，因"喘憋2月余"入院。患者2个月前无明显诱因出现活动后喘憋、气短，无发热、咳嗽、胸闷、下肢及颜面部水肿等症状，休息后好转，症状逐渐加重，活动耐力下降，步行40~50米、上两层楼即出现喘憋、气短。就诊于外院：血常规 WBC $3.3×10^9$/L，Hb 119g/L，PLT $210×10^9$/L；生化：ALB 32g/L，LDH 148U/L，CRP 5.66mg/dl，ANA、抗ENA、ANCA 均（-）；T. spot. TB：（A）23，（B）32 SFC/10S6MC；肺部CT：双侧胸腔积液伴右肺下叶膨胀不全，右肺炎症，左肺局限性纤维化，心包少量积液；予胸腔穿刺：红色混浊，pH 8，密度 1.024，黎氏试验（-），有核细胞 $661×10^6$/L，红细胞 $11120×10^6$/L，中性粒细胞 3%，淋巴细胞 73%，间皮细胞 22%；胸腔积液生化：Alb 20.7g/L，AML 27U/L，LDH 64U/L，ADA 2.7U/L，GLU 5.92mmol/L，涂片可见少数间皮细胞及淋巴细胞，未见瘤细胞；颈部B超：双侧颈部淋巴结肿大，左侧大者 2.2cm×0.9cm，右侧大者 2.4cm×1.0cm，内部可见血流信号。右腋窝淋巴结活检：淋巴结组织，窦组织和脂肪组织增生，小血管增生，部分出血。未予明确诊断及治疗，就诊于北京协和医院门诊：血常规（-）；生化：LD 138U/L，ESR 26mm/1h，IgG4 247mg/L，ANA、ANCA（-）；腹膜后超声检查未见明确肿大淋巴结；肝胆胰脾双肾 B 超：肝剑下 5.3cm，肋下 2.6cm，右肝斜径约 13.9cm，门脉 1.0cm。诊断性胸腔穿刺，胸腔积液常规：血性混浊，黎氏试验（+），细胞总数 17726/μl，白细胞数 726/μl，单个核细胞 90%，多个核细胞 10%；生化：TP 41g/L，LDH 58U/L，Cl 108.8mmol/L，Glu 5.74mmol/L，ALD 58U/L，胸腔积液/血清 LDH 58/148 = 0.4，胸腔积液/血清 TP 37.8/81.3 = 0.46。为进一步诊治收入风湿免疫科。病程中患者否认发热、盗汗、皮疹、脱发、光过敏、雷诺现象，发病以来食欲、精神稍差，二便正常，体重下降 3.5kg。既往史：17 年前因发热、消瘦诊断甲亢，无心悸、突眼，未规律用药；2 年前因甲状腺肿大开始口服丙硫氧嘧啶 50mg bid；4 年前因脊柱后突于我院诊断强直性脊柱炎（AS）[HLA-B27（-）]，建议柳氮磺吡啶和生物制剂治疗，患者拒绝。2012 年出现腹部、胸部、腋下多发静脉曲张，未就诊。左下肢小腿外伤后手术史。个人史、婚育史、家族史：吸烟 20 支 9 年；余无特殊。体格检查：SpO$_2$91%（自然状态），双侧颈部、腋窝淋巴结肿大，较大者直径约 2cm，质韧，部分融合，无压痛，表面皮肤正常。双侧甲状腺Ⅲ度肿大，未及震颤及血管性杂音。右侧第 8~9 肋下叩诊浊音，左侧第 9~10 肋下叩诊浊音，双下肺呼吸音低，未闻及干湿啰音；心尖部可闻及 3 级收缩期杂音；腹壁可见明显静脉曲张，向上延伸至胸壁及颈部，血流方向向上。脊柱后突，各方向活动受限，胸廓扩张度下降（扩张 1.5cm），枕墙距 16cm，Schober 试验增加 1cm，骶髂关节、脊柱、椎旁肌肉无压痛，双下肢外展受限，双侧 4 字试验阳性，生理反射存在，病理反射未引出。

诊治经过

常规检查：血常规：WBC 8.51×10⁹/L，NEUT# 6.44×10⁹/L，Hb 137g/L，PLT 219×10⁹/L；尿常规+沉渣：Pro Trace；24hUP 0.13g；生化：TP 88g/L，LD 156U/L，Cr（E）68μmol/L，Urea 7.24mmol/L；凝血：PT 13.1秒，Fbg 5.95g/L，APTT 33.5秒，D-Dimer 4.78mg/L FEU，TB 细胞亚群：B% 22.9%，NK% 7.2%，T 8% 16.5%，T_4/T_8 2.65%；T.spot.TB（血）：（A）312，（B）148SFC/10S6MC；肿瘤标志物、免疫固定电泳、血清蛋白电泳均（−）。

胸腔积液：入院后予胸腔置管引流：常规：血性混液，白细胞总数 4133×10⁶/L，多核 53%，单核 47%，黎氏试验（+），比重 1.028；生化：TP 45g/L，ADA 9.9U/L，Alb 24g/L，LD 388U/L，Glu 4.8mmol/L，TC 1.10mmol/L，Cl 106mmol/L；胸腔积液乳糜试验（+）；胸腔积液 T.spot.TB：0；胸腔积液病理：（我院、肿瘤医院）未见肿瘤细胞；（北京医院）可见多量吞噬细胞及少量间皮细胞有增生，未见癌细胞；免疫组化：CD7 ［间皮细胞（+）］，CK20（−），Desmin ［间皮细胞（+）］，TTF-1（−），D2-40 ［个别间皮细胞（+）］，WT-1 ［间皮细胞（+）］，EMA（−），CD68 ［组织细胞（+++）］。置管引流 7 天后胸腔积液量减少，予拔除胸腔引流管，次日患者出现胸闷、憋气，复查胸腔积液 B 超后再次予胸腔置管引流：胸腔积液常规：黄色混浊，白细胞总数 371×10⁶/L，单核 83.8%，多核 16.2%，黎氏试验（+），比重 1.023，胸腔积液生化：TP 31g/L，ADA 5.3U/L，Alb 17g/L，LD 108U/L，Glu 5.5mmol/L，

TC 0.77mmol/L，TG 0.10mmol/L，Cl 112mmol/L，乳糜试验
（+）；胸腔积液 T. spot. TB：（A）1308，（B）844SFC/10S6MC。

淋巴结方面：颈部淋巴结超声：双侧颈部淋巴结肿大（右
侧较大者 1.9cm×1.0cm，皮髓质分界欠清，可见点条状血流），
颈内静脉近心端管壁增厚（右侧较厚约 0.2cm，左侧较厚处
0.4cm）；腋窝淋巴结 B 超：双腋下可见多个肿大淋巴结，右侧
较大者 3.0cm×1.3cm，左侧较大者 3.3cm×1.0cm，皮髓质分界
尚清，血流稍丰富。PET-CT 躯干显像：甲状腺两叶增大，密度
减低，放射性摄取增高，SUV 为 2.2~2.4；双侧颈部（Ⅱ区、
Ⅲ区、Ⅳ区、Ⅴ区）及双侧锁骨上对称性多发肿大及放射性摄
取增高结节，融合成团，范围约 5.3cm×8.3cm×5.0cm，SUV 为
1.4（最高为 2.3）；双侧腋下及纵隔（3A、3P、6 区）见多发
肿大及放射性摄取增高结节，聚集成团，左侧病变范围约
3.9cm×9.2cm×4.4cm，右侧病变范围约 3.6cm×9.4cm×4.0cm，
SUV 为 1.2~1.3（最高为 1.8~1.9）。肝左叶下缘局部片状放射
性摄取增高，范围 3.0cm×1.6cm×3.3cm，SUV 为 2.4（最高为
4.2），延迟显像SUV 2.3。腹膜后、髂血管旁、双侧腹股沟见多
发肿大及放射性摄取增高结节，融合成团，SUV 为 1.3。考虑为
病变累及。外院腋窝淋巴结活检标本送北京协和医院、医科院
肿瘤医院及友谊医院病理科会诊淋巴结慢性炎伴淋巴组织增生
及局部出血；我院颈部淋巴结活检提示反应性淋巴结增生，我
院病理标本送友谊医院病理科会诊，提示淋巴结慢性炎伴局灶
血管增生，偶见巨核细胞。

血管方面：腹部 B 超：肝剑下 7.1cm，肋下 4.2cm，右肝斜
径 16.3cm，肝实质回声尚均。双侧颈静脉、双上肢深静脉、双
下肢静脉及双侧髂总及髂外静脉未见明显异常。下腔静脉及肝
静脉：下腔静脉肝后段闭塞伴侧支循环形成不除外。门脉超声：
脾门处脾静脉迂曲扩张，内径 1.2cm。

AS 方面：ESR 38mm/1h，hsCRP 71.16mg/L，IgG 22.50g/L，补体、ANA、抗 ENA、ACL、ANCA 均（－），HLA-B27（－），IL-6 24.3pg/ml，IL-10 5.0pg/ml；双手放大像：双手骨质疏松，胸椎、腰骶椎、颈椎符合强直性脊柱炎。骶髂关节 CT：双侧骶髂关节改变符合 AS。

甲亢方面：甲状腺功能：FT_3、FT_4（－），TSH 0.0078μU/ml，TRAb 23.39U/L，A-Tg 558.75U/ml，A-TPO > 1000U/ml；甲状腺超声：甲状腺增大（右叶 6.6cm×3.2cm×3.5cm，左叶 7.3cm×2.9cm×3.6cm，峡部 1.0cm）伴弥漫性病变，双侧颈部淋巴结肿大（右侧较大者 1.9cm×1.0cm，皮髓质分界欠清，可见点条状血流）；气管像：气管右偏；C_7 ~ T_1 水平气管缘压迹，气管腔局限性狭窄，远段局部膨大。

治疗：考虑结核性胸膜炎不除外，予异烟肼、利福平、乙胺丁醇、吡嗪酰胺抗结核治疗，患者仍有低氧，SpO_2 91%（@ NC 2L/min），复查胸腔积液 B 超：右侧胸腔积液 7.7cm，左侧胸腔积液 4.3cm。再次予胸腔穿刺引流，胸腔积液常规：橘黄色混浊，比重 1.026，白细胞总数 $295×10^6/L$，单核 87.4%，多核 12.6%，黎氏试验（+）；胸腔积液生化：TP 43g/L，Alb 23g/L，LD 140U/L，Glu 6.2mmol/L，Cl 106mmol/L，ADA 7.9U/L，TC 1.16mmol/L，TG 0.15mmol/L（渗出液）。复查：ESR 35mm/1h，hsCRP 52.78mg/L。复查颈部淋巴结 B 超：淋巴结大小较前无明显变化。

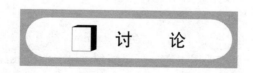

讨 论

放射科王凤丹医师：患者入院后的影像学包括三方面：气管像：影像学上可见患者气管右移，在胸椎水平变窄，侧位像上可见气管为受压的改变，两侧颈部软组织影明显增厚，在 CT 上可见气管的前后径大于左右径，甲状腺的两叶明显增大，考虑与甲亢相关。**AS 方面：**患者的骨盆像和骶髂关节 CT 可见双侧骶髂关节间隙消失，右侧几乎完全消失，左侧可见少许间隙，提示晚期病变、存在骨性融合；双髋关节可见骨质密度增高，双侧髋关节的间隙变窄，双侧股骨头的形态变扁，密度增高，提示 AS 累及双髋关节。此外患者胸椎正侧位可见明显的脊柱后突畸形，腰椎的生理曲度消失，侧位和后伸位的变化不大，提示活动受限，可见广泛的前纵韧带钙化、棘突间钙化和椎旁韧带钙化，以上表现符合 AS 晚期的改变。**胸部 CT：**患者胸部 CT 可见右肺多发肺大疱，肺纹理稀疏、叶间积液、胸膜下积液，纵隔淋巴结和双侧腋窝都可见多发肿大淋巴结；HRCT 在右肺中叶还可见少量斑片影；抗结核治疗 10 天后抽胸腔积液后复查胸部 CT：右肺中叶的斑片影较前好转，左侧胸腔积液在未曾引流的情况下较前减少，提示病情好转的趋势。此外患者腹盆 CT 可见肝大、脾大，多发肿大淋巴结影，双侧髂血管周围、盆腔和双侧腹股沟均可见多发淋巴结。腹壁可见多发结节，呈连续走行，符合临床查体所见的静脉曲张。平扫时血管的密度和肝实质的密度相同，奇静脉周围存在大量的淋巴结，难以区别。且静脉的管径变化较大，肝大本身可压迫导致下腔静脉塌陷。进一步评估建议行增强 CT 和血管重建，但增强 CT 的造影剂含碘，为重度和有中毒症状的甲亢患者禁忌；可考虑使用肝区动态 MRI 评估肝脏和下腔静脉、门静脉和脾静脉的情况；而由于上腔静脉 MRV 采集的信号不好，因此不一定要做上腔静脉的增强 MRI。

病理科肖雨医师：本患者淋巴结几次活检的病理均是阴性的。三次胸腔积液找瘤细胞均为阴性，均为增生的间皮细胞，可见少量的淋巴细胞、浆细胞，这种增生与肿瘤无关。

核医学科崔瑞雪医师： 从 PET-CT 可见患者全身多发软组织代谢增高，可见多个淋巴结和增生的甲状腺，甲状腺两叶增大，密度减低，弥漫性轻度放射性摄取增高，SUV 2.2~2.4，符合甲亢的特点。颈部可见多发软组织代谢增高，可见多个淋巴结融合，代谢不高，SUV 1.4，SUVmax 2.3，不符合常见淋巴瘤的表现，常见的淋巴瘤代谢活性较高，而这种低摄取水平的淋巴结多与反应性增生相关。患者全身多发淋巴结肿大、融合，包括双侧腋下、纵隔、腹膜后、盆腔、双侧腹股沟，SUV 值不高，与周围软组织影相同，考虑为良性病变。胸部可见胸腔积液，胸膜无明显放射性摄取增高，考虑非胸膜的恶性病变。此外，肝左叶下缘可见代谢增高灶，延迟现象仍可看到，与周围肝脏组织的摄取特点不同，考虑可能具有临床意义，建议进一步完善检查明确病变性质。

风湿免疫科吴婵媛医师： 患者为青年男性，亚急性病程，存在较多基础疾病：包括 Graves 病 15 年，最近 3 年出现显著的甲状腺肿大和气管受压，近 2 年规律药物治疗。4 年前我院诊断强直性脊柱炎，目前存在脊柱畸形。本次就诊的主要原因为双侧血性胸腔积液，伴有血炎症指标的升高。同时患者存在全身多发淋巴结肿大，反复活检均证实为反应性增生，PET-CT 提示为 SUV 不高。患者还存在难以解释的血管病变，包括胸腹壁的血管曲张、下腔静脉肝后段闭塞和脾静脉迂曲。①是针对胸腔积液进行鉴别诊断：免疫方面：患者存在明确的 AS，且从病史和检查方面提示已经为 AS 晚期；既往文献中报道 AS 合并胸腔积液的报道较少，仅为个案报道，且多与不典型 AS 和使用生物制剂相关；且 AS 无法解释淋巴结和血管的病变；其他免疫指标均阴性。内分泌方面：患者 15 年前诊断甲亢，3 年前出现了甲状腺肿大，1 年前出现静脉曲张，这三件事情的前后时间比较紧密，目前不确定甲亢及其治疗药物是否对胸腔积液有影响。
②对淋巴结肿大和血管栓塞进行鉴别诊断：首先需考虑淋巴瘤，
由于患者存在血性胸腔积液、淋巴结肿大、PET-CT 可见肝脏存
在代谢增高灶；但不支持点为 PET-CT 的 SUV 值比较低，多次
淋巴结活检和胸腔积液病理均为阴性。第二为结核，支持点为
双侧血性胸腔积液、血和胸腔积液 T. spot. TB 阳性，PPD 有硬
结，相对良性的病程，不支持点为无发热、盗汗等临床症状，
肺内无肉芽肿性病灶，缺少直接证据。治疗方面，予患者四联
诊断性抗结核的治疗，10 天后患者的淋巴结较前变软，胸腔积
液减少，但 B 超检查淋巴结大小无变化、ESR 和 C 反应蛋白仍
比较高。希望讨论的问题：①甲亢和 PTU 与胸腔积液的相关性，
同时是否可以对甲亢进一步处理，以方便临床完善影像学检查；
②患者下腔静脉、脾静脉和腹壁静脉的病变是否由于压迫、药
物或 AS 所致的解剖异常；③目前已加用诊断性抗结核治疗，但
结核是否能解释病情全貌，下一步的治疗是否需要调整，是否
还需要加用中等剂量的激素控制其炎症反应；④患者是否有必
要以及如何进一步明确肝脏的情况。

内分泌科王曦医师：青年男性，在 10 岁左右有明确甲亢相关
症状，没有发热、颈部疼痛，除外亚甲炎。TR-Ab 为高效价的阳
性，气管像可见气管受压，B 超提示甲状腺增大，血流丰富，
PTU 治疗有效，支持原发甲亢，考虑 Grave 病诊断明确。3 年前开
始规律治疗，检测 T_3、T_4 正常，TSH 降低，提示甲亢症状控制
可。Graves 病和双侧胸腔积液方面，目前国内外文献报道的多与
全心衰、PTU 治疗以及甲亢控制不佳相关，本患者并不符合这些
情况，考虑甲亢与胸腔积液的关系不明确。甲亢的进一步治疗方
面，目前甲亢控制可，但停药后复发风险高；目前已有压迫症状，
基本外科会诊考虑有手术指征。患者门诊查 ANCA 低滴度阳性，

需警惕 PTU 相关血管炎，需进一步随诊 ANCA 的指标。

血管外科陈跃鑫医师：患者查体可见下肢水肿，胫前色素沉着，腹壁存在静脉曲张，腹部 CT 可见腹膜后淋巴结和迂曲的静脉团块，考虑存在下腔静脉闭塞及侧支循环形成。此外，在胸部层面可见奇静脉与主动脉有伴行，考虑可能存在奇静脉的建立和交通支的开放，结合前胸壁的静脉曲张，需除外上腔静脉的闭塞的可能。建议进一步完善影像学检查，如 MRI 的水成像和增强 MRI。同时，患者若为体循环淤血，很少出现大量的胸腔积液，除非合并淋巴管受累、乳糜胸，可考虑行淋巴管造影排查。治疗方面：单纯的下腔静脉闭塞，若闭塞节段不长，可放置支架开通血管；若闭塞的节段比较长，则需要从通畅的血管到心房、心耳的搭桥，重建下腔静脉的血运。但患者目前还存在其他复杂问题，外科手术不能完全解决。

感染内科阮桂仁医师：患者存在包裹性胸腔积液，胸腔积液为血性、渗出性，胸腔积液 T. spot. TB 升高，有诊断性抗结核的指征。患者存在显著的淋巴结肿大，结核导致的淋巴结肿大，一种为直接侵犯，一种为反应性增生。本患者的淋巴结病理可见反应性增生，未见典型的肉芽肿性改变。但患者的全身情况难以用结核解释。结核的诊断依赖临床，组织培养、涂片和 PCR 为诊断结核的公认标准，而 T. spot. TB 仅为免疫学检测，不能鉴别是潜伏感染或现症感染，且虽然通常胸腔积液 T. spot. TB 高于血清 T. spot. TB 考虑有临床意义，但也存在假阳性的情况。因此，目前患者诊断结核需谨慎，全身症状难以用结核病解释。治疗方面：患者抗结核治疗后胸腔积液有好转，可继续目前治疗，但时间要比较长，至少 2 个月。加用激素方面，目前公认的加用激素的指征为结核性心包炎和结核性脑膜炎；而结核性胸膜炎是否需要加激素存在争议。且当诊断不明确时，加用激素后可能导致病情复杂，干扰对结核病的判断。

呼吸内科侯小萌医师： 患者因双侧胸腔积液入院，从胸腔积液的性质考虑：双侧胸腔积液多与全身疾病相关；渗漏方面：根据 Light 标准：患者第一次胸腔积液引流的性质为漏出液，虽然常规提示为血性，但由于 Light 标准不涉及细胞，血性胸腔积液可以为漏出液。而漏出性胸腔积液考虑与血管的静水压和胶体渗透压相关，患者的肝大，肝功能、清蛋白和心脏功能以及肾脏方面影响胶体渗透压和血管静水压方面的都没有太多的证据，可除外；患者存在显著的胸腹壁静脉血管显露、怒张甚至瘤样扩张，胸腔积液增长速度快，考虑静脉来源的广泛漏出和胸导管漏出为两个最主要的因素。结合 CT 的纵隔窗：未看到两侧无名静脉汇入上腔静脉的情况，上腔静脉非常细小，甲状腺肿大和大量的颈部淋巴结，考虑胸部血管受到压迫。进一步评估发现下腔静脉闭塞。而胸导管漏出方面，只有胸腔积液 TG>1.24mmol/L 时才能诊断乳糜胸，因此虽然不能看到胸导管的形态，推测应该没有问题。患者在反复放胸腔积液的过程中发现了胸腔积液性状的改变，加用抗结核治疗 10 天候发现颈部静脉的张力下降，左侧胸腔积液的量减少，淋巴结缩小，考虑全身情况用结核解释的可能性大。

呼吸内科徐凯峰教授： 患者全身多发淋巴结肿大，目前病理提示阴性，必要时可进一步检查除外其他疾病，同时可考虑行胸腔镜检查。患者胸腔积液增长速度快，多发淋巴结肿大，需考虑胸导管受累，必要时可考虑行淋巴显像。肝脏病灶若用结核解释，应与全身其他淋巴结的表现相同，但患者肝脏病灶呈明显的高摄取，需考虑为独立性病变，必要时可进一步检查明确。治疗方面，可加用诊断性抗结核治疗，但患者病程中无发热、盗汗等中毒症状，目前诊断结核需持怀疑态度，需警惕其他系统性疾病的可能。

消化内科王海燕教授：患者 PET-CT 可见肝脏的高摄取病灶，CT 平扫上未能发现，建议进一步检查明确诊断，必要时可作穿刺。

风湿免疫科吴庆军教授：患者本次就诊的原因为反复的血性胸腔积液，初期为漏出液，后期转变为渗出液，同时伴有多发淋巴结肿大，PET-CT 提示为良性病变，目前仅有的证据均提示结核的可能。但患者同时存在甲亢、AS、肝脏病变，结核难以解释全身。目前已加用诊断性抗结核治疗，可继续目前治疗，观察病情变化。

普通内科曾学军教授：结核方面：患者临床表现复杂，目前仅有的证据为 T. spot. TB，加用抗结核治疗后胸腔积液存在减少的趋势，静脉曲张和淋巴结肿大有好转的趋势，但患者炎症指标无明显好转，整个病程中无发热、盗汗的表现，诊断现症结核存在困难，但考虑不除外既往结核感染，导致全身炎症反应，累及全身淋巴结和静脉血管，从而产生了多发淋巴结肿大和静脉闭塞的症状。治疗方面可继续抗结核治疗，同时借用中等剂量的激素控制全身炎症反应。肝脏方面：患者肝脏存在明显的高摄取病灶，与全身其他部位淋巴结的表现不同，有必要进一步明确。喘憋方面：患者的临床表现为喘憋，可能因素包括胸腔积液、胸廓变形和活动度受限以及上气道的压迫。因此是否可以考虑进一步手术处理肿大的甲状腺，以缓解患者气道压迫和喘憋症状。AS 方面，患者虽然目前已进展到了晚期，已有骨性融合和变形，但患者年轻，未规律治疗，可考虑予DMARDS 药物控制疾病的进展。

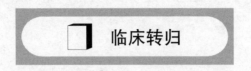

临床转归

拟行肝区动态磁共振检查，但由于患者强迫体位限制，不能配合 MRI 检查；患者及家属对肝脏活检表示顾虑。患者继续规律四联抗结合治疗，在此基础上加用泼尼松 30mg qd 口服治疗。AS 方面加用柳氮磺吡啶 0.5g bid 治疗，观察 3 天无不适主诉后柳氮磺吡啶加量为 1g bid 治疗。患者发热症状好转，无其他不适主诉出院。

（张冰清　吴婵媛）

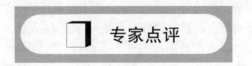

专家点评

在临床中经常会遇到复杂的情况，患者往往不是"一个简单纯粹的人"，有可能是并发其他的疾病，亦可能是一个疾病的不同表现；是"一元论"还是用"多元论"来解释，往往考验临床医师。风湿免疫性疾病多系统受累，故风湿免疫科医师应有坚实的大内科的基础。有时即使用尽包括 PET-CT 在内的高科技检查，也不一定会得出明确的诊断，故需临床医师综合考虑，定期随诊很关键，根据患者病情变化调整诊断和治疗思路，最终明确诊断。

（侯　勇）

第34例　瘀斑-乏力-发热-意识障碍

病例摘要

患者女性，52岁。因"间断双下肢瘀斑15年，乏力5月余，发热、意识障碍近2个月"入院。患者15年前出现双下肢瘀斑、出血点，偶有牙龈出血、鼻出血，当地查 PLT $10\sim30\times10^9$/L；骨穿示巨核细胞成熟障碍。予口服泼尼松60mg qd 治疗后 PLT 恢复正常，泼尼松减量至 $5\sim10$mg qd 时，PLT 波动于 $20\sim100\times10^9$/L，后改用达那唑，偶有碰撞后瘀斑。10年前年出现手臂皮下血肿，大剂量激素有效，后自行间断口服地塞米松 $1\sim3$ 片，PLT 波动于 $20\sim100\times10^9$/L。5个月前出现乏力、面黄、气短，伴全身散在瘀斑。查血 WBC 11.4×10^9/L，Hb 53→46g/L，PLT 3→1×10^9/L，RET% 7.65%。尿潜血（+++），便 OB（+）。融合基因 CD55、CD59（-）。ANA（+）1:1000 颗粒型，C3 0.33g/L（↓），C4 0.067g/L（↓）。间断输注成分血，予甲泼尼龙（美卓乐）48mg qd、吗替麦考酚酯（骁悉）0.5g tid 及 IVIG 治疗。2015年6月我院查 ANA18 项：ANA（+）S 1:640，抗 SSA（+）。LA 1.5，ACL、抗 β_2-GP_1（-）、Coombs 试验、尿 Rous、补体（-）。考虑结缔组织病，予甲泼尼龙48mg qd、硫唑嘌呤100mg qd、IVIG、长春新碱，乏力、血小板减少无改善。为进一步诊治入院。骨穿示：骨髓增生活跃，E/A 为2:1；全片见巨核细胞152个，幼稚巨10个，颗粒巨119个，裸巨23个，血小板少见。入院后予甲泼尼龙1g qd×3d，PLT 仍维持在 3~5×10⁹/L，专业组查房考虑难治性免疫性血小板减少性紫癜，再次予甲泼尼龙冲击 0.5g qd×3d，后序贯甲泼尼龙 48mg qd、环磷酰胺 0.4g qw、环孢素 50mg tid、硫酸羟氯喹 0.2g bid 治疗，PLT 可升至 12×10⁹/L 出院。出院后患者洗澡时摔倒致右上臂大片瘀斑，未伤及头颅、下肢，1 周后畏寒、寒战，Tmax 39.8℃，伴颈后皮肤疖肿。来我院急诊，暂停免疫抑制剂，予厄他培南、莫西沙星等抗感染，患者逐渐出现意识不清、语言混乱，答非所问，生活不能自理。抗感染 1 周后体温降至正常，但意识障碍无改善。查头增强 MRI 示：幕上脑积水表现，双侧脑室枕角少量蛋白大分子物质沉积，左侧枕叶两个点状异常信号，栓塞梗死可能。行腰穿示：ICP 100mmH₂O，CSF-Pro 2.22g/L，CSF-Glu 5.3mmol/L，白细胞总数 16×10⁶/L，单核 14×10⁶/L。患者意识障碍进一步加重，遂予地塞米松 10mg q12h iv、加用美罗培南 2g q8h，患者逐渐出现嗜睡、少语，头 CT 幕上脑积水较前加重。监测血 PLT 10~20×10⁹/L。之后每周行腰穿一次，脑脊液检查如下表1。予地塞米松、脱水剂降颅压，输注 PLT、IVIG 支持无效，急诊全麻下行"脑室、腹腔分流术"，术后患者意识状态逐渐恢复如常。隔日输注血小板，维持 PLT 50×10⁹/L 以上，将地塞米松改为甲泼尼龙 40mg qd，未再抗感染。**既往史**：有类固醇糖尿病史，激素加量后血糖控制差。**家族史**：女儿患 SLE，弟弟患 ITP，母亲患脑梗死。

入院查体：体温正常，神清，精神可，因下肢肌无力卧床。全身皮肤大量散在瘀斑，双下肢近、远端肌力 Ⅱ⁻，双上肢近、远端肌力 Ⅳ⁺。

辅助检查：血 Hb 113g/L，PLT 57×10⁹/L（输注血小板后）；hsCRP 132.29mg/L，ALT 204U/L；便 OB（+）；ESR 111mm/1h；ANA18 项：ANA（+）S 1:80；LA 1.8~1.19。感染方面：CMV-DNA 870copies/ml（后复查转阴），CMV-IgM/pp65（-），EBV-DNA（-）。淋巴细胞亚群分析：B 40/μl，

NK 31/μl，T4 220/μl，T8 760/μl。

原发病方面：入院后予重组人白介素-11，PLT 渐升至正常，并维持稳定。继续甲泼尼龙治疗，12 月 16 日减量为 16mg qd po；间断予 CTX 0.4g iv。

中枢神经系统方面：复查头增强 MRI：脑积水脑室腹腔分流术后改变：脑室无明显扩大；原脑室周围异常信号消失，DWI 上脑室后角高信号消失；原左侧枕叶两个点状异常信号消失；DWI 上右侧枕叶点状高信号，ADC 未见异常信号，考虑亚急性梗死灶可能，为新见。入院后多次行腰穿变化如表 1，期间给予 5～12-14 头孢曲松 2g q12h 抗感染治疗。

表 1　脑脊液检查

CSF	第一次	第二次	第三次	第四次
压力（mmH$_2$O）	130	200	180	145
白细胞数（10^6/L）	27	15	4	0
单核（10^6/L）	26	14	0	0
多核（10^6/L）	1	1	4	0
蛋白（g/L）	1.49	1.22	1.3	1.4
氯化物（mmol/L）	126	127	127	131
葡萄糖（mmol/L）	5.1	3.2	2.7	2.7
细胞学				
收集白细胞总数（0.5ml）	1200	1000	1000	200
激活淋巴细胞	+	+	+	-
细胞溶解				+
淋巴细胞比例	90	90	90	90
单核细胞比例	10	10	10	5
中性粒细胞比例				5

第三次脑脊液细菌培养报警：洛菲不动杆菌（提纯后培养仅见1菌落）。1周后复查脑脊液涂片可见少量球杆菌，培养未见细菌生长。神经内科会诊：考虑感染所致梗阻性脑积水可能性大，头部影像学改变可用脑室、腹腔分流术后脑室压力减轻解释，建议头孢曲松钠抗感染足疗程4周。感染科会诊：中枢神经系统表现不能用洛菲不动杆菌解释，应考虑原发病或巨细胞病毒感染可能。近期脑脊液病原提示不动杆菌阳性，但临床无感染征象，脑脊液淋巴细胞为主，均不支持洛菲不动杆菌感染。建议停用头孢类抗生素，行腹部CT了解脑室-腹腔分流管及末端情况。遂完善胸腹盆CT平扫：脑室腹腔分流术后，管末端位于盆腔内，未见导管末端脓肿、积液。

患者一般状况良好，神清，精神好，食欲、睡眠佳，二便正常。持续康复锻炼，双下肢近端肌力Ⅴ⁻，远端肌力Ⅳ，可在人搀扶下慢走。

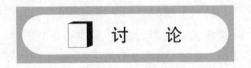

讨　论

放射科医师：头CT：侧脑室、第三脑室扩张，第四脑室无扩张，提示符合幕上脑积水；头增强MRI：幕上脑积水，间质性脑水肿表现；少量蛋白大分子物质沉积；左侧枕叶见两个点状异常信号，考虑栓塞梗死可能；DWI上见高信号；无硬脑膜强化；软脑膜强化不明显；5次头CT显示脑积水逐渐加重。术后头增强MRI：符合脑室分流术后改变。

风湿免疫科医师：患者为中年女性，有SLE家族史。慢性病程，病史15年，反复PLT减少伴出血倾向，激素治疗有效，但治疗不规范；半年余前可疑EVANS综合征，骨穿见巨核细胞成熟障碍，ANA、抗 SSA、LA 阳性，补体减低，SLE 诊断明确。2015 年 7 月大剂量激素冲击 2 次，联合 2 种免疫抑制剂治疗，效果不佳。2015 年 8 月摔倒后出现发热、疖肿、意识障碍，颅压正常或略高，CSF-WBC 数十个，单核细胞为主，蛋白高，糖、氯化物不低，常规培养阴性，多种广谱抗生素可控制体温，但脑积水加重，脑室腹腔分流术有效，术后间断输注 PLT，PLT 逐渐改善。术后输注重组人 IL-11 一周，PLT 逐渐升至正常并维持稳定。入院后完善多次腰穿，脑脊液多次查细胞学提示激活淋巴细胞炎症，再次予头孢曲松抗感染 2 周后脑脊液培养洛菲不动杆菌 1 次，涂片 G$^-$球杆菌 1 次，无腹腔感染表现。脑脊液行二代测序检测病原，因无洛菲不动杆菌数据库，进行同种属检测，匹配度良好。目前患者主要存在两个问题：难治性 ITP、脑积水。

ITP 方面：基础病 SLE 明确，PLT 减少可用原发病解释。患者行大剂量激素冲击两次，CTX、CsA 治疗 2 月余，PLT 无反应。随着感染、脑积水解除，PLT 逐渐恢复，考虑 PLT 减少与重症感染、应激相关。此外，患者多次查 LA 阳性，但无法用 APS 解释 PLT 减少：头 MRI 虽有枕叶脑梗死，但无明确血栓事件，无不良孕产史，APS 证据不足。

脑积水方面：患者行脑室腹腔分流术后临床症状很快改善。影像学检查：术前、术后脑室扩张改变明显；头颅增强 MRI 见软脑膜强化，术后复查时已消失；侧脑室附近大分子物质沉积也有所改善。住院后多次查脑脊液，细胞数偏高，单核为主，细胞学提示淋巴细胞为主的炎症；脑脊液蛋白明显升高，但糖、氯化物不低，不符合典型细菌感染表现。文献个案报道 SLE 可导致脑积水。病例回顾分析提示，SLE 脑积水与蛛网膜等脑膜组织炎症和 APS 缺血事件引起交通性脑积水相关；且多与病情活动度相关，脑积水相关临床表现病程较长，少有急性起病；

且多为正常颅压性脑积水，影像学多符合交通性脑积水，而非梗阻性脑积水。

本例脑积水起病相对较急，发生于原发病高强度治疗免疫抑制状态时，高热伴皮肤破损，迅速出现意识障碍，抗感染治疗可控制体温；结合脑脊液蛋白明显升高，头 MRI 见软脑膜炎、室管膜炎、侧脑室后角大分子物质沉积，考虑感染导致梗阻性脑积水可能性大。病原方面，结合多次病原培养，分枝杆菌和真菌可能性不大；病毒引起脑积水病例极少；考虑细菌可能性大。但洛菲不动杆菌能否解释病情全貌？查阅文献，洛菲不动杆菌不嗜糖，或可解释患者脑脊液糖、氯化物不低，但能否表现为淋巴细胞活化为主的炎症？能否解释药物治疗反应？本例免疫抑制状态，存在混合感染可能，经抗感染后是否其他快生长的细菌得以消除，而洛菲不动杆菌生长缓慢，得以检测？病原学结果为术后脑脊液检测所得，是否可能与 VP 分流手术相关？例如 VPS 管路反流？是否需拔管？患者已无症状，是否继续抗感染治疗？以上问题希望相关专科协助解决。

血液内科医师：患者病史长达 15 年，问题主要集中于今年。患者近期有高强度激素+免疫抑制剂治疗，为免疫力低下人群，感染风险高，同意免疫抑制治疗后感染导致脑积水可能性大。

血液方面：贫血方面，追溯患者贫血时网织红细胞最高 44%，但 LDH、TBil 几乎完全正常，无红细胞破坏证据；溶血证据不足，网织红细胞增多考虑骨髓造血恢复所致。除了溶血外，SLE 还有其他机制可以导致贫血，包括感染、溶血危象等；患者反复 CMV 感染，强烈免疫抑制后病毒感染也可能导致贫血。后期经治疗后，患者贫血得到改善，PLT 减少成为突出问题。

ITP 即免疫性血小板减少症诊断明确，患者基础疾病 SLE 诊断明确，考虑 ITP 系继发于 SLE。治疗方面，继发于 SLE 的 ITP 主要治疗原发病。后期患者出现一系列问题，包括颅内可疑感染迹象等，将来激素的使用应适当控制，尽可能采用非激素二线治疗，否则感染风险会继续增高。

此外，患者 SLE 病情的控制与 PLT 的恢复有 2 个月左右的时间差；原因考虑：各系对治疗反应存在差异；IL-11 对造血干祖细胞有损伤的疾病可能有作用；后期 PLT 减少也可能与其他未知感染有关；综上，在充分的免疫抑制治疗、感染控制后，加上 IL-11 的作用，使 PLT 恢复稍有延迟。

神经内科医师：临床考虑颅内感染可能性大。本例进行性加重幕上脑积水，符合梗阻性脑积水影像学表现。同时影像学双侧脑室枕角异常信号支持室管膜炎，脑膜炎与室管膜炎可以解释神经系统主要症状，也是梗阻性脑积水的原因，迅速加重的梗阻性脑积水可以导致意识障碍。脑膜炎伴室管膜炎继发梗阻性脑积水常见于 CNS 细菌感染。脑脊液细胞学虽不符合典型化脓性细菌性脑膜炎表现，但患者为免疫抑制状态，脑脊液炎性细胞反应可以不典型。

脑脊液送检二代测序（华大基因研究院），对脑脊液进行了"全病原体检测"，测序获得的核酸序列经过与病原体基因组数据库比对，并未发现可疑的病原体序列。后来同次的脑脊液标本送检细菌培养洛菲不动杆菌阳性；华大确认用于结果比对的病原体基因组数据库并未列入洛菲不动杆菌的基因组——因为目前尚无该菌的全基因组信息。华大将收集到洛菲不动杆菌部分基因序列信息加入数据库，并重新对测序结果进行了分析比对，结果与洛菲不动杆菌匹配度高。脑脊液二代测序有助 CNS 感染的病原体鉴定，我们近期报道了一组病毒性脑炎的脑脊液二代测序结果，该技术对 CNS 细菌感染确诊也有帮助，但存在假阳性和标本污染的可能。本例患者二代测序有一定意义，因为同次标本送检细菌培养阳性，两个实验室同时污染可能性小。但能否解释临床全貌，还需结合临床：本患者为免疫抑制人群，结合其颅内情况，细菌性感染可能性大，病毒性感染较少引起梗阻性脑积水，而且 SLE 本身也不会引起梗阻性脑积水。

神经外科医师：患者脑积水诊断明确；根据解剖学可分为梗阻性、交通性脑积水，本例患者分类不明确：头 CT 主要表现为第三脑室、侧脑室扩张，第四脑室不扩张，符合梗阻性脑积水；但交通性脑积水早期第四脑室也可不扩张，若观察时间足够长，也可出现第四脑室扩张，因此影像学上不能完全除外交通性脑积水。根据病因可分为原发性、继发性脑积水，本患者考虑继发性脑积水，可能与 SLE 相关；经查阅文献：SLE 导致脑积水多为交通性脑积水，但也有些为梗阻性脑积水，主要原因是中脑导水管硬化性狭窄；压力方面，多数为正常压力性脑积水。

临床表现上，因患者出现进行性意识障碍，有急诊手术指征。手术方式的选择：继发于肿瘤占位的脑积水，首先需积极治疗原发病；单纯梗阻性脑积水，主要有三种方法：第三脑室造瘘、经典的脑室腹腔分流术、侧脑室外引流。交通性脑积水主要为回流障碍，第三脑室造瘘无效，只能选择脑室腹腔分流术；侧脑室外引流只用于临床应急，引流管只能放 2 周，每 2 周需重复手术更换管路。本例患者，因不能完全除外交通性脑积水，若行造瘘术，日后发现为交通性脑积水，则需重新手术。此外，考虑本例脑积水不除外与 SLE 相关可能，原发病不一定很快缓解，病情可能会有所反复，故不选择侧脑室外引流，而选择脑室腹腔分流。脑室腹腔分流的绝对禁忌：明确的细菌性脑膜炎。结合患者当时临床表现，CSF WBC 轻度升高，不符合典型化脓性细菌性脑膜炎。综合考虑，脑室腹腔分流最合适。

脑积水的原因包括 CSF 产生增加、回流障碍；若回流通道受阻，可人为创造引流通路；脑室腹腔分流将 CSF 引流至腹腔，起到分流作用。工作核心：头皮下分流泵，可调压，可根据 ICP 进行人工设置；单向，ICP 高于设定压力时才工作；有抗反流作用，只允许脑脊液由脑室流向腹腔，不允许反流。

目前可能出现的问题：①因患者 SLE，若 SLE 进入活动期，可能会有脑积水症状反复，ICP 可能会有所波动，若再次出现意识障碍或脑积水长期表现，如步态异常、尿失禁、智能下降等。可复查 CT，若仍有脑室扩张，首先考虑是否压力不合适，可通过调压装置调节压力，简单、无创。②颅内感染：若出现明确细菌性脑膜炎，应拔除引流管，若取出后仍有脑积水症状，包括脑室迅速扩张，应临时放置脑室外引流，予抗感染治疗，待感染控制后，择期再行 VP 分流。③脑脊液性状发生问题，导致管路堵塞：一方面会有临床症状，另一方面 CT 会有脑室扩张表现，此外按压头皮泵可了解管路是否通畅；若有管路堵塞，需拔除、重新放置。

此外，脑室腹腔分流虽有抗反流作用，但不除外有逆行感染可能。拔管指征：①临床上有发热、脑膜刺激征等时；②脑脊液 WBC>10×10^9/L；③脑脊液培养阳性。3 条满足 2 条即可拔管。目前管路是否需处理，取决于是否存在明确的化脓性细菌性感染，本患者前两条不符合，第三条可疑，不除外污染或非致病菌可能。我科认为目前不需要拔除引流管，但若存在明确细菌性脑膜炎则应拔除，并继续观察。

检验科医师：患者病情复杂，单用洛菲不动杆菌感染难以解释疾病全貌。最初 CSF 细胞数高、蛋白高、糖不低，涂片有 G⁻ 球杆菌，培养 1 个菌量的洛菲不动杆菌，量少。患者或许曾有一过性感染；但后期病情复杂，难以单用洛菲不动杆菌解释。

洛菲不动杆菌是环境中的致病菌，为完全需氧菌，易污染，阳性率低，污染率高，感染极少。洛菲不动杆菌在自然界很多地方都存在，如饮水机，若有水污染或操作过程中相关污染，即可导致洛菲不动杆菌阳性。CSF 感染阳性率低，污染率高；培养出洛菲不动杆菌少见。第一区长出 1 个菌落，不能轻易忽视；是否污染，需结合临床综合判断。报道洛菲不动杆菌导致的系统性感染、院内感染均极少，主要为机会性感染，易受环境影响。同菌属的鲍曼不动杆菌，在急诊科、ICU、重症病房常见，尤其易定植呼吸机等；鲍曼不动杆菌多为泛耐药；而洛菲不动杆菌多为敏感菌，很多抗生素敏感；若单用洛菲不动杆菌难以解释病情全貌，可能有更为复杂的免疫基础。

患者起病时有过洗澡时摔伤，洛菲不动杆菌水里多见，或许有相关性；早期使用的厄他培南，是碳青霉烯类唯一对假单胞菌无效的碳青霉烯类；头孢菌素类，头孢他啶、头孢匹肟、特治星、哌拉西林可能有效，一二代头孢菌素效果不好，例如头孢呋辛可能存在天然耐药；抗菌谱较特殊，类似铜绿假单胞菌的抗菌谱。

本患还需考虑导管相关感染；脑室腹腔分流虽有抗反流作用，但细菌可沿管壁生长。管壁无自净能力，静脉插管相关感染拔管后有助于治疗。

感染科医师： 患者 SLE、PLT 减少症，前期经高强度激素+免疫抑制剂治疗，后出现发热、意识丧失、神志改变，发现存在脑积水。首先考虑 CNS 感染，但需要注意：患者入院前出现发热，随即出现意识障碍、胡言乱语，第一次行头 CT 提示脑积水，时间非常短，若为细菌、病毒性脑膜炎或脑膜脑炎，不足以短时间内导致脑积水。或许因感染严重，短时间出现大量蛋白，堵塞脑脊液回流；也可能患者在 SLE 基础上，本身就有慢性脑积水，缓慢出现，未达临界状态，本身已耐受，在突发感染情况下机体不耐受而出现 CNS 改变。

可以肯定的是感染存在，但洛菲不动杆菌是否可解释病情，还需考虑：本患者多次行腰穿，脑脊液检查非典型化脓性细菌感染表现。脑积水多在慢性感染中较常见，如结核、隐球菌等，已充分行相关筛查，目前无支持证据，暂不考虑。是否还存在其他感染，目前暂不明确。洛菲不动杆菌为不动杆菌属，该菌属均为机会致病菌；临床更常见的为鲍曼不动杆菌，经常为多重耐药或广泛耐药；洛菲不动杆菌较少见，药敏可参考不耐药的鲍曼不动杆菌：碳青霉烯类、喹诺酮类、四环素类、多黏菌素、替加环素、头孢他啶等可能有效；经查阅文献，头孢曲松效果可能并不理想。目前，本患者的临床表现、CSF 检查包括常规、生化、压力、细胞学等均有改善，可能为某种药物起效，也可能为自然病程在改善。

洛菲不动杆菌脑膜炎应符合细菌性脑膜炎表现，不动杆菌常发生在院内，免疫抑制人群多见，治疗非常困难，文献报道多例需多黏菌素全身用药及脑室用药才可治愈；若未经强化治疗，多数预后不好。从整个治疗经过来看，认为洛菲不动杆菌不是本例致病菌；用其他细菌感染也难以解释；也可能存在过某种感染，经治疗后改善，现已无法追踪。

本患者可能解释：存在免疫病基础，之前可能存在慢性脑积水，后期可能因合并其他感染（一过性 CMV-DNA 阳性），但入院时患者体温正常，已度过感染最严重阶段，病毒血症可能已有所改善，而病毒已进入靶器官，病毒性脑膜脑炎更容易解释早期出现的胡言乱语。可能存在 SLE 慢性脑积水基础，在强免疫抑制后，CMV 活动，病情急剧加重；后期病毒感染自限，体温下降，但脑积水无改善，后经 VP 分流，脑积水得以改善，颅内压下降，整体情况好转。在原发病得以控制的条件下，PLT 也有所恢复。现患者不需继续抗感染治疗；可观察；以后也可能再次发生感染，出现后再进一步处理。

普通内科医师：临床分析和文献复习考虑脑积水可能与 SLE

相关，也不除外感染导致，VP分流管需长期放置，因此需特别重视目前有无感染的问题，即如何对待洛菲不动杆菌检查阳性。患者日后需长期免疫抑制治疗，管路相关感染风险高。CSF感染培养阳性者少数，污染至阳性更少，本患者CSF有两次细菌涂片或培养阳性，细菌室认为应当视作有意义的致病菌，虽并未引起强烈的感染，但可引起免疫炎症反应。若清除本菌，可能有助于改善免疫炎症反应。若抗感染治疗后，复查转阴，病原得以清除，日后再次出现病原菌阳性，则毋庸置疑应拔除引流管。若现在不处理，日后原发病反复，需加强激素及免疫抑制剂治疗，或可能再次出现CNS症状，需重新考虑有无感染问题，会比较被动。现阶段洛菲不动杆菌可能确实难以解释病情全貌，不一定对疾病全程有影响，但患者免疫抑制且有VP分流管路存在，需平衡抗感染获益与风险，是否还可以针对洛菲不动杆菌使用抗生素。

感染科医师：病情不支持早期洛菲不动杆菌感染，因入院后未针对洛菲不动杆菌进行治疗，患者明显好转后才发现洛菲不动杆菌。但患者免疫功能低下，有感染的高危因素，需考虑继发于脑室腹腔分流术，为分流导管相关感染。若确实认为洛菲不动杆菌为分流导管相关感染的病原菌，则必定要干预；但单纯抗生素治疗可能仅能延缓VP分流相关感染进程，推迟处理管路的时间，并不能彻底清除感染，改善结局，需去除引流管，同时予适当抗感染治疗。患者目前一般状况好，无发热、脑膜刺激征等脑膜炎表现，CSF检查不支持细菌性脑膜炎，且一旦去除VP分流管，很可能会再次出现颅高压和脑积水。因此倾向暂不干预，密切观察，有更明确的脑膜炎表现时再采取行动。若需要干预，抗生素方面可予足量美罗培南（美平）2~3周；但药物费用及可能带来二重感染等问题以及拔出VP分流管的利弊，需与患者及家属充分沟通后再做决定。

风湿免疫科医师：患者 SLE 合并感染明确。目前 SLE 无活动证据，免疫抑制无须加强。风湿免疫科专业组查房认为，污染不能解脑脊液病原学阳性结果，SLE 基础上合并感染导致脑积水可能性更大，建议加用全身抗感染治疗。下一步是否使用全身抗感染治疗，如美罗培南或喹诺酮类，将权衡利弊，与患者家属商讨后决定。

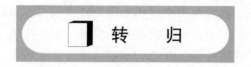

转 归

经与患者及家属交代抗感染相关利弊后，开始加用美罗培南 2g q12h 抗感染治疗；10 天后出现药物性肝损害，暂停抗感染治疗。随诊至出院后半年，维持甲泼尼龙 8mg qd、CTX 0.4g 每 2~3 周一次、HCQ 0.2g bid。患者一般情况良好，无头痛、发热，神清语利，活动自如，头 CT 引流管末端位于三脑室内。双额顶叶皮层下散在斑片状低密度影，考虑缺血灶。脑室系统未见明显扩张，脑沟裂池未见明显增宽，其内未见异常高密度。中线结构居中。双侧苍白球钙化。松果体、脉络丛可见钙化。监测血 PLT （100~170）×10^9/L，肝肾功能正常，Ig、补体正常范围。

（马明磊　刘金晶）

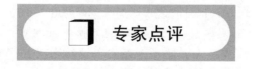

专家点评

患者为中年女性，SLE 诊断明确，病史 15 年。在大剂量激素和免疫抑制剂治疗的基础上，摔倒后出现发热、疖肿、意识障碍。腰穿检查提示颅压略高，CSF-WBC 数十个，单核细胞为主，蛋白高，糖、氯化物不低。予多种广谱抗生素治疗可控制体温，但脑积水加重，脑室腹腔分流术有效。脑脊液培养洛菲不动杆菌 1 次，涂片 G$^-$球杆菌 1 次。脑脊液行二代测序检测病原，匹配度良好。

　　患者存在 SLE 背景，有个案报道 SLE 可导致脑积水，但罕见。本例脑积水起病相对较急，在原发病高强度治疗后发生，当时无 SLE 活动证据。发病时为免疫抑制状态，高热伴皮肤破损，迅速出现意识障碍，抗感染治疗可控制体温。结合脑脊液蛋白明显升高，头 MRI 见软脑膜炎、室管膜炎、侧脑室后角大分子物质沉积，考虑感染导致梗阻性脑积水可能性大。但需要注意：患者从出现发热、意识障碍至头 CT 示脑积水，时间非常短，若为细菌、病毒性脑膜炎或脑膜脑炎，似乎不足以短时间内导致脑积水，也可能患者在 SLE 基础上本身就有慢性脑积水，缓慢出现，在突发感染情况下出现中枢神经系统表现。

　　虽然感染是存在的，但根据感染科意见"洛菲不动杆菌"不易解释病情全貌，但患者两次细菌学方面的证据均提示洛菲不动杆菌，且患者为免疫力低下的患者，建议加用相关抗生素治疗。洛菲不动杆菌为不动杆菌属，该菌属均为机会致病菌；药敏可参考不耐药的鲍曼不动杆菌：碳青霉烯类、喹诺酮类、四环素类、多黏菌素、替加环素、头孢他啶等可能有效。

（费允云）

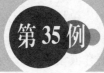

皮疹-发热-关节痛-呕吐-休克

病例摘要

患者女性，23岁，因"反复皮疹3年，发热、腹痛、关节痛伴腰痛5个月"入院。3年前患者反复出现四肢红色针尖样皮疹，1周可自行缓解，约1次/年，外院诊为过敏性紫癜，未治疗。半年前开始代餐+运动减肥，5月初旅行期间出现低热、上腹痛、腰痛，伴恶心、呕吐，影响进食，无排气、排便减少；外院CT示：不全肠梗阻；腹B超胆囊壁毛糙，抗生素治疗效果欠佳，逐渐出现四肢紫癜样皮疹伴膝、肘、腕、踝关节痛，诊断过敏性紫癜，加用甲泼尼龙40~120mg/d，补液及多种广谱抗生素治疗，腹痛、恶心、呕吐、腰痛症状可缓解，但仍低热、皮疹进行性增多，自诉外院24小时尿蛋白2.4g，8月复查降至0.7g。治疗后腹痛、关节痛缓解，停用激素后皮疹、腹痛加重。上述症状反复发作3次，均与进食量及种类增加有关，因紫癜样皮疹持续，维持甲泼尼龙40mg qd。就诊于我院：查ESR 13mm/1h；CRP 0.61mg/L；自身抗体：ANA DFS 1∶320，抗ds-DNA-ELISA 106U/ml，Coombs试验IgG弱阳性，余（-）。2日前饱食后再发上腹痛、关节痛、腰痛，伴恶心、呕吐，予泰能0.5g q12h抗感染。病来患者脱发明显，病来精神可，食欲欠佳，大便正常，尿意减少，夜尿2次/日，小便正常，体重半年内无明显增减。**既往史：**甲减6年，未予治疗。自幼年起反复

"扁桃体炎"（5~6次/年）；左上颌第一磨牙外伤后反复发热、疼痛，2~3次/年。5年前诊断强迫症。**月经史、个人史及家族史：**月经不规律，余无特殊。

入院查体：上下肢、前臂可见红色针尖样皮疹，高出于皮面，局部皮肤粗糙，上颌窦区压痛。咽部充血，双侧扁桃体Ⅱ度大，右腹部及脐周压痛，右肾区叩痛。

入院诊断：皮疹、发热、关节痛原因待查，IgA血管炎？

诊疗经过：考虑血管炎不除外，继续甲泼尼龙40mg qd治疗，亚胺培南抗感染共2周，因胃镜发现食管白斑予氟康唑治疗，尿培养屎肠球菌加用万古霉素，因上颌第一磨牙区低密度灶予甲硝唑抗感染。患者体温仍波动在37.6~38.4℃。复查自身抗体：ANA DFS 1:160；抗ds-DNA阴性，ESR 13~15mm/1h，CRP 0.2→0.89mg/L，IgA 3.65g/L。尿常规无异常。影像学泌尿系、肠道B超、腹盆增强CT未见异常，胃镜下黏膜正常。血管彩超：双侧尺和桡动脉血管弹性减低，腹腔干动脉狭窄血管壁增厚。腹主动脉CTA：腹腔干起始处轻度狭窄。

因患者持续恶心，少量进食后即呕吐，植入PICC管予肠外营养。住院期间上腹胀痛加重，立位腹平片胃肠内可见大量内容物，置入胃管引流并通便治疗。便培养：B群沙门菌，遂加用泰能。之后出现发热，Tmax 39.4℃，伴畏寒、寒战，感染性休克，拔除PICC，置入右颈内深静脉。病原学回报：PICC导管血：需氧瓶9小时：嗜麦芽窄食假单胞菌；厌氧瓶：产气肠杆菌、粪肠球菌、嗜麦芽窄食假单胞菌。外周血：第一次需氧瓶38小时：粪肠球菌；厌氧瓶12小时：粪肠球菌；第二次需氧瓶15小时：粪肠球菌；厌氧瓶：产气肠杆菌、大肠埃希菌ESBL（+）；骨髓血：需氧瓶15小时：粪肠球菌；厌氧瓶51小时：乳杆菌属。予泰能、万古霉素抗感染治疗后体温正常，患者腹痛、咽痛、上颌第一磨牙区疼痛均好转。四肢皮疹消退，未再新发皮疹。次日出现心率减慢至 35～60 次/分，伴心前区紧缩感。EKG 示窦缓，阿托品试验（+），心脏彩超示少量心包积液；行卧立位测量血压，患者卧位转为立位时出现明显头晕，未能站立 5 分钟，站立后收缩压下降 15mmHg，舒张压下降 24mmHg，心率上升 34 次/分，考虑自主神经功能病变可能。神经内科查体：腱反射对称，下肢腱反射减低，可疑手套、袜套样针刺觉减退，可疑 T_{10}～T_{12} 针刺觉过敏。考虑可疑自主神经受累。异丙肾上腺素、氨茶碱等治疗 4 天后心率渐恢复。再次置入 PICC。第二天患者进食后再发高热，寒战，感染性休克（碳青霉烯类+万古霉素治疗，激素减量中），伴胸闷，不能平卧，HR 120 次/分，ECG 示 V_3～V_6 导联 ST-T 低平、T 波倒置，cTnI 升高（0.020→1.690ng/ml）。将厄他培南（怡万之）恢复为亚胺培南西司他丁钠（泰能），病原学回报：血培养：需氧、厌氧：屎肠球菌；真菌：光滑念珠菌；胃液：大量酵母样孢子、G^- 杆菌、G^+ 球菌。予万古霉素、亚胺培南、氟康唑抗感染，体温正常。后根据药敏结果予调整万古霉素为利奈唑胺。

2 周后患者再次发热伴腹胀，血培养酵母样孢子，可见菌丝，改用卡泊芬净治疗。患者出现第三次感染性休克，予卡泊芬净、伏立康唑联合亚胺培南抗感染，拔除 PICC。病原学回报：PICC 导管血：需氧瓶 8 小时：屎肠球菌、阴沟肠杆菌、B 群沙门菌；真菌瓶：阴沟肠杆菌、鲍曼不动杆菌；外周血：需氧、厌氧 10 小时：B 群沙门菌、屎肠球菌、鲍曼不动杆菌。耐万古霉素肠球菌（VRE），摩根摩根菌、屎肠球菌。遂加用万古霉素→替考拉宁，两性霉素 B+卡泊芬净治疗。休克纠正后患者仍有发热，伴多关节痛，以双膝、肘为著。根据药敏结果更换为美罗培南，热峰逐渐下降，考虑反应性关节炎可能性大，洛索洛芬钠（乐松）、扶他林对症有效。多次复查外周血培养（-），复查眼底及 ECHO 未见明显异常，逐渐减停抗生素及乐松。

消化道方面：考虑菌群失调不能除外，结合患者长期大量应用抗生素易杀灭消化道活菌，予肠道益生菌治疗，因患者感染高危，未进行菌群移植。为评估消化道黏膜完整性，行小肠CT重建未见明显异常。胶囊内镜于6小时55分见回盲部小浅溃疡和糜烂，8小时16分进入盲肠，结肠观察不佳。患者食量恢复至平时2/3，大便2~3次/日。

结合患者病程特点及治疗反应，考虑不符合血管炎诊断，甲泼尼龙（美卓乐）减量至12mg/8mg交替，病情好转出院。出院时患者无发热、皮疹、关节痛等。患者出院后继续通便、肠道益生菌治疗，2个月后减停美卓乐。电话随访，患者少食多餐，大便2~3次/日情况下，患者生活如常，无不适，但在便秘、多食后仍有腹痛、发热，禁食后好转，未再出现感染性休克。

诊断： 不完全肠梗阻

感染性休克（多种细菌、真菌混合感染）

自主神经病变（自身免疫性自主神经节病可能性大）

肠源性感染继发可能性大

窦性心率过缓

紫癜

肠源性感染继发可能性大

反应性关节炎可能性大

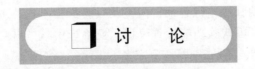

讨 论

风湿免疫科： 本例为青年女性，慢性病程。儿时反复上呼吸道感染史，此次起病前泌尿系感染史，可疑牙槽脓肿，起病后持续紫癜，伴发热、腹痛、呕吐、腹泻，反复发作以及血尿蛋白尿、游走性大关节痛。入院后鉴别诊断考虑：①IgA 血管炎：患者紫癜数月，伴消化道、关节、肾脏受累表现，需考虑此诊断。经大剂量激素治疗后症状持续，尿蛋白量减少至 1g 以下，但未能完成肾活检，消化内镜未能发现典型 IgA 血管炎消化道表现，诊断存疑。②系统性红斑狼疮：患者为青年女性，皮肤紫癜，关节痛，血尿蛋白尿，ANA DFS 型弱阳性，抗 ds-DNA ELISA 法低效价阳性，Coombs 试验弱阳性，应鉴别 SLE，但支持点少。③未分化中小血管炎等。

患者入院前即存在感染诱因，起病时发热、恶心、呕吐、腹泻，院外长达半年的治疗中使用多种广谱抗生素和大剂量激素。入院后反复感染性休克，尿培养屎肠球菌、食管白斑培养真菌、便培养 B 群沙门菌，三次感染性休克血培养所得几乎均为肠道菌群，且休克前均有进食和腹胀诱因，影像学提示大量胃肠内容物，可疑肠道扩张，因而可能存在不全肠梗阻及继发小肠细菌过度生长，感染可能是原发病诱因之一。

患者急性期有肠梗阻表现，慢性期厌食、恶心呕吐、有便意而便量减少。根据我院诊疗常规，小肠通过时间为 4.5 ± 0.5 小时，而患者胶囊内镜 8 小时达盲肠，结合临床表现，需考虑慢性假性肠梗阻。慢性假性肠梗阻的病因主要为神经源性和肌源性，一半以上为神经源性疾病、肿瘤、感染、免疫等因素继发。本例完善影像学筛查无胃肠道占位证据；血管方面除外肠系膜上动脉压迫综合征；内镜及黏膜活检不支持 IgA 血管炎和乳糜泻；甲状腺功能检查仅提示亚临床甲减；自身抗体方面 ANA DFS 型（致密细颗粒型）多不提示结缔组织病，仅一次抗 ds-DNA ELISA 法极低效价阳性，复查 Coombs 试验阴性；可疑肾脏受累表现为正常形态红细胞尿，尿蛋白逐渐减少，因而不支持结缔组织病；此外感染等筛查阴性。因此，感染、肿瘤、免疫、神经源性疾病等单一因素均无明确证据，不能解释肠梗阻表现。

追问病史，患者病程中尿意减退，每次排尿时间约 10 分钟，最大次尿量 700ml。住院期间患者出现显著直立性低血压及窦性心动过缓，其主要机制为自主神经功能障碍或容量不足。自主神经功能障碍的鉴别诊断方面，本例可基本除外药物、年龄、心脏基础病，需进一步除外帕金森病、淀粉样变、维生素 B_{12} 缺乏、结节病、卟啉病、抗乙酰胆碱受体（AchR）介导的自主神经损害、副肿瘤综合征等。除未能完成 AChR 抗体检查，上述其他疾病筛查未发现相应证据。由于窦性心动过缓发生于感染性休克后，我们一一排除了颈内静脉置管刺激窦房结、感染后心肌顿抑、感染性心内膜炎，后行阿托品试验证实迷走神经功能亢进。综上，患者窦缓、直立性低血压、肠梗阻及排尿困难，高度提示自主神经功能异常。

本例沙门菌感染的诱因包括激素治疗带来的细胞免疫功能缺陷，自幼广谱抗生素使用导致肠道菌群紊乱及肠道黏膜功能异常。查阅文献，多年前有数例报道沙门菌感染后出现紫癜、肾炎、重症或暴发性紫癜致自主神经功能障碍。此类病例多为儿童，临床病情危重，多合并多脏器损伤。本例便、血培养均获得沙门菌，然而紫癜并未贯穿全程，血培养多种病原体，感染后紫癜、自主神经功能障碍是否能解释病情全貌尚存疑。

文献报道，肠道细菌代谢产物（如短链脂肪酸——氨糖乙酸）可促进副交感神经活跃，影响大脑对焦虑的响应。某些肠杆菌科细菌可以加速神经系统退行性变，免疫性脑损伤亦可继发精神系统异常。在机制方面，新技术手段发现某些肠道菌可通过影响肠道黏膜免疫 Treg 细胞和 Th17 细胞平衡影响神经递质释放，从而影响自主神经等的神经递质调节。

我们尝试一元论解释病程全貌。患者为青年女性，前期反复感染史，长期广谱抗生素的使用破坏了肠道菌群平衡及黏膜屏障功能，菌群紊乱可能参与了肠道及全身自主神经功能病变发生发展，不全肠梗阻进一步加重肠道菌群由大肠向小肠的移行及炎症反应。另外，本次沙门菌感染入血有可能是紫癜的诱因，且合并反应性关节炎。

针对肠道菌群紊乱和反复感染，粪菌移植能否解决患者问题？文献提示，肠道菌群异常小鼠不能清除肠道沙门菌，而进行正常小鼠菌群移植后可重建此功能。然而，粪菌移植并发症之一为肠源性感染，患者并不符合文献报道粪菌移植的指征，且多次肠道菌血流感染休克，属感染高危人群，对本例进行粪菌移植可能弊大于利。我们将激素逐渐减停，患者出院后维持益生菌及促胃肠道动力治疗，电话随访中获知患者由于饮食控制不佳，近期又有肠梗阻发作，抗感染及禁食好转，未再出现感染性休克。

我们的问题：感染是否可以成为自主神经功能病变和紫癜的诱因，可否解释病情全貌？患者进一步治疗的手段？期待相关科室协助分析。

神经内科：患者为青年女性，住院期间首要问题及治疗难点集中于反复肠源性血流感染、感染性休克，过程中合并偏亚急性、慢性的自主神经功能受损表现，主要表现为：①胃肠道方面：胃肠动力障碍、不全肠梗阻；②心血管系统：直立性低血压相关头晕、心动过缓；③泌尿系统：一过性排尿障碍。以上均符合自主神经病变定位，经治疗后趋于稳定、缓解。除自主神经病变，该患者临床表现不合并运动、感觉系统其他神经症状，神经系统查体未发现更多确切且有定位意义的神经系统体征。综上，该患者仍应着重考虑自主神经病变。

自主神经系统分为中枢和周围两部分。下丘脑是自主神经系统高级中枢，上游受大脑边缘系统整合、调控，下游经两个途径调控自主神经：①神经支配，即脑干-脊髓神经传导通路；

②激素调节，即下丘脑-垂体轴。中枢神经系统病变可出现自主神经症状，其中神经系统变性病较为常见，如多系统萎缩、直立性低血压、晚期帕金森病，均可表现自主神经衰竭症状；另一类常见病为炎性脱髓鞘性疾病，如多发性硬化、脊髓炎等，均因病变累及自主神经传导通路相关的解剖结构而出现自主神经受累。但对于该患者，其临床症状、查体、头磁共振检查均未见中枢神经受累证据，故中枢神经病变所致自主神经受累暂不考虑。

自主神经的周围神经系统方面，其传出支可分为交感神经系统和副交感系统，两系统互相拮抗又互为补充，共同支配内脏、血管和腺体的平滑肌。自主神经周围部分出脊髓内一级神经元后，其节前纤维均在二级纤维（自主神经节）内换元，再由节后纤维将神经冲动传到靶器官。周围神经病最突出表现集中在运动、感觉方面，但以自主神经病变为突出表现的周围神经病，存在相对独立的疾病谱，且根据病程进展速度存在不同病因。急性、亚急性自主神经病病因包括免疫介导疾病、卟啉病、肉毒菌素感染以及药物中毒性神经病。就该患者而言，个人认为符合亚急性自主神经病。病因方面，结合患者病史及初步的筛查，可排除药物中毒性神经病、肉毒菌素中毒、卟啉病。免疫介导方面：①副肿瘤综合征：患者青年女性，结合其全身的状况、病史，考虑可能性较小；②吉兰-巴雷综合征：患者无感觉及运动神经受累表现，肌电图结果也不支持，故不考虑。另一大类亚急性自主神经病常见病因为自身免疫性自主神经病，根据受累的自主神经范围及临床症状不同，分为自身免疫性自主神经节病（相对受累范围较广）、胆碱能神经病、交感神经病、自身免疫性胃肠道运动障碍、体位性心动过速综合征（POTS）以及无汗症、红斑性肢痛等。该患者自主神经受累范围相对较广，故首先考虑自身免疫性自主神经节病可能。该病是自身抗体相关、经免疫介导的全自主神经病变，同时存在交感、副交感神经系统受累，最常见临床表现为直立性低血压和胃肠道功能异常，可在90%患者中出现，多发生于青中年患者，呈急性或亚急性起病，单向病程，可缓慢自发部分缓解。该疾病发生发展过程被认为与交感和副交感神经节中乙酰胆碱受体功能障碍相关，且目前认为免疫机制参与其发病。文献报道约50%患者存在烟碱型乙酰胆碱受体 α_3 亚单位抗体，但抗体阴性亦不能除外该病。发病机制方面：据推测，自主神经节内存在烟碱型乙酰胆碱受体，该受体与神经-肌肉接头处乙酰胆碱受体（重症肌无力致病抗体）同源但具有不同的免疫源性，其主要功能是介导周围神经系统自主神经节内快速型突触传递；而机体产生该受体抗体导致了上述受体功能障碍，从而进一步导致自主神经病变。文献报道约60%自身免疫性自主神经节病存在前驱感染病史，包括上呼吸道病毒感染和消化道细菌感染。消化道感染导致周围神经病和自主神经病的模型，可以吉兰-巴雷综合征为例：空肠弯曲菌感染后产生体液免疫反应，进而通过分子模拟机制产生攻击周围神经髓鞘和轴索的抗体。根据该模型，考虑自身免疫性自主神经节病致病途径或与之类似，故同意病房推测。该过程是反复肠道感染诱发的通过上述分子模拟机制产生的乙酰胆碱抗体，进而导致自主神经节功能障碍，但目前抗体无法检测，因此只能推测。

以上为急性自主神经病变的诊断及结合该患者的分析，同时要做其他鉴别诊断：自主神经疾病谱中，病程偏慢性的神经病主要包括营养代谢方面如糖尿病、尿毒症、酒精相关性疾病、淀粉样变，感染性疾病如 HIV、麻风病等，但该患者均不考虑。此外，结缔组织病也是慢性自主神经病非常主要的病因，继发于干燥综合征、狼疮、类风湿关节炎较为常见，但免疫科已排除结缔组织病可能，故不需考虑。患者为青年女性，遗传性自主神经性也需鉴别，常见如 TTR 相关 SAP 家族淀粉样变、线粒体胃肠脑肌病也可以肠梗阻为突出临床表现，但该患者病史、临床自发缓解过程及相关检查均不支持上述疾病。综上，考虑继发于肠源性感染、免疫介导的自主神经节病可能性较大。

感染内科： 患者情况复杂，从感染方面来看分两阶段。第一阶段为外出旅游后出现发热、消化道症状，便培养 B 群沙门菌，考虑沙门菌感染明确。B 群沙门菌多数情况下存在致病性，但患者至我院就诊时仅有便潜血阳性，未见红细胞、白细胞，因此隐性沙门菌感染或沙门菌肠炎难以确定。沙门菌感染通过免疫介导引起的类似紫癜发作也可有消化道症状，我院便培养示沙门菌对多种药物敏感，但外院使用多种抗生素情况下沙门菌依然存在，不除外慢性携带状态，亦有可能与免疫反应及自主神经病有关。第二阶段，患者入院后出现三次感染性休克，从患者血液、PICC 导管中均培养出多种肠道来源菌，而第一次和第三次 PICC 和外周血培养阳性时间差别明显，均在 2 小时以上。需要警惕病菌经肠道入血，而非 PICC 导管相关。3 次发热、感染性休克均在置入 PICC 导管之后，第一次和第三次均抽取双套血培养，而第一次和第二次因置入 PICC 后第二天出现高热，仅抽取外周血培养。一般情况下，导管相关感染可能于置管后两天出现，患者自身引起的导管相关的血流感染不除外（例如排便时不注意个人卫生等诱因），肠黏膜功能障碍引起大量细菌入血亦不除外。文献中最常见于骨髓干细胞移植出现肠道 GVHD（Ⅲ~Ⅳ级 GVHD）或粒缺患者出现严重腹泻。其他疾病（如炎症性肠病、溃疡性结肠炎）虽可有肠道感染，但少见大量肠道菌群血培养阳性。该患者后期三次休克，各种消化道评估均未发现明确消化道黏膜损伤，而患者治疗过程中从未出现粒缺，且从时间相关性方面考虑，置管前未出现休克、重新置管后也未再出现休克，故个人倾向于导管相关感染可能性大。

真菌感染方面：血培养两次，分别为光滑念珠菌、白色念珠菌。第一次光滑念珠菌（+），我院胃镜可见明确念珠菌性食管炎，且患者出现胃潴留时，胃液培养亦可见大量白色念珠菌孢子，故两者相吻合；但第二次血培养光滑念珠菌（+）考虑不仅为消化系统来源。念珠菌属最多见白色念珠菌及非白色念珠菌，非白色念珠菌包括热带念珠菌、近平滑念珠菌、光滑念珠菌等。非念珠菌属又包括隐球菌等。三个特殊念珠菌的耐药性：①光滑念珠菌：其对氟康唑的敏感性为药物剂量依赖性（即通过 MSC 值），但该患者两次培养 MSC 值不一样，分别为 1（敏感）和 4（剂量依赖性）；②可溶念珠菌：对氟康唑耐药；③葡萄牙念珠菌：对两性霉素 B 天然耐药。念珠菌主要通过三个途径入血：胃肠道黏膜（其为消化道正常定植菌）；血管内导管；局部感染病灶播撒，如泌尿系感染时经肾盂入血。念珠菌感染病因主要可分两大部分：①粒缺或肿瘤化疗、干细胞移植及免疫缺陷状态；②非粒缺状态常见因素：首位即中心静脉置管包括肠外营养，而该患者病程中曾予肠外营养支持；其他原因包括肾衰、腹部手术、胃肠道穿孔、胃吻合口漏及创伤、烧伤等。患者具有免疫抑制状态、中心静脉置管、肠外营养支持三方面感染危险因素。感染处理方面，血培养念珠菌阳性时需首先评估有无播散性病灶（包括眼、中枢神经系统、肝、脾、骨骼、肺），同时需拔除相关导管。抗真菌治疗主要药物为棘白菌素、三唑类及两性霉素 B，首选棘白菌素类药物，但白色念珠菌、光滑念珠菌或近平滑念珠菌如对大扶康敏感，首选大扶康治疗。需根据患者具体情况选择药物，例如棘白菌素无法进入眼及中枢神经系统，故如患者有眼内炎或中枢神经系统感染时不建议使用棘白菌素。疗程方面，如病情简单、无播散病灶，血培养转阴后至少治疗 2 周。导管相关血流感染的鉴别诊断，建议完成定量血培养（我院无法检测）、明确阳性差异时间（如阳性差异时间>2 小时，鉴别的敏感性及特异性较好）。黏膜屏障损伤所致血流感染，经实验室检查多见于两类人群：造血干细胞移植术后、粒缺大于7天者。故该患者诊断相对困难。

心内科：患者为青年女性，胃肠道并无严重黏膜病变，激素使用剂量并不大，不符合免疫抑制状态重症感染规律。除PICC 导管血外，外周血和骨髓血均有粪肠球菌、乳杆菌属，难以用PICC 导管感染解释全貌。

感染内科：肠源性感染不支持点：①胃液并非无菌环境，正常情况也可有酵母孢子存在，故不能作为肠源性感染证据；②胃液培养为白色念珠菌，同期血液培养为光滑念珠菌，不相符；③阳性差异时间方面，导管血培养报警较早，外周、骨髓血培养报警时间较晚，如该时差2 小时以上，考虑导管相关感染可能性大。至于部分细菌仅见于外周血培养，可能与细菌在导管中的定植能力有关系，如粪肠球菌可能抑制其他细菌在同一部位生长。

消化科：患者有否其他感染高危因素？是否存在免疫缺陷所致感染高危？如淋巴细胞亚群分析？

感染内科：该患者筛查T 细胞亚群CD4 T 细胞计数不少；与细菌感染相关的固有免疫方面，目前尚缺乏有效评估手段。患者病史虽有反复上呼吸道感染，但不支持存在严重免疫缺陷。总结：该患者感染需考虑两方面原因，一是胃肠道感染沙门伤寒菌后，通过免疫机制介导引起全身反应。二是PICC 相关感染，虽然导管相关感染多出现于更换导管2 天后，考虑此例患者因素，需特殊对待。

消化科：患者23 岁女性，有多种多次广谱抗生素使用史，有ICU 治疗史，虽有多种菌血培养阳性，但一般情况尚可，与临床常见血源性感染不同。追问病史得知，患者自起病前曾行奶昔代餐减肥，每日仅进食1~2 杯代餐奶昔，出院后仍有暴食。

通过上述信息医师分析，认为可以用肠道菌群紊乱和肠源性感染解释反复感染性休克和自主神经病变。肠道黏膜屏障细胞之间有紧密连接，患者长期进食单一，肠道黏膜上皮细胞紧密连接被破坏，为肠道菌群及毒素入血创造了条件。此外，长期单一饮食缺少必需营养素，极易损伤机体免疫细胞，影响免疫系统功能，也是加重患者免疫异常的因素之一。

　　从消化科角度，患者需解决菌群紊乱的问题。菌群紊乱问题目前仍然是研究热点、前沿，因而目前研究成果也较少。补菌原则：①首选活菌（死菌在工业产生中可能会产生一些代谢产物，造成不利影响）；②了解患者现状，挑选合适菌种（便秘患者选择双歧杆菌，腹泻则建议整肠生）；③乳酸杆菌、乳酸链球菌均为补充小肠菌；双歧三联活菌（培菲康）主要补充大肠菌，若菌群在小肠相对较多，则可更多分解上游蛋白产物或蛋白分泌物（未被消化的过敏原），从而减少致敏。

　　所谓粪菌移植，即将正常人肠道内菌群移植至患者肠道，可利用粪便上清液中的菌群进行移植，从而使肠道环境达到一个新的平衡。目前进行粪菌移植途径有鼻胃管、肛门灌肠、结肠镜。粪菌移植在反复发作的难辨梭菌感染人群、肠道菌群紊乱（尤其是多重耐药情况）、自闭症、神经系统、代谢系统等方面均有进展。理论上患者可行粪菌移植，但不符合常见粪菌移植指征，且本例菌群紊乱合并多次严重血流感染，家属沟通、认知及患者本人自制力差均是治疗难点，粪菌移植需非常慎重。鼓励患者养成健康的生活方式、保证合理进食和休息、用药规律，同时需定期随访和监测病情。

　　消化科总结：结合患者反复扁桃体、牙槽感染，长期广谱抗生素使用，饮食问题，肠道菌群紊乱是结果而非基础病因。同意前述观点，粪菌移植需非常慎重。此外，患者胶囊镜检查除小糜烂面外黏膜完整，无严重腹泻或电解质紊乱，肠道症状不重，不全肠梗阻不突出，仅根据危险因素判断肠道菌群紊乱证据不足。此外沙门菌不属于肠道定植菌，治疗上需引起注意，避免慢性携带状态。

风湿免疫科总结：我们的自闭症队列研究也在进行肠道通透性及肠道微生态的研究，肠道功能紊乱，通透性高，则肠道内各种菌均有可能入血。我们通过乳果糖和甘露醇试验发现自闭症儿童胃肠道通透性增高，但在粪菌移植过程中内镜下看到黏膜完全正常，甚至仅有少量白斑。患者长期营养不良，即使肠道黏膜仅有少量糜烂，肠道通透性也可能增高。胃液培养出现大量酵母菌和各种细菌，提示胃液分泌减少，酸性减低，灭菌能力减弱，进一步提示胃肠道功能紊乱。

（宋 桉 刘婷婷 刘金晶）

专家点评

这是一例以反复皮疹、发热、关节痛、不全肠梗阻为主要表现的青年女性病例，对于多系统损伤，我们在诊治过程中鉴别了血管炎、结缔组织病、复杂感染等，结合其在住院过程中反复休克的诱因，追溯病史，考虑为感染诱发的自身免疫性自主神经节病可能。本例患者诊治过程提示临床医师临床观察的重要性。患者入院时信息提示免疫病可能，但密切观察提示原发病不能用免疫病解释，从而发现既往史、个人史对患者病情发展的重要推动作用，最终揭示其诊断，明确了减停激素、调整肠道菌群的治疗方案。

（徐 东）

第36例 关节痛-胸痛-憋气-咯血

病例摘要

患者女性，30 岁，因"关节痛 8 年余，间断胸痛、憋气 2 年余，咯血 2 周"入院。患者 8 年前出现多关节肿痛，伴口腔溃疡、光过敏，我院查 ANA、抗 ds-DNA、抗 Sm、抗 β_2GP_1、LA 阳性。诊断系统性红斑狼疮（SLE），予泼尼松、甲氨蝶呤、羟氯喹治疗。2013 年起监测抗 ds-DNA 抗体持续>800U/ml，补体 C3 持续偏低，逐渐出现尿蛋白（24 小时尿蛋白 0.83g，无低白蛋白血症），加用他克莫司 1mg 3 次/日，关节痛等症状可好转，但狼疮活动性指标改善不明显。3 年前患者出现胸痛，伴活动后憋气，外院行心脏超声提示肺动脉高压（估测肺动脉收缩压 60mmHg），二尖瓣中度反流，可见疣状心内膜炎（Libman-sacks），予糖皮质激素静脉输液共 10 天（具体不详），序贯甲泼尼龙 8mg 1 次/日，加用利尿、强心治疗，症状好转。2 年前患者妊娠 3 个月时再次感胸痛、活动后憋气，予利尿、强心治疗，维持甲泼尼龙 8mg qd、他克莫司 3mg qd。孕后期查心脏超声估测肺动脉收缩压 102mmHg，加用他达拉非 10mg qd。同期（即孕 34^{+3}周）行剖宫产诞一男婴，过程顺利，患者术后加用波生坦 62.5mg bid，活动耐量正常。产后甲泼尼龙加量至 20mg qd，每月减量 2mg 至 12mg qd 维持，我院行右心漂浮导管检查：反复尝试肺动脉楔压嵌顿失败，肺动脉压（PAP）61/27（41） mmHg，中心静脉压（CVP）5mmHg，心排出量（CO）4.1L/min，心指数（CI）2.53L/（min·m²），系统血管阻力（SVR）1463DS/cm⁵，肺血管阻力（PVR）605DS/cm⁵。术后于安贞医院复查心脏超声：左房、右心增大，二尖瓣瓣叶及瓣环钙化并中度狭窄、中度关闭不全，三尖瓣中度关闭不全，估测肺动脉收缩压47mmHg，上腔静脉及右房血栓，左室射血分数70%，加用华法林抗凝。患者服用华法林期间监测 INR 持续<2，未调整剂量。同期他克莫司加量至2mg bid，加用环磷酰胺0.4g 静脉注射 qw（累积1.6g）。1 周前患者突发右侧胸痛、活动后憋气，伴咯血、寒战、高热，外院查 Hb 99g/L、Cr 129μmol/L，予莫西沙星、阿奇霉素抗感染，体温恢复正常。但 Hb 持续下降至75g/L，INR 4.62，立即停用华法林。转诊我院，查 Hb 72g/L，Cr 229μmol/L；胸部 CT（图1）提示右肺下叶实变。为进一步治疗收入病房。**既往史：** 2013 年曾输注血浆，阿莫西林过敏。**婚育史：** 适龄婚育，孕2产1，2015 年意外妊娠，因不知情输注环磷酰胺后行药物流产。2017 年剖宫产娩一子，体健。**家族史：** 姑姑患 SLE。

　　入院查体： T 36.5℃，HR 110 次/分，RR 30 次/分，BP

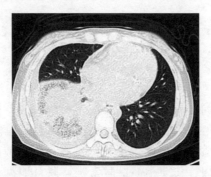

图1　患者 2018 年 1 月 10 日肺部 CT 可见右肺下叶实变

93/53mmHg，SpO_2 93%；贫血貌，右肺呼吸音低，左肺呼吸音清，未闻及干湿啰音及胸膜摩擦音，二尖瓣区可闻及Ⅲ级收缩期杂音，肺动脉瓣区 $P_2>A_2$，腹软，肝脾肋下未及，双下肢无水肿。

辅助检查：血常规：WBC 17.97×10^9/L，NEUT 92.5%，Hb 60g/L，MCV 82.3fl，PLT 233×10^9/L；尿常规：蛋白微量；便潜血阴性；生化：Alb 28g/L，BUN 24.53mmol/L，Cr 232μmol/L，K 5.2mmol/L；心肌酶：阴性；BNP 297ng/L；hsCRP 140.8mg/L，ESR > 140mm/h；补体 C3 0.685g/L，抗ds-DNA 抗体 609U/ml；凝血：PT 30.7 秒，INR 2.51，APTT 45.6秒，Fbg 7.12g/L，D-dimer 6.27mg/L；血气分析（未吸氧）：pH 7.439，PaO_2 65mmHg，$PaCO_2$ 31.4mmHg，HCO_3^- 20.9mmol/L。X 线胸片提示右侧大量胸腔积液，纵隔左偏。胸腔积液化验提示为渗出液，单核细胞为主，病原学检查阴性。心脏超声：右房条状血栓，44mm×14mm，附着于上腔静脉，延伸至三尖瓣，部分舒张期通过三尖瓣口，左室短轴"D"字形；估测肺动脉收缩压 53mmHg；三尖瓣中度关闭不全，二尖瓣中度狭窄伴中度关闭不全。

🔲 第一次多学科讨论

风湿免疫科：患者为青年女性，慢性病程，系统性红斑狼疮病史 8 年，心血管系统、肾脏、皮肤黏膜及肌肉关节系统受累，其中心血管受累主要表现为二尖瓣受累、肺高压，肾脏方面表现为蛋白尿。长期小剂量激素维持联合他克莫司免疫抑制治疗，近半年加用肺动脉高压靶向治疗，虽活动耐量正常，但狼疮活动度指标始终未达标。1 个月前发现右心房血栓，近 2 周病情变化高度怀疑肺栓塞，肺梗死后继发出血。结合狼疮病史中抗磷脂抗体阳性，Libman-sacks 心内膜炎，抗磷脂综合征明确。肾功能恶化方面，不除外发热、出血等肾前性因素；药物性肾损伤；结合其抗 ds-DNA 抗体高效价阳性、补体减低，持续蛋白尿，还需考虑狼疮肾炎活动。新发胸腔积液为渗出液，与肺梗死同侧，需鉴别肺炎旁胸腔积液和狼疮胸膜炎。综上，虽不能除外感染因素，但狼疮活动明确，应在有效抗感染条件下加强原发病治疗。当前上腔静脉和心房血栓、肺梗死和出血是并发症处理的焦点，抗磷脂综合征重要脏器血栓是抗凝的绝对指征，本例血栓猝死风险极高，虽然肺出血、肾功能不全为足量抗凝相对禁忌，仍需在密切监测下进行抗凝。巨大血栓恐难以通过短期抗凝消除，积极控制原发病和感染后，需寻求心外科帮助。

心内科：该患者系统性红斑狼疮诊断明确，存在瓣膜受累、肺动脉高压、心脏结构改变，既往抗凝治疗不规范导致上腔静脉及右心房血栓形成，继发肺栓塞可能性大，目前抗凝指征明确，应继续抗凝治疗。患者心功能 NYHA 3 级，需动态监测心房血栓大小变化，请心外科评估手术指征及时机。

呼吸内科：患者本次急性病程，出现胸痛、咯血、呼吸困难三联征，存在肺动脉高压、右心房血栓等危险因素，临床高度怀疑肺栓塞，应尽快完善 CT 肺动脉造影以明确，但患者存在肾功能不全，造影剂可加剧肾功能的恶化，需充分权衡利弊。患者持续咯血、高热，CT 表现为右下肺实变，血红蛋白持续下降，华法林过量，应警惕肺梗死继发肺出血，抗凝期间需严密监测血红蛋白变化；亦需考虑肺部感染，加用经验性抗感染治疗。患者呼吸困难亦与胸腔积液压迫相关，应积极引流缓解症状，胸腔积液病因应考虑肺炎旁胸腔积液与狼疮胸膜炎两方面因素。

肾内科：患者存在系统性红斑狼疮肾脏受累基础，前期主要表现为蛋白尿。近期病程中监测肌酐进行性升高，考虑急性肾损伤。肾前性病因：追问病史，近期持续高热，入量不足，存在灌注不足因素；肾性病因：近期他克莫司加量，不除外药物相关肾功能恶化。此外，患者心房血栓、肺栓塞可疑，亦需警惕肾血管血栓。治疗方面，纠正容量不足等可逆因素，完善肾血管超声，停用他克莫司等肾毒性药物。

血液内科：患者存在心房内血栓，肺栓塞高度可疑，抗凝指征明确，因肾功能不佳，且近期血红蛋白持续下降，大出血风险高，可予以普通肝素抗凝，期间密切监测血红蛋白变化。

心外科：患者狼疮病史 8 年，慢性二尖瓣中度狭窄合并关闭不全，中度三尖瓣关闭不全，右心房及上腔静脉血栓形成，手术指征明确。但患者一般情况较差，原发病活动、多系统受累，长期激素、免疫抑制剂治疗，目前合并感染，围术期风险极高。因此心房血栓首先建议药物保守治疗，若效果不佳，必要时可行手术取栓。此外，积极完善 CT 肺动脉造影、肺功能检查等术前准备。

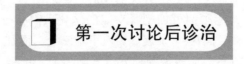

第一次讨论后诊治

完善下肢深静脉、上肢深静脉、肾静脉 B 超：未见血栓。肾动脉 B 超：肾内段血流稍稀疏。CT 肺动脉造影：右下叶肺动脉栓塞，双侧肺动脉分支多发栓塞（图2）。

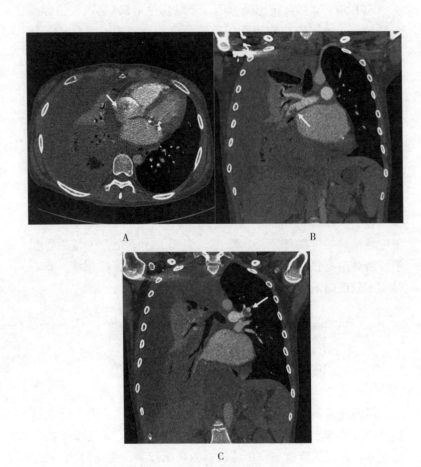

图2 患者2018年1月24日CT肺动脉造影表现。A. 横断面（箭头所示为右心房内充盈缺损）；B、C为冠状面（箭头所示为肺动脉多发充盈缺损）

抗凝方面：低分子肝素更换为普通肝素持续静脉泵入，目标 APTT 50~70 秒。抗感染方面，予以厄他培南+莫西沙星经验性抗感染。行胸腔穿刺置管引流黄色浑浊胸腔积液 3000ml，病原学检查均为阴性。

原发病方面：针对原发病，2018 年 1 月 24 日激素加量至甲泼尼龙 40mg 静脉输注 qd，继续波生坦及他达拉非治疗肺高压，停用他克莫司、环磷酰胺，保证液体入量，监测肾功能持续好转（Cr 230→106μmol/L）。患者卧床休息，持续氧疗，体温恢复正常，憋气较前略好转，仍有咯血（3~5 次/日），予以输血支持，监测 Hb 稳定于 75g/L 左右。2018 年 1 月 30 日复查心脏超声：右心房条状占位，32mm×18mm，另可见多个中强回声，活动度大，13mm×16mm；估测肺动脉收缩压 66mmHg；二尖瓣重度狭窄伴重度关闭不全；重度三尖瓣关闭不全；少量心包积液，脏壁层心包略有粘连。复查胸部 CT：少量胸腔积液，右下肺实变较前略吸收。

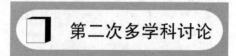

第二次多学科讨论

风湿免疫科：患者双肺多发肺栓塞明确，右房内占位经过积极抗凝治疗后无缩小，多发血栓，极不稳定，血栓脱落再发肺栓塞、猝死风险极高，单纯依靠内科治疗手段无法解决问题，再次请心外科会诊商讨手术时机。内科方面，抗感染治疗有效，目前肾功能好转，胸腔积液未再发，狼疮其他脏器损伤无加重，狼疮活动得到控制，已初步具备手术条件，可向患者及家属充分交代手术风险及利弊。

心外科：患者右心房血栓、肺栓塞诊断明确，猝死风险高，且瓣膜病变亦存在确切手术指征。经过内科治疗后，患者一般状况较前改善，可考虑开胸手术取栓及治疗瓣膜病变，手术风险极大，且围术期激素治疗需调整，需多学科紧密协作及支持。因体外循环中应用深低温停循环，术中计划予甲泼尼龙 2g 保护重要脏器。

呼吸内科： 患者基础肺功能尚可，肺高压本身靶向治疗效果可，虽存在多发肺动脉栓塞，但血栓尚未阻塞肺动脉主干及左右分支，无绝对手术禁忌，但仍需警惕围术期肺部感染等问题。

重症医学科： 患者系统性红斑狼疮，右心房血栓，肺栓塞诊断明确，全身多系统受累，围术期风险高，积极提供重症监护相关支持。

风湿免疫科： 多科会诊决定尽快行心外科开胸手术取栓及治疗瓣膜病变。手术应激可能诱发狼疮活动，围术期维持甲泼尼龙 40mg 静脉输注 1 次/日，密切监测狼疮活动性指标。继续胸腔积液引流缓解喘憋症状。预防性抗感染。术后患者仍为高凝状态，应持续抗凝治疗，权衡抗凝增加术后出血风险。

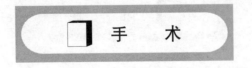

手 术

患者及家属手术意愿强烈，转入心脏外科，于全麻低温体外循环下行二尖瓣置换术+三尖瓣成形术+上腔静脉右心房及肺动脉血栓取出术，术中予甲泼尼龙 2g 行器官保护，手术过程顺利。手术病理示：心肌、二尖瓣及血管纤维组织显慢性炎，可见钙化。术后继续抗凝、抗感染及激素原发病治疗，继续波生坦治疗肺动脉高压，停用他达拉非。患者恢复良好，伤口愈合可，可逐步下地，呼吸困难较前好转。复查心脏超声：左室射血分数64%，二尖瓣人工机械瓣置换术后，三尖瓣成形术后，轻度三尖瓣关闭不全，瓣膜功能正常，左心房增大。术后激素改为甲泼尼龙40mg口服qd，激素规律减量，加用环磷酰胺，序贯华法林抗凝，INR目标值2.5~3.0。患者顺利出院。

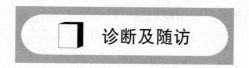

诊断及随访

出院诊断SLE，继发抗磷脂综合征（右心房血栓，肺栓塞，并发右下肺梗死、肺部感染），狼疮肾炎，右侧胸腔积液，二三尖瓣病变。出院后规律随访，无新发不适。出院1年后复查心脏超声：各房室内径正常，各瓣膜功能正常。环磷酰胺1年后因停经停用。目前服用甲泼尼龙8mg qd，吗替麦考酚酯0.5g bid，西罗莫司1mg qd，维持华法林抗凝。

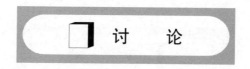

讨　　论

本例青年女性患者为系统性红斑狼疮（systemic lupus erythematosus，SLE）、继发抗磷脂综合征（antiphospholipid syndrome，APS），病程中出现胸痛、憋气，诊断肺高血压（pulmonary hypertension，PH），本次以心房血栓、肺栓塞起病，同时合并肺部出血、感染，华法林抗凝剂量调整困难，在内科加强原发病治疗的基础上外科行血栓清除及瓣膜置换术，继续原发病、抗凝、抗感染治疗。患者病情危重复杂，诊治过程中并发症频发，治疗方案矛盾重重。经过多学科讨论协作，最终患者转危为安。

SLE 是继发性 APS 最常见的原因，约 50% 的 SLE 患者可出现抗磷脂（aPL）抗体，此类患者相对于没有 aPL 抗体的患者出现血栓、瓣膜病变风险更高。此外，SLE 本身的慢性炎症状态等也增加了血栓风险。一项全国范围的队列研究表明 SLE 患者发生肺栓塞事件的风险是同年龄性别健康人群的 19.7 倍。SLE 患者出现血栓事件需引起临床的高度重视。一方面血栓及相关并发症多致命且严重影响患者生活质量，另一方面治疗多面临较大的困难和挑战，往往需要多学科合作。本例青年女性患者原发病为 SLE，病初表现为多关节肿痛、口腔溃疡、光过敏、尿蛋白（++），ANA、抗 ds-DNA、抗 Sm 等多个自身抗体高效价阳性，病程中出现右心房血栓、肺栓塞，追溯病史长期存在 LA 阳性，可确诊 SLE 继发 APS，疣状心内膜炎、瓣膜病变亦与 APS 相关。

本例患者的血栓事件为肺栓塞、右心房血栓形成。急性肺栓塞是 APS 中最常见的肺部表现，约 9% 的 APS 患者以急性肺栓塞为首发症状，而近 14%~39% 的 APS 患者在病程中出现急性肺栓塞事件。此类患者均需考虑继发于深静脉血栓可能，因为高达 50% 的 APS 患者可存在深静脉血栓。继发于 APS 的急性肺栓塞患者，治疗原则大致同其他急性肺栓塞患者，需启动普通肝素或低分子肝素抗凝或溶栓治疗。但鉴于 APS 患者血栓复发风险高，指南多推荐长期抗凝治疗。而下腔静脉滤网在 APS 患者中的治疗效果尚缺乏系统性研究。心腔内血栓形成是 APS 中的罕见并发症，其背后的病生理机制尚不明确，心内膜表面与循环 aPL 抗体的相互作用可能扰乱血栓形成与纤溶之间的平衡，特别是在血流不稳定或瓣膜功能障碍时，可导致心腔内血栓形成。一项病例报告总结纳入了截至 2016 年发表的关于 APS

继发心腔内血栓的病例共 28 例，其中 4 例为继发性 APS。心腔内血栓可见于任何一个心腔，最常见于右心房。发生肺栓塞者多合并右心系统血栓形成，与本例患者临床特点一致。既往报道的心腔内血栓治疗方法包括延长肝素抗凝、溶栓、高强度华法林抗凝、手术取栓等，但尚不清楚哪种方式是最佳治疗手段。通常认为，当心腔内血栓大、形状不规则易脱落时再发肺栓塞风险极高，并且伴有钙化的机化血栓部分脱落后，可形成后续血栓沉积的核心，导致血栓复发。此时更倾向于手术切除。此外，联合大剂量激素、抗凝治疗对提高生存有意义。本例患者予以全身、足量抗凝后临床症状缓解不佳、右房血栓无缩小，且合并亟待处理的严重瓣膜病变，故选择开胸手术取栓+二尖瓣置换+三尖瓣成形。从 APS 的角度，需长期抗凝预防血栓再发。新型直接口服抗凝药（direct oral anticoagulants，DOACs）虽然服用更为便捷，但在 APS 中的有效性和安全性研究证据极为有限。且该患者为人工瓣膜置换术后，综合考虑后我们依然选择了华法林作为长期口服抗凝药物。

本例患者另一大危及生命的并发症为 PH。文献报道 SLE 患者 PH 的患病率为 $0.5\% \sim 17.5\%$，在结缔组织病中发病率仅次于多发性硬化。内皮素-1 和血栓素 A_2 等血管活性调节因子的失衡导致缺氧、血管重建、胶原沉积，进而特异性出现肺动脉高压（pulmonary artery hypertension，PAH）。结合心脏超声估测肺动脉收缩压与右心漂浮导管测定平均肺动脉压数据，本例患者 PH 诊断明确，虽无肺毛细血管楔压数据，仍首先考虑为结缔组织病相关 PAH（Ⅰ型 PH），并加用肺动脉高压靶向治疗。为了规避妊娠期性激素变化及血容量增加致 PAH 加重的风险，指南建议 PAH 患者应严格避孕，本例患者仍坚持冒险妊娠，并在孕期出现了病情加重。患者幸运生产后病情一度好转，但近期再次加重。结合炎症指标升高、浆膜炎、血管炎证据，考虑 PAH

加重与 SLE 活动相关。部分观察性队列研究提示加强免疫抑制治疗对 PAH 有益。我们予以糖皮质激素加量治疗原发病。肺栓塞亦加剧 PH，且患者同时合并心房内血栓，可能随时脱落，需尽快稳定血栓，故尽早加用全身抗凝治疗。本例同时存在肾功能不全和肺出血，治疗上存在矛盾，抗凝方案的制订非常棘手。综合权衡后选择普通肝素，具体考虑如下：①普通肝素可通过监测 APTT 确保抗凝充分且适当，而低分子肝素无法即刻监测抗凝效力，且在体内存在药物浓度波动；②肾功能不全会影响低分子肝素的代谢，导致抗凝过度，增加出血事件，肌酐清除率<30ml/min 时不建议用低分子肝素；③尽管普通肝素和低分子肝素均可通过鱼精蛋白拮抗，但普通肝素半衰期较短，出血时可更为及时逆转。

原发病控制、脏器功能稳定即为良好手术时机，术中大剂量激素目的为体外循环条件下的器官保护，但也一定程度上进一步控制了原发病。通过多科密切协作，本例患者在恰当时机完成了手术，且 PH 得以治愈。术中所见及病理表现证实了先前的推测，即 SLE，APS 相关心脏瓣膜、心内膜受累，血栓形成。鉴于第 15 届抗磷脂抗体国际大会提出 mTOR 抑制剂在 aPL 抗体阳性伴微血栓形成的患者治疗中有意义，因此本例患者术后选择长期服用西罗莫司治疗。

（王 孜 赵冰彬 刘金晶）

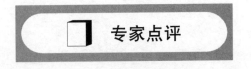

专家点评

这是一例 SLE 合并严重肺栓塞及心内血栓的患者。患者在病程早期出现胸痛、憋气症状，心脏超声很快发现肺动脉高压，并据此加强 SLE 治疗。但对于新发 SLE 的肺动脉高压，除了血管炎性改变，还需考虑血栓性病变。对于抗磷脂抗体阳性 SLE 患者，尤其需要警惕血栓性病变。该患者有多种血栓高危因素，包括抗磷脂抗体阳性、心内膜赘生物等，在肺动脉高压发病初很可能有肺栓塞。血栓性病变的特殊之处在于对激素等抗炎免疫抑制治疗效果较差，而主要依赖抗凝溶栓治疗。该例患者如早期发现血栓和规律抗凝治疗，有望避免后期严重血栓并发症。因此，对于有血栓高危因素的 SLE 患者应重视筛查血栓，及时抗血栓治疗。本例病情复杂，猝死风险高，入院初期血栓和出血条件下的抗凝选择，感染状态下的原发病评估和治疗均较为棘手，经过多科会诊，针对主要矛盾——血栓，通过积极内科治疗创造手术条件，在恰当时机完成手术，病情方得到控制，整个治疗过程充分体现多科协作的重要性。

（陈 华）

附　临床工作花絮

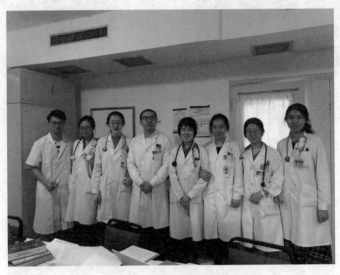

吴迪大夫病房工作团队合影

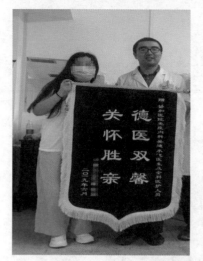

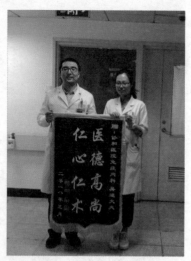

吴迪大夫收到患者锦旗

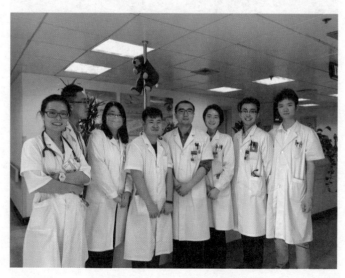

吴迪大夫病房工作团队合影

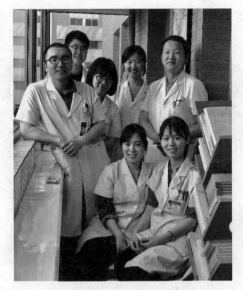

吴迪大夫病房工作团队合影

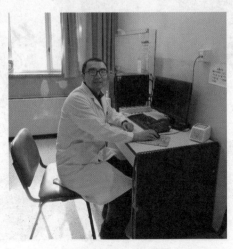

吴迪大夫门诊照片

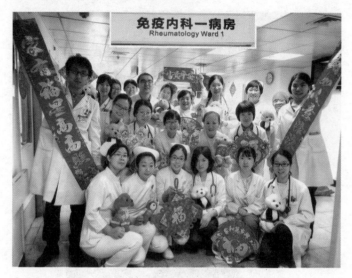

吴迪大夫病房工作团队合影

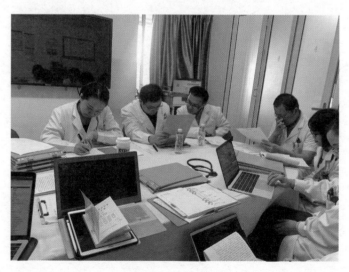

吴婵媛大夫病房工作照

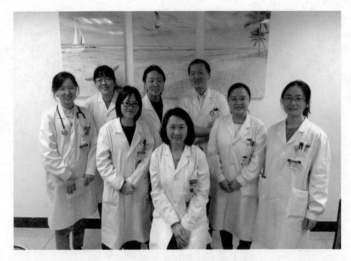

吴婵媛大夫病房工作团队合影

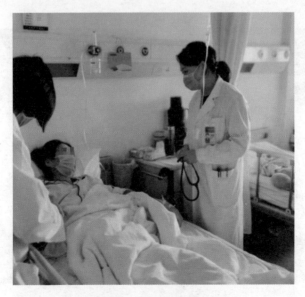

吴婵媛大夫病房床旁查房

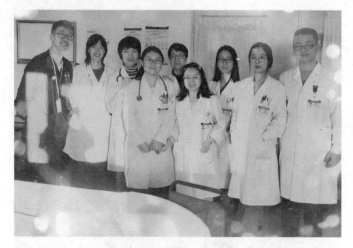

刘金晶大夫病房工作团队合影

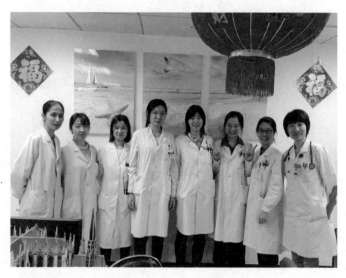

刘金晶大夫病房工作团队合影

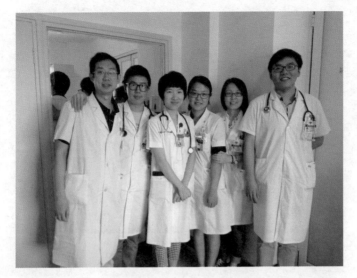

刘金晶大夫病房工作团队合影

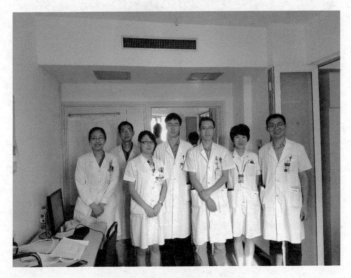

刘金晶大夫病房工作团队合影

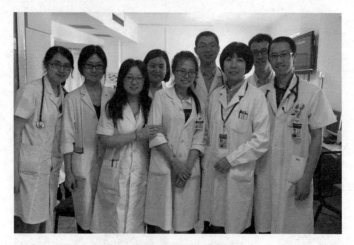

王立大夫病房工作团队合影

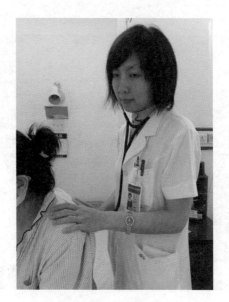

王立大夫病房床旁查房

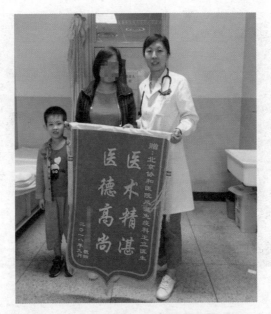

王立大夫接到患者锦旗

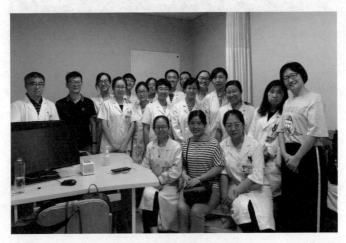

王立大夫门诊与进修医生合影

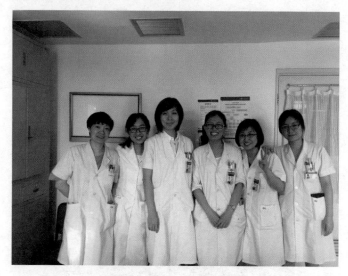

王立大夫病房工作团队合影

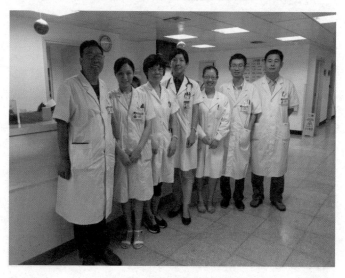

王立大夫与病房进修医生合影

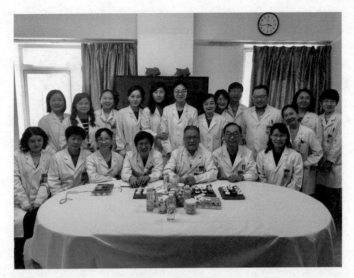

病房专业组查房合影

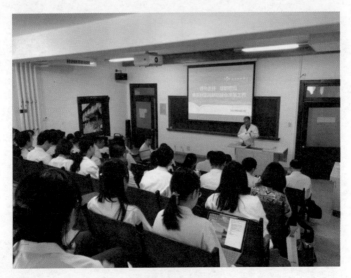

病房专业组查房

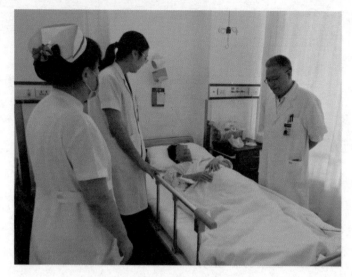

节假日曾小峰主任病房床旁查房

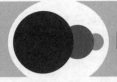 附录 缩略语

	A		C
ACA	抗着丝点抗体	CAPS	灾难性抗磷脂抗体综合征
ACL	抗心磷脂抗体		
ACS	急性冠脉综合征	CAPS	冷炎素相关周期性综合征
ACTH	血促肾上腺皮质激素		
AID	自身炎症性疾病	CCP	环瓜氨酸多肽
Alb	血白蛋白	CINCA	婴儿神经皮肤关节综合征
ALCL	间变大细胞淋巴瘤		
ALP	碱性磷酸酶	CK	肌酸激酶
ALPS	自身免疫性淋巴增殖综合征	CKMB	肌酸激酶混合型同工酶
		Cr	肌酐
ALT	谷丙转氨酶	Coombs	抗人球蛋白试验
AMA	抗线粒体抗体	CRP	C反应蛋白
ANA	抗核抗体	CsA	环孢素
ANCA	抗中性粒细胞胞浆抗体	CTA	CT血管造影
AOSD	成人斯蒂尔病	CTD	结缔组织病
APS	抗磷脂抗体综合征	CTnI	心脏肌钙蛋白 I
APTT	活化部分凝血活酶时间	CTX	环磷酰胺
AQP4	抗水通道蛋白4抗体	CVST	颅内静脉窦血栓形成
ASO	抗链球菌溶血素 O		D
AST	谷草转氨酶	DBil	直接胆红素
	B	DMARDs	改善病情的抗风湿药物
BLD	尿红细胞	dsDNA	双链 DNA
BMI	体重指数		E
BP	血压	EGPA	嗜酸性粒细胞性肉芽肿性多血管炎

ENA	可提取核抗原	LDH	乳酸脱氢酶
ESR	红细胞沉降率	LGMD	肢带型肌营养不良
	F	LH	黄体生成素
Fbg	纤维蛋白原	LN	狼疮性肾炎
FCAS	家族性寒冷性荨麻疹		**M**
FMS	动脉纤维肌营养不良	MAS	巨噬细胞活化综合征
FSH	促卵泡成熟激素	MP	甲泼尼龙
	G	MPA	显微镜下多血管炎
GBM	肾小球基底膜	MPO	髓过氧化物酶
GGT	γ-谷氨酰转肽酶	MRI	磁共振成像
GLU	葡萄糖	MRBC	多发滑囊囊肿
GPA	肉芽肿性多血管炎	MTX	甲氨蝶呤
	H	MWS	Muckle-Wells 综合征
Hb	血红蛋白	MYO	肌红蛋白
HbA$_1$c	糖化血红蛋白		**N**
HCP	肥厚性硬脑膜炎	NEUT	中性粒细胞
HES	特发性嗜酸性粒细胞增多症	NMO	视神经脊髓炎
		NMOSD	视神经脊髓炎谱系疾病
HLH	噬血细胞性淋巴组织细胞增生症	NOMID	婴儿发病多系统炎性疾病
HOLTER	24 小时动态心电图	NPLE	神经精神狼疮
HR	心率	NSAIDs	非甾体抗炎药
hsCRP	超敏 C 反应蛋白		**P**
	I	P	脉搏
Ig	免疫球蛋白	PAN	结节性多动脉炎
IgG$_4$-RD	IgG4 相关性疾病	PCT	降钙素原
IgH	免疫球蛋白重链	PET-CT	正电子发射计算机断层显像
ICP	颅内压		
ITP	免疫性血小板减少症	PLT	血小板
	L	p. o.	口服
LA	狼疮抗凝物	PPD	结核菌素皮试

PR3	蛋白酶 3	SSR	皮肤交感反应
PRES	可逆性后部白质脑病综	**T**	
	合征	T	体温
PRO	蛋白质	TA	大动脉炎
PsA	银屑病关节炎	TBil	总胆红素
PSH	马内菲蓝状菌病	TG	甘油三酯
pSS	原发性干燥综合征	TMA	血栓性微血管病
PT	凝血酶原时间	Tmax	最高体温
R		TTP	血栓性血小板减少性
R	呼吸		紫癜
RA	类风湿关节炎	T. spot. TB	结核杆菌酶联免疫斑点
RF	类风湿因子		试验
RPC	复发性多软骨炎	**W**	
S		WBC	白细胞
SLE	系统性红斑狼疮	WG	韦格纳肉芽肿
SS	干燥综合征	$\beta_2 GP_1$	β_2糖蛋白 1